道家傷科

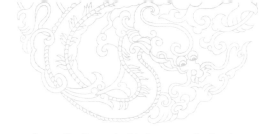

国家古籍整理出版专项经费资助项目

古代中医伤科图书集成

道家伤科

主　　编　丁继华

副 主 编　余瀛鳌　施杞

特约编委（以姓氏笔画为序）

王和鸣　王咪咪　石仰山　石关桐　邬扬清

刘柏龄　苏玉新　李同生　何天佐　秦克枫

郭维淮　萧劲夫　董福慧

编　　委（以姓氏笔画为序）

丁怀宇　王　宏　王　勇　王宏川　朱淑芬

刘　茜　刘白羽　刘福英　苏　静　苏继承

杜　宁　李　智　李飞跃　李金学　李家红

连智华　吴子明　邱德华　张世明　陈　晶

范少云　范婵娟　赵宏普　奚小冰　郭艳幸

程爱华　蔡静怡

中国中医药出版社
·北 京·

图书在版编目（CIP）数据

道家伤科 / 丁继华主编 . —北京：中国中医药出版社，2021.1
（古代中医伤科图书集成）
ISBN 978 – 7 – 5132 – 3967 – 7

Ⅰ . ①道… Ⅱ . ①丁… Ⅲ . ①中医伤科学—古籍—汇编 Ⅳ . ① R274

中国版本图书馆 CIP 数据核字（2017）第 006653 号

中国中医药出版社出版
北京经济技术开发区科创十三街 31 号院二区 8 号楼
邮政编码　100176
传真　010-64405721
山东临沂新华印刷物流集团有限责任公司印刷
各地新华书店经销

开本 787×1092　1/16　印张 18.5　彩插 1.25　字数 385 千字
2021 年 1 月第 1 版　2021 年 1 月第 1 次印刷
书号　ISBN 978 – 7 – 5132 – 3967 – 7

定价　108.00 元
网址　www.cptcm.com

社 长 热 线　010-64405720
购 书 热 线　010-89535836
维 权 打 假　010-64405753

微信服务号　zgzyycbs
微商城网址　https://kdt.im/LIdUGr
官 方 微 博　http://e.weibo.com/cptcm
天猫旗舰店网址　https://zgzyycbs.tmall.com

如有印装质量问题请与本社出版部联系（010-64405510）

《古代中医伤科图书集成》
编委会

主　　编　丁继华

副 主 编　余瀛鳌　施　杞

特约编委（以姓氏笔画为序）

王和鸣	王咪咪	韦贵康	石仰山
石关桐	邬扬清	刘柏龄	苏玉新
李同生	肖鲁伟	何天佐	郝胜利
秦克枫	郭维淮	萧劲夫	董福慧

编　　委（以姓氏笔画为序）

丁怀宇	马　达	王　宏	王　勇
王　艳	王　萱	王宏川	王京文
朱立国	朱淑芬	刘　宇	刘　茜
刘白羽	刘秀芹	刘福英	苏　静
苏纪权	苏继承	杜　宁	李　昆
李　智	李飞跃	李芳杰	李金学
李沫霖	李家红	李蔷薇	杨国华
杨艳君	连智华	吴子明	吴夏勃
邱德华	张广智	张世明	张家庆
陈　晶	陈　强	陈训华	范少云
范婵娟	赵庆安	赵宏普	钟　方
奚小冰	高　云	郭艳幸	黄　巍
符诗聪	程爱华	傅文彧	蔡静怡

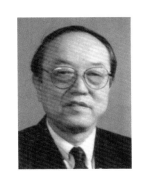

丁继华（1932—2016），浙江奉化人氏。1954年毕业于哈尔滨医科大学，曾任中国中医研究院骨伤科研究所所长、研究员、主任医师，硕士研究生导师，中国中医骨伤科学会顾问。丁氏擅长创伤外科和中医内伤的临床医疗工作，多年潜心研究伤科理论和伤科文献，先后编撰了十余部伤科专著，并发表了数十篇学术论文。1986年，丁继华被英国剑桥传记中心录入《国际知识分子名人录》，1992年获国务院政府特殊津贴。

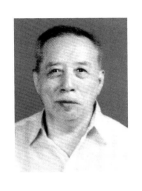

余瀛鳌，1933年生，江苏阜宁人氏。1955年毕业于上海第二医学院，曾任中国中医研究院医史文献研究所所长、研究员、主任医师，博士研究生导师，现为国务院古籍整理规划小组成员。余氏擅长中医临床工作，潜心研究中医临床文献，系我国中医医史文献学科带头人之一。余氏编撰出版了众多著作，发表学术论文170余篇。被英国剑桥国际传记中心收录入《国际知识分子名人录》，1992年获国务院政府特殊津贴。

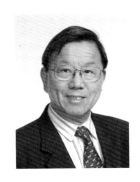

施杞，1937年生，江苏东台人氏。1963年毕业于上海中医学院，曾任上海市卫生局副局长、上海中医药大学校长，主任医师、教授，博士研究生导师，兼任中华全国中医药学会副主任委员、中医骨伤科专业委员会理事长。施氏擅长伤科临床医疗工作，主持参加了许多伤科的临床和实验研究，主编出版伤科专著60余部，发表学术论文数百篇。1993年获国务院政府特殊津贴。

余　序

　　在人类繁衍迄今的漫长岁月中，骨伤科疾病素以常见、多发著称于世。从文献记述而言，早在《周礼·天官》中已有医学分科的载述。当时所分"食、疾、疡、兽"四科，其中的"疡科"包括了外科和骨伤科。特别是"折疡"和"金疡"，几乎可以涵盖骨伤科的所有病证，亦可视作骨伤科疾病早期分科的渊薮。

　　现存最早的骨伤科专著，则系唐·蔺道人的《仙授理伤续断秘方》（简称《理伤续断方》）。须予指出的是，《理伤续断方》虽为较早期的骨伤科专著，但其学术奠基的"深广"与"高水平"为历代医家所重视。该书载述了骨折、脱臼、跌仆损伤、出血等病症，实施牵引、手术复位、扩创、填塞、止血、缝合诸治法，并有若干经验效方；难能可贵的是，书中载述了较为成熟、切于临床实用的整骨手法及其施术步骤。从诊疗学发展的角度而言，当时我国骨伤科在世界各国处于领先地位，是毋庸置疑的。嗣后，历代不断有骨伤科著作问世，尤以明、清更为丰富多彩。举其要者，如明·薛己《正体类要》，该书重视整体施治，强调手法须与脉理和人体虚实互参以决定治法。清·钱秀昌《伤科补要》，则详审经穴，明辨骨度之长短与断裂情况，以测其预后。邵勤俊之《跌打新书》，在手法上详于擒拿、运手、点穴。另如清·吴谦《医宗金鉴·正骨心法要旨》、赵竹泉《伤科大成》、胡廷光《伤科汇纂》、江考卿《江氏伤科学》等书亦各具特色，并有较大的学术影响。

　　释、道中的骨伤科名著，如明·异远真人之《跌损妙方》，该书根据人体损伤部位，分之为七门，药用平稳，立法精审。而少林寺伤科，清代有多种编著传世。其中如《少林寺跌打损伤奇验全方》《少林真传伤科秘方》等书，列述骨折、金疮、夹打、跌损、坠压、闪挫等多种病证，其中《少林寺跌打奇验全方》载方多达500余首，或"以方列病"，或"以证论方"，使读者易于学用，而该书选方之多，在清以前于骨伤科专著之类亦享有盛誉。军事家如元、明之际刘基（伯温）等，曾撰著《金疮秘传禁方》等书；拳术家如清·王瑞伯，撰著《秘授伤科集验良方》等书，再如《中国医学大成》所收编之《伤科要方》（作者佚名）等书，在内容方面均各有侧重。前者详于内伤脏腑之方药治疗；后者着重指出人体108穴中有36个大穴最易伤损，如打中某穴，可见何项外证，用何方加减施治，服药后见何证可治、何证不可治等，均予备载，可谓辨证详明，切于实用。又如《沈元善先生伤科》，沈氏在清乾隆年间曾任镖师，书中介绍接骨上髎、取箭破弹、气血流行之生理病理，辨析腧穴明堂和受伤轻重，均能突出重点，并附经验效方……

在我国自春秋战国至明清，骨伤科专著不足200种（包括一些散在于民间、有较高学术和临床价值的古抄本），但综合医著及其他临床医学古籍文献中，抑或有伤科章节及散在性的伤科论述。

丁继华教授寝馈于中医骨伤科领域不下数十年，在学术临床方面多有建树，论著丰富。在担任中国中医研究院骨伤科研究所所长期间，广泛收集有关古代伤科的专著、章节、其他名医名著中有关骨伤科病证的载述，与国内众多的伤科专家一起，首次将伤科分成经典、儒家、道家、佛家、兵家、民族、汇通、流派、导引、杂家十类伤科，予以分别列述、阐析，明示各个学派的学术临床特点及其同中之异，突出其诊疗（治法包括手法及方药等）诸法。难能可贵的是，丁继华教授又组织全国骨伤科专家合作，将此十类伤科分别编成十册本的丛书，在"十三五"规划的感召下，由中国中医药出版社组织出版。

敝见认为：本套丛书具有以下学术特色：①这是一套划时代的骨伤科宏编，编著体现了继承与弘扬相结合的高水平的学术风貌。共参阅了300

余种医籍、文献，由我国现代的伤科权威专家书写各书按语（含书法），突出了学术中继承与弘扬的编撰风格；②本套丛书始终以"学术与临床并重"作为编写的主旋律。现今存传于世的骨伤科专著颇多，但大多详于临证施治，而在学术方面论析不足。本丛书重视学理的论析，具有丰富的骨伤科病证学术内涵和丰富多彩的治法、方药。在"传其学验，阐其蕴旨"方面下了一番功夫，如此丰盈的集成之作，堪称骨伤科前所未有的宏编；③本套丛书在治法上"去粗存精，去伪存真"，作者重视反映不同学术流派的治法和方药，均足以体现其"方、术并重"的施治特色；④作者阐论诸章节，又能适当注意融贯中西医学，在某种程度上反映了当前骨伤科在治法上的改良与创新，使中西医结合治疗的综合疗效能明显提高，并将使中医骨伤科在"步出国门，面向世界"方面加快步伐，促进中医药学为世界各国人民的医疗保健做出新的贡献。我在访问日本国时，オリエント出版社社长野濑真先生对我国医学界在挖掘和整理古代文献资料方面所做的工作亦予高度赞赏。

编撰、刊行《古代中医伤科图书集成》这套伤科传世之作，是中医学术临床界的盛举。我在欣忭之余，不顾识谫学陋，引笔以为序言。

余瀛鳌

二〇一五年十二月

　　1983 年，卫生部责成中国中医研究院骨伤科研究所召开伤科发展座谈会，由卫生部下文给全国各省市卫生部门，分别推荐 1～3 位伤科专家来京，时任卫生部中医司田景福司长主持会议，卫生部钱信忠老部长亲临会场指导。会议达成三项共识：①尽快成立伤科学会；②尽快组办伤科杂志；③尽快开始发掘伤科古籍。

　　历经近三十年伤科古籍的收集，1999 年，经众多伤科专家努力，达成伤科十大分类的共识：①经典伤科：历代伤科医家公认并常引用的伤科医籍；②儒家伤科：儒医撰写的伤科论述及医籍；③道家伤科：崇尚道学的医家撰写的伤科论述及医籍；④佛家伤科：崇尚佛学的医家撰写的伤科论述及医籍；⑤兵家伤科：历代带兵的医家及军医撰写的伤科论述及医籍；⑥汇通伤科：西方医学与中医伤科相结合的伤科论述及医籍；⑦民族伤科：少数民族医家撰写的伤科论述及医籍；⑧流派伤科：流派创始人及后继掌门人撰写的伤科医籍；⑨导引伤科：从事导引的医家撰写的伤科论述及医籍；⑩杂家伤科：上述九类之外的医家撰写的伤科论述及医籍。

　　在国家中医药管理局第十三个五年规划感召下，中国中医药出版社按伤科十大分类编制了十册本的《古代中医伤科图书集成》丛书，它们既是医书，亦是史书。本套丛书收载了自春秋至明清的有关伤科论述、章节和专著，同时书中还载有 19—20 世纪对伤科发展有贡献、有作为的专家们的学术思想和观点、治伤经验、崇高医德和珍贵墨迹。

　　本套丛书共计十册，分别由名家题写书名。原卫生部部长钱信忠先生题写《经典伤科》书名、著名儒医施杞教授题写《儒家伤科》书名、道学专家李同生教授题写《道家伤科》书名、著名医家余瀛鳌教授题写《佛家伤科》书名、原八一骨科医院院长何天佐先生题写《兵家伤科》书名、我国当前汇通派掌门人唐由之教授题写《汇通伤科》书名、原伤科学会副会长李国衡先生题写《民族伤科》书名、当前补肾学派掌门人刘柏龄教授题写《流派伤科》书名、体育运动系专家何天祺教授题写《导引伤科》书名；伤科权威专家郭维淮教授题写《杂家伤科》书名。众多大家名医助阵本套丛书的出版工作，以飨读者。

丛书中不同的专辑可能出现书目的重名，如《仙授理伤续断秘方》是经典专辑，故于《经典伤科》中全文录载，但有学者因其著者名为"蔺道人"而误将其列入道家伤科。其实隋唐时期称"道人"者系指有道之人、有学问之人，而非一定是道家的道士。另如，《秘方》系头陀所传，为正视听，《秘方》在《佛家伤科》一辑中仅挂名而略文；又如《跌损妙方》系道家异远真人所撰，但又系经典著作，故其文归入《道家伤科》一辑，名挂《经典伤科》一辑等。

本套丛书内容翔实，图文并茂，对从事伤科专业的同道及骨伤科爱好者来说，不失为一套实用的工具书及参考书。

丁继华　识
丙申年三月十六日

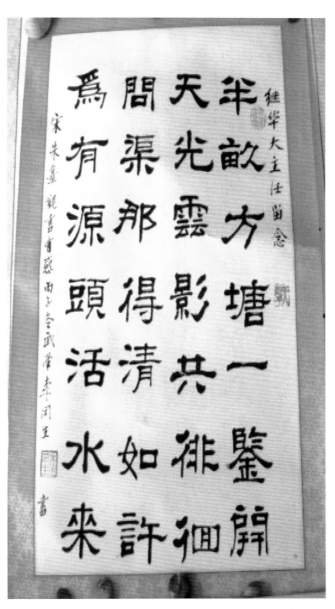

"半亩方塘一鉴开，天光云影共徘徊。问渠那得清如许，为有源头活水来。"

道家伤科

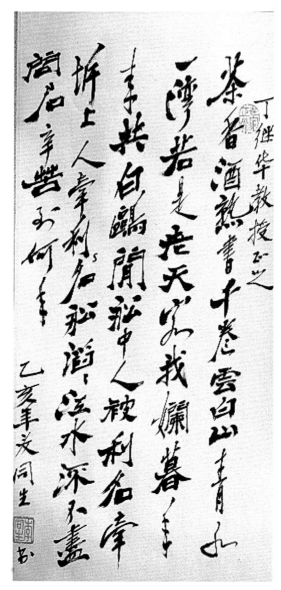

无患子李同生先生题词

"茶香酒熟书千卷，云白山青水一湾。若是老天容我娴，暮年来共白鸥间。船中人被
利名牵，岸上人牵利名船。滔滔江水流不尽，问君辛苦到何年。"

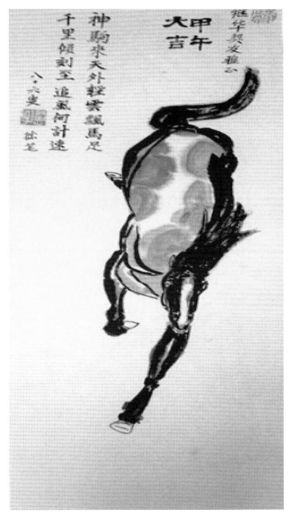

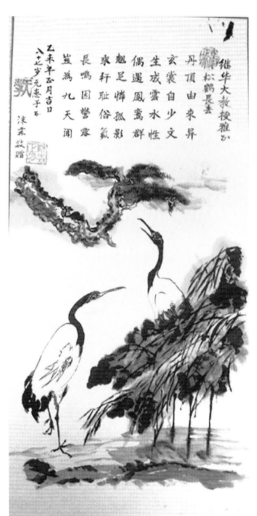

无患子李同生先生画作

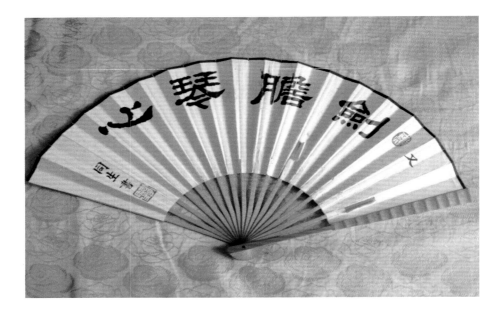

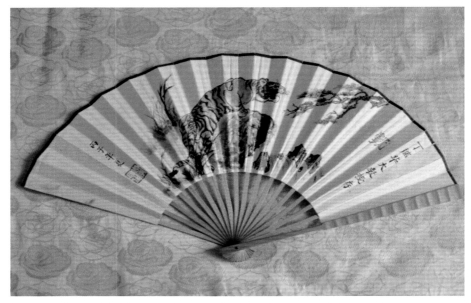

无患子李同生先生画作

李同生按

李同生，男，1929年生，山东曲阜人。号无患子。深谙道家哲学，为李氏骨伤科第四代传人。曾任同济医科大学中西医结合研究所所长、骨科主任、教授，湖北省中医药研究院院长、骨伤科研究所所长、研究员、主任医师。首批获国务院政府特殊津贴的专家。现任湖北省中医药研究院名誉院长，中国中医骨伤科杂志社社长，国家药品监督管理局新药审评委员，中国中医科学院客座研究员，全国第一、第二批老中医药专家学术经验继承工作指导老师。从医执教历六十余年，1999年获吴阶平副委员长颁发的20世纪中国接骨学最高成就奖。

古代哲学，儒、佛、道、诸子百家，在历史的长河中，各家学说都是阐明各自对宇宙事物的认识和理解，如何治理国家，发展社会和生产，提高人民生活和文化素养。仅就儒家所排的次序说，是有关如何"正心"诚意，齐家、治国、平天下，甚至包括对世间一切事物的认识和评价及如何适应和处理。但在各家诸学说中，对我国传统文化最有影响力的当属儒家学说和道家学说。对我国传统文化研究造诣颇深的梁漱溟先生曾说："中医理论及其治疗方法，一切措施，无不本于道家对于生命生活的体认。"（《东方学术概观》）

道家学说概况：道家，是指春秋战国时期兴起的，以《老子》《庄子》为代表的哲学流派，其核心是有关"道"的学说。道教，则是在我国古代文明基础上，不断总结提高发展起来的宗教，也是我国土生土长的宗教，作为宗教组织，它有自己的教义和教徒，崇拜仪式，有戒律，且有一定的经济实力。道教崇信黄老学说，导源于古代巫觋的神鬼观念和神仙方术，形成于东汉顺帝时代，由张道陵创"五斗米道"，奉老子为教主；张角创"太平道"，奉《太平清领书》为主要经典。后经晋代葛洪、北魏寇谦之、南朝陆修静、宋代张君房、金元时代王重阳和丘处机等先贤的努力，不断吸取儒家、佛家和诸子百家有益于道教发展的道德观念、思想方法、宗教仪式，对道家学说等内容不断改进，形成了颇具规模的道教文化。道教，以道家学说为依奉，奉老子为教祖，以道家著作为经典。道家学说在道教成立以前，多在社会上层士大夫阶层中流传。自道教成立，扩大了道家的影响，使它逐渐深入到底层民众中去。为便于论述，我们将道家和道教两个有浓厚亲缘关系的概念统称为"道家"或"道学"。

道家论"道"：道家以"道"的学说为中心学术思想，认为"道"是天地万物的本源。《老子》说："有物混成，先天地生，寂兮寥兮，独立而不改，周行而不殆，可以为天下母，吾不知其名，字之曰'道'。"认为"道"为万物的主宰："'道'者，万物之奥（主宰），'道'生一，一生二，二生三，三生万物。"认为宇宙万物都是道演变而来的；又认为道是永恒存在的，不能被直接感知。如说"道"："独立向不改，周行而不殆""无极之状，无物之象""视而不见，听之不闻"。如"道法自然""莫之命，常自然"，则认为"道"有客观的自然规律的含义。认为"道"是人们一切活动的依据，"道常无为而无不为""道生之而德蓄之，物形之而势成之，是以万物莫不尊道而贵德"，"道"以"无为"的方式生养万物。"道"所谓"无为"，不能作通俗的"无所作为"来解释，而是不能违背事物发展的客观规律，以人们主观意识和愿望勉强作出不应当作的事。所谓"无不为"，是顺应客观规律而有所作为，从而取得事半功倍的效果。道家思想本身富有鲜明的辩证色彩，它继承和发扬了传统的阴阳哲学思想，且在发展中吸取了当时的五行学说，尤其对"易经"学理进行吸取和发挥，认为一切事物都有相互对立的两面，相互依存，相互转化，提出"万物负阴而抱阳""有无相生，难易相成"等观点，这些都反映了道家在生命观念和对待生命的延续问题上采取的是积极进取的态度。

道家和儒家学术同源互补：中国古代宗教、哲学、科技、学术之间，既有其独立性的体系和不同的特点，也有相互交流和渗透之处。古代的道家和儒家也如上所说，在相互影响中交流、发展。儒家宗"易"学之乾刚，主阳主动，主用世，为刚健有为的进取精神；道家遵"易"学之坤柔，主阴主静，主隐逸，追求伦理、恬淡适性、飘逸脱俗、通达世变、安祥平和、老成练达、随遇而安。所以说道、儒二家虽然趋向各异，但也是中国哲学一对互补结构，构成了我国传统文化的重要内容。

西汉时期，汉代·汉武帝"罢黜百家，独尊儒术"，儒家学术地位尊崇，成为不可一世的国学，但道学并没有完全被"罢黜"，而是如影随形地退居次要地位，儒兴道隐。唐代，李老子被唐高宗追尊为太上玄元皇帝，广建道观，并将《老子》《庄子》列为科举考试科目。当时的仕宦文士，多是兼习儒学和道学。如唐代罗隐，撰《两同书》云："以老子修身之说为内，孔子治世之言为外，会具旨而同元。"说明古代儒、道对人们思想的影响，以及儒、道互补的情况。近代梁漱溟先生在《东方学术概观》中议论此事说："儒家、道家同于人类生命有所体认，同在自家生命上用功夫，但趋向各异。儒家为学，本于人心，趋向此心之开朗，以达于人生实践上之自主、自如。道家为学，所重在人身，趋向此身之灵通，而造乎运用自如之境。"又说："心也，身也，不可分而可分。人与人之间从乎身则分则隔，从乎心则分而不隔。人类有个体生命与社会生命两面，而社会一面实为所侧重……孔子关心当世政教，汲汲遑遑，若不容已；而老子反之，隐道幽栖，竟莫知其所终。学术上所以分明两途者，即其一从心、其一从身之异也。然两家学问功夫入手处，又无不在人心之自觉。"梁漱溟先生将儒学称为"心学"，侧重于人的社会生命；将道学称为"身学"，侧重于个体生命。有学者将儒学归纳为中国文化的正面，道家学说为负面，构成一个正负共轭的意识形态结构，从而形成了有强大凝聚力、应变力、吸引力的哲学学术思想，并对中国数千年文明做出了巨大的贡献。仅就道家文化来说，鲁迅先生曾精辟地指出："中国文化的根砥全在道教。"道家道教文化，对中国的哲学、政治、文学、艺术、科技、民俗等各方面都产生过不同程度的影响。一般说来，儒家重视伦理道德，仁义礼乐，注重政治上出世用世，对生产和科技重视不够。佛家追求幸福的彼岸极乐世界，超脱轮回，对现实社会的科技发展不甚关心。而道家却重视现世人生，重视生命生存，想从社会的实践中、自然物质中、精神修养中寻求长生成仙的途径和方法。

医道同源：道家炼养的目的在于长生久视，非常重视现世的健康，于是自觉不自觉地涉足古代科技领域，对古代流传的药学、医学、生理及养生法中的行气、导气、服食、房中、防病治痛等术潜心研究和实践，逐渐形成一定的理论和医药知识，对于疾病的诊疗、药物性能、各种养生方法等积累了许多宝贵的资料，形成了有道家特色的医药学。这些医药、养生、延年益寿的思想对中医学的影响非常深刻，因为道家所追求的目标即是"长生久视"。早期老庄道家对生命观的认识是养生于无欲无为之中，对生死采取顺应自然的态度，但也强调"我命在我不在天"的积极养生理念，"无不为"思想取得了精神上的逍遥愉快，是"长生久视"的阶梯。而后的黄老道家们，受神仙家的影响，演变为以"长生不死""羽化登仙"为目标，为达到此目标，好于斯道的道家学者们，在数千年历史长河中，殚精竭虑，前兴后继，续连不断地努力寻求不死登仙之道，他们通过各种修养和炼养的探索，积累了不少失败的经验和渺茫的曙光。

道家广收博集：道家先贤智者们在长生延年的方术上积累了大量的方法和经验，博采众方，汲取精华，全面推行多种道德修养和养生之道，这些方法和经验在客观上为中医药学、养生学、古代化学等的发展做出了巨大的贡献。

其他如导引方法，是运用四肢、躯干，做行、立、坐、卧等各种运动，并与呼吸调节相配合，使血气通畅，以益寿延年，祛除和预防疾病。这种方法在秦汉时已大为流行，后来发展成为内丹的内容之一和后世内家静功，以及五禽戏、八段锦、太极拳、八卦掌、内家武术等动功，延续到现代，仍不失为强身健体、防病治病、锻炼身体的好方法。

道家学术外传：道家养生功法和中医学在隋唐时代与日本、朝鲜等国有着密切的交流。公元889—897年，康原佐世撰《医家方》，已录有《调气导引方》《赤松子试》《太清经》《太清金液丹经》等道学著作。公元982年，日本医家丹波康赖撰《医心方》，介绍了数十种养生书籍，包括老庄著作、《稽康养生要辑》《抱扑子》《太素经》《千金方》等。而今，世界有越来越多的发达国家逐渐重视研究道家学说和医学养生方法。

道家学说与中医根砥：道家学说是我国传统文化的重要组成部分，尤其是对祖国医学的影响，深入根砥。中医学的形成，吸取了先民数千年养生、疗疾、治伤、防病的经验，去粗取精，分析归纳，在道学、儒学及诸子百家的哲学思想中汲取了丰富的营养，在中医基础理论经典著作之中随处可见道家学术的痕迹。

《黄帝内经》与道家学说的关系：以下就中医基础理论的中心问题"气化"，说明道家思想对中医的影响。

关于"气"："气"在中国哲学里是重要的概念，散见于古代政治、军事、经济、文化等各领域之中，而中医学的理论中，"气化"范畴具有理论核心的地位。《老子》在第四十二章中可见其使用，如"万物负阴抱阳，冲气以为和"，"气"与"阴阳"这一范畴同时使用。老子的弟子所撰《文子·下德》又说："阴阳陶冶万物，皆乘一气而生。"《庄子·知北游》中说："人之生，气之聚也，聚则生，散则死。""杂乎芒芴之间而有气，气变而有形，形变有生。"用"气"来解释人之生死和形、生命之紧密联系。

《黄帝内经素问·宝命全形论》中则说："夫人生于地，悬命于天，天地合气，命之曰人。""天覆地载，万物悉备，莫贵于人，人以天地之气生，四时之法成。"《黄帝内经》汲取道家这一本体学术思想，但又并不是机械搬用，而是结合人体基本结构、疾病的一系列变化等因素，撷取其精华，并在此基础上加以推论、演绎、归纳、发展，化而用之。如在《灵枢·决气》篇加以分类应用，有"人有精、气、津、液、血、脉，余意以为一气耳"。同时又在气的基础上，按生理功能、性质和分布，将"气"分门别类和分别命名，如天气、地气、人身之气、真气、元气、营气、卫气、正气、邪气等等，这些都是中医学在"气"之基础上的发挥和进步。在气的运动形式上，《黄帝内经》谈到气的盛衰、出入、升降、顺逆、上下、交变、往来、居留、正平、闭塞、郁结、泄涩、和平、迎随等，并分析气的多少、有余和不足、厚薄、温凉等量和质的差别。《灵枢·营卫》篇说："人受气于谷……五脏六腑，皆以受气，其清者为营，浊者为卫，营在脉中，卫在脉外，营周不休。"展示了生命授受营养的过程。

道家朴素辩证法与《黄帝内经》：道家朴素的辩证思想方法也被中医学大量地吸取、消化、整理和应用。如道家经典著作《老子》，又名《道德五千言》，有着许多充满智慧的辩证思想方法，是展露中国智者辩证思想的先声，对中医学的成长和发展起到重大的影响。《老子》载述诸多对立的范畴，如祸福、生死、上下、大小、主客、正反、进退、静躁、刚柔、强弱等等，并作了高度智慧的论述。而中医学《黄帝内经》应用两极和对立语义来描述生理、病理、诊断、治则等也很普遍，如"天之动静""气之先后""气之盛衰、病之逆从、六腑之强弱、病之新故""察其浮沉""调其虚实"等等，这些深层次的逻辑思维，深受道家思想的影响。列宁在黑格尔《逻辑学》一书摘要中说："自身的否定性是一切活动的内在泉源。"《老子》较早地看到了事物差别的相对性和转化的绝对性，如"祸兮，福所倚；福兮，祸所伏""曲则全，枉则直，洼则盈，敝则新，少则得，多则惑"；也认识到量变到质变的积累效应，如"物壮则老""兵强则灭""木强则折""为之于未有，治之于未乱。合抱之木，生于毫末；九层之台，起于累土；千里之行，始于足下""图难于易，为大于细"等。《老子》深入到事物矛盾转化之客观辩证法，作为道家学说的一部分，给予整个中国文化及中医学辩证思想以深刻影响。《素问·五常政大论》曰："阳和布化，阴气乃随。"《素问·六微旨大论》载："高下相召，升降相因，而变化作焉。""故非出入，则无以生、长、壮、老已。非升降，则无以生、长、化、收、藏，是以升降出入，无器不有。"《素问·阴阳应象大论》和《素问·天元纪大论》中也述及矛盾转化，物极必反的道理，如"壮火气衰""阳胜则热，阴盛则寒，重寒则热，重热则寒""重阴必阳，重阳必阴"和"动变则静，阳极反阴"等。

中医学经典《内经》也蕴含《老子》有关自然法则和调节平衡的规律。如《老子·七十七章》载："天之道，其犹张弓欤，高者抑之，下者举之，有余者损之，不足者补之。"在中医学，则大量应用着调节平衡，如《素问·至真要大论》说："谨察阴阳所在而调之，以平为期。"又载："寒者热之，热者寒之，微者逆之，甚者从之，坚者削之，客者除之，劳者温之，结者散之，留者攻之……"并且辩证地运用于治疗法则之中，如《素问·阴阳应象大论》载："因其轻而扬之；因其重而减之；因其衰而彰之；形不足者，温之以气；精不足者，补之以味；其高者，因而越之；其下者，引而竭之……"因其疾病质和量、体质强弱不同，采用不同的平衡法则来进行施治等道家辩证思想和自然观，在中医学中随处可见，限于篇幅，不再列举。

仅就以上几点，可看出道家的哲理对中医学的基础理论有巨大影响。

道家与骨伤科：中医骨伤科学这个中医学的瑰宝，也不例外，它在病因病机、诊断治疗和指导临床的专科理论上，有其他科所不具备的专科特色，这些特色也有不少深受道家思想的影响。在中医骨伤学的启蒙和发展的古代，更有许多高明的道家学者直接参与，广收博集民间对伤病诊治经验的零散经验，将之归纳、总结、升华，论述提高，对于后世骨伤科学术的发展起到很大的促进作用。下面略举数名道家学者对骨伤科的贡献。

一、葛洪（283—363）

葛洪，字稚川，号抱扑子，东晋道士、道教学者、丹士、医学家。丹阳句容人（今江苏省句容县），出身贵族。十三岁丧父，家道中落，归寓江南，十六岁起广览经史百家，以儒学知名，好神仙导引之法，从西晋方士郑隐学道。其祖玄号葛仙公，传炼丹秘术于郑隐，后又从南海太守鲍玄学道，曾任义军都督，有军功，迁为伏波将军，以后数次辞去官职，止于罗浮山炼丹，在山积年，优游闲养，著作不辍。卒于东晋兴宁元年，享年81岁。他的道教理论著述甚多，其中最有影响的著作为《抱扑子》内外篇。他主张道家修炼要兼修医术，"古之初为道者，莫不兼修医术，以救近祸焉"，以祛疾保命长生，并认为治病救人是道家修炼的功德，不立功立德，不能成其正果，羽化登仙。葛洪不但熟读《黄帝内经》及张仲景、华佗等人的医著，还深入民间，广泛收集民间医疗成果，辑《玉函方》百卷。他感到《玉函方》内容繁杂，卷数过多，难以尽用，为救危急伤病，遂又再搜集、研究历代诸家备急方书，采其要约，编撰出《肘后救卒方》三卷（已亡佚），后唐宋间，《备急千金要方》《外台秘方》《医心方》等，均辑引很多《肘后救卒方》的内容。可以说，《肘后救卒方》（以下简称《肘后方》）为道家医学在急症临床救治方面的首创，为古代可随身携带的急救手册，且被评曰"皆单行径易，约而易验，篱陌之间，顾盼皆药，众急之病，无不毕备，家有此方，可不用医"。葛洪在中医药学方面的贡献，在魏晋南北朝医学史上具有重要的地位，他的著作在东南亚各地亦甚为流传，对我国中医药学的发展产生很大的影响。尤其是在骨伤科方面，贡献更大，直至现代，许多骨伤科的医疗思想和方法，还是在他的发明基础上发展完善的。

《肘后方》中保存了不少我国早期医学典籍，记载很多民间常用方剂，并在东南亚广为流传。该书关于天花病的记载是医学史上较早的医学科学文献，对结核传染病的认识比国外早一千多年，对金石类药物研究和记述被评为当时最完整和最先进的医学成就，对许多植物类药物的形态、特征、生长习性、主要产地、入药部分及功能主治等均作了较详细的记载和说明。葛洪主张预防重于治疗，他在《抱扑子内篇·地真》中指出："圣人消未起之患，治未病之疾，医之于无事之前，不追之于既逝之后。"

葛洪在骨伤科方面贡献极大，后世评他为"中国创伤骨科的创始人"，的确当之无愧。对危重创伤，要求患者精神安宁，不能有剧烈的情绪波动，要安静休息。对大出血的病人，除止血治疗外，要少其饮水，忌食刺激性食物。对头颅损伤，大动脉、心肺等内脏损伤及液气胸等的救治均持慎重态度。对颅脑损伤诊断的描述更是精详，《肘后方》载："又破脑出血，不能言语，载眼直视，咽中沸声，口急唾出，两手妄举，亦皆死候，不可疗。若脑出而无诸候者，可疗。"这里记载的"破脑出血"的死候，与近代的脑干损伤和颅内血肿、脑疝近似。在创伤方面，葛洪的诊断观察也很精细，并对预后也有准确判断。关于骨折和关节脱位的诊断和治疗方法，最早文字记载较精确者要首推葛洪，他在《肘后方》中载："凡脱折、折骨、诸疮肿。"用现代病名解释，则"脱折"即关节脱位，或脱位并骨折；"折骨"即骨折；"诸疮"即开放性损伤，"肿"即闭合性损伤。据《外台秘要》转载："《肘后》疗腕折四肢骨破碎及筋伤蹉跌方：捣烂生地敷之，以裹折伤处，以竹片夹裹之，令遍病上，急缚，勿令转动。"这是治疗骨折包括四肢骨折和粉碎性骨折、筋伤和一般性伤跌伤。"竹片夹裹之"，即现代竹制小夹板的来源。可以说，他首次用文字介绍了小夹板固定治疗各种骨折，这种中国骨伤科治疗骨折的传统方法，应用了 1600 余年，直至现代，中医和中西医结合治疗骨折，应用小夹板固定仍为首选方法之一，优点甚多，疗效甚好。对关节脱位，《肘后方》载："治失颌车蹉开张不合方：一人以指牵其颐，以渐推之则复入。推当疾出指，恐误啮伤人指也。"这是在骨伤治疗学方面，葛洪首次用文字报导了治疗下颌关节脱位的复位方法。用手指作下颌的牵引，松开，再作复位手法，开创了后世对骨折和关节脱位进行手法治疗的先导，"欲合先离，离而复合"：这是复位手法第一步牵引和第二步推按复位的重要步骤。这些都是葛洪对骨伤科学的发展做出的重大贡献。

葛洪对骨伤科疾病的诊断和治疗比较细微和全面，他早就报道了断指再植的治法和成功病例。如《抱扑子·对俗》载："余见数人，以蛇衔连已折之指。"蛇衔是《本草经》所载的药物，亦名蛇含，《本草经》载其主治曰"除热、金疮"，功能清热解毒药。

葛洪对损伤的治疗主张内外兼治。内治法以攻下逐瘀、活血化瘀、通络止痛为主。治腰腿痛以温经通络、祛风散寒、补肾强筋骨为首要方法。用理气药治创伤或溃疡，除恶肉，也是他别开生面的用药方法。在外治法上，除骨折、关节脱位手法治疗及小夹板固定法外，他还善用针灸法和外用药。如对开放性创伤用药水冲洗法：被虎、熊、牛、马、蛇、虫咬伤或抓伤，或伤口遇风水，他认为伤口有"毒气"，可导致"肿痛烦热"，化脓中毒，主张用韭或葱、葛根等煎成药水，或用盐水冲洗创口，以解除创口毒气。外敷药为葛洪外治的重点方法，他所用外敷治开放损伤的药味，均为消炎解毒、灭菌抑菌、止血活血、消肿止痛药物，后世亦常遵循采用。他治疗闭合性损伤及筋骨痹症外用药剂型较多，如用生地或瓜蒌根捣烂如膏，外敷治骨折、脱位、扭挫伤；用肥猪肉炙热，或马粪水煮热，敷瘀血肿处；用杜仲和苦酒涂搽"反腰有血痛"（腰扭伤）；再如用摩膏剂治伤痛、筋骨痹痛。摩膏是使用药膏（软膏类）涂在皮肤上，术者再使用推拿按摩手法，使药膏与伤痛处皮肤亲和，便于皮肤吸收或形成良性刺激，加上手法作用于肢体经络，提高疗效。葛洪在炼制丹药（外丹）方面，贡献甚大，他本意在炼制出长生不老仙丹，服之羽化登仙，或制出人工合成黄金、白银，当然此目标是空中楼阁，可是在烧炼过程中，客观上也促进了古化学的发展，发明和烧炼升华了许多丹药。如《肘后方》《抱扑子》用松脂炼膏，用水银和铅炼丹等，为中医外科丹药外用做出一定贡献。

二、孙思邈（541 或 581—682）

孙思邈为唐代著名的道士、医药学家、养生学家，京兆华原（今陕西耀县）人，自谓"幼遭风冷，屡造医门，汤医之资，罄尽家产"。他资质聪颖，通老庄及百家之说，兼好佛典，年十八立志究医。周宣帝时，思邈以王室多故，乃隐居太白山，学道、炼气、养形，究养生长寿之术。至周静帝即位，杨坚辅政，征为国子博士，称疾不就。隋亡，隐于终南山，唐太宗即位，召诣京师，将授以爵，固辞不受，再入峨嵋炼丹。显庆三年，唐高宗又征召其至京，居于鄱阳公主废府。翌年，高宗召见，拜谏议大夫，仍固辞不受。咸亨四年，高宗患疾，令其随御，上元元年，辞疾还山。永淳元年卒，遗令薄葬，不葬明器，祭去牲牢。宋徽宗崇宁二年，追封为妙应真人。

孙思邈擅长阴阳、推步、妙解术数，终身不仕，隐于山林，采药治病。他搜集民间验方、秘方，总结临床经验及前代医学理论，为中医药学做出重大贡献。他汲取《黄帝内经》的脏腑理论，在他著作《备急千金要方》中提出以脏腑为中心划分寒热虚实的杂病分类辨治方法。他整理研究张仲景《伤寒论》，归纳为十二论，提出禁忌十五条，为后世研究伤寒学家们所重视。他总结唐代的许多医学论述及药方、针灸、导引、食疗、按摩、养生等经验，以及自己的医疗体会，著《备急千金要方》三十卷，分二百三十二门，全书方剂五千三百余首，集方广泛，内容丰富，为唐代医学巨著，对后世医药学的方剂学发展有较大的影响，并对日本、朝鲜医学的发展亦起到较大的促进作用。晚年著《千金翼方》三十卷，以补充《备急千金要方》之不足，全书分一百九十八门，合方、论、法二千九百余条，载药物八百多种，以治伤寒、中风、杂病和疮疡为主。他认为"形体有可愈之疾，天地有可消之灾"，对疾病的诊治采取积极进取的态度，认为只要"良医导之以药石，救之以针刺，则可免于病灾"。

对仙丹的驳斥：他对当时炼"金丹"服食冀望成仙的幻想予以驳斥，并提出"神道悬邈，云迹疏绝，徒望青天，莫知升举"。他认为炼制丹药为治病药物，志在救急济危。他炼制的"太一神精丹"是为了救治"客忤、霍乱、腹痛胀漏、尸疰恶风、癫狂鬼语、蛊毒鬼魅、温病"等疾。

重视医德：孙思邈十分重视医德，在《备急千金要方》的篇首，他以"大医习业""大医精诚"为题，论述医者必须遵循的医德规范，强调"人命至重，有贵千金"，主张"志在救济"。在习业方面，主张"博及医源，精勤不倦，不得道听途说，而言医道已了"（《备急千金要方》）。认为医者要替病家着想，临床诊断时"必当安神定志，无欲无求，先发大慈恻隐之心，誓愿普救含灵之苦"。对求医者，"不得问贵贱贫富，长幼妍蚩，怨亲善友，华夷愚智，普同一等，皆如至亲之想"，均要精心诊治，一视同仁。他在当时等级森严的封建社会时代，能够提出这种崇高医德并亲自遵循，实是难能可贵，这也是近代从事医务工作者学习传统医德的榜样。

预防：孙思邈十分重视对疾病的预防。他在《备急千金要方》中说："善养性者，则治未病之病。"提出无病早防，"凡有少苦，似不如平常，即须早道，若隐忍不治，冀望自差，须臾之间，以成固疾，小儿、女子益以滋甚"。并主张老人可常用灸法和导引按摩之法预防疾病，"安不忘危，预防诸病也"。

药治：孙思邈对于骨折与关节脱位的论述不多，仅在《备急千金要方》"治腕折四肢骨碎及筋伤蹉跌方"中转载葛洪《肘后方》的骨折外敷药及小夹板固定法，其余在《备急千金要方》和《千金翼方》中载有内服药和外敷药方十八首，治骨折关节脱位（蹉跌）方中有外敷药3首。

内伤诊治：孙思邈治内伤、打挫伤，责之于"瘀"。如《备急千金要方》和《千金翼方》所载方剂中治内伤、打挫伤方剂二十三首，其中外用方六首，内服方十七首，用药四十味。内伤和挫伤计有"血闷包心，气绝不能言"，近似近代的损伤晕厥；"打击头眼青肿"，当为近代所说挫伤；"聚血温暖烦闷，腹胀短气"，多为内出血症；"瘀血胀心，面青短气欲死者""胸腹中血不得息""兵杖所加，木石所迮，血在胸背及胁中，痛不得息"，相当于液气胸症状；"其人善忘，不欲闻人声，胸中气塞短气"，近似颅脑外伤；"从高堕下，伤五脏、微者唾血，甚者吐血""堕落车马，心胸积血，唾吐无数方"，为内伤咳、吐血症；腹中瘀血，"痛在腹中不出，满痛短气，大小便不通"，相当于泌尿等损伤。

金疮：孙思邈对于金疮的诊疗，经验非常丰富，他广泛收集唐代以前的方剂和民间验方，并总结出一套较完整的理论。他在《备急千金要方》和《千金翼方》中载金疮方四十九首，其中内服方剂二十四首，外用药方剂二十五首，在当时可谓洋洋大观，应用药物七十四味（包括葱、猪脂），其中外用药三十九味，内服药四十八味，包括内服兼外用药物八味。他对金疮的治疗，是在辨证论治的基础上，不拘一格，灵活用药，或用滋补，或用温通，或去风止痛，或清热解毒等，并不一味偏执苦寒，为后世治疗金疮之典范。

在药物治疗之外，孙氏对导引按摩等手法治疗和气功养生法也非常重视。如"老子按摩法"中的按摩手法，"掘脊""直春""打""细摩""捩足"等等诸多导引姿势和按摩手法，内容丰富，给后世骨伤科功能锻炼和按摩治疗很大的启发。尤其重视预防疾病和养生，他说："人之寿乎，在于搏节，若消息得所，则长生不死，恣其情欲，则命同朝露也。"关于养生，孙思邈提出"百行周备"，主张动静结合，精、气、形、神兼备调理，并亲身恭行，据载，其高寿达一百四十余岁。由于他在医药卫生学方面贡献巨大，故被后世尊称为"药王"。

三、异远真人

异远真人为明代骨伤科专家，亦是道家人物，深明武术之道，其生卒年月及籍贯、事迹等无据可考。于明代嘉靖二年（1523）著《跌损妙方》，为有明显道家、武术家特色的骨伤科专著。关于异远真人，有学者将他归纳为少林佛家骨伤科人物，认为系少林伤科，愚认为此议有待商榷。

1. 据《辞海》载："真人：道家称'修真得道'或'成仙'的人。"《庄子·天下》曰："关尹老聃乎，古之博大真人哉。真人之名始此。"王逸《楚辞·九思·衰岁》载："随真人兮翱翔。"王逸注："真，仙人也。"据《太平经》卷四十二"九天消先王灾法"载："真人职在理（治）地"，"其等级地位在大神之下，仙人之上"。唐以后，少数道教人士有被帝王赠号为真人的，如唐玄宗封庄子为南华真人、文子为通玄真人、列子为冲虚真人、庚桑子为洞盛真人，历代都有这样的封号"，可见真人之名为道家修行到较高层次而有功德者的专用称号，由其名中"真人"二字考量，异远真人为道家人物应无疑议。

2. 异远真人所著的《跌损妙方》是道家伤科专著。书中首列"治法总论""用药歌"，尤其是"血头行走歌"及孙氏注论。治法中分"穴位论治"和"通用"，记载全身五十七个穴道和击伤致命大穴。他的"血头行走穴道"，是在《黄帝内经》经络气血传输的理论基础上创立的（或为文字记载，总结前人经验），并非佛家创见。"血头行走穴道"，循行道路基本上符合经络气血循行走注，而"血头行走穴道"的十二个穴道都以任、督二脉为主线。道家修炼内丹，首重任、督二脉，认为其是元气运行的径路。《奇经八脉考》云："内景隧道，惟返观者能照察之……任督二脉，人身之子午也，乃丹家阳火阴符升降之道，坎水离火交媾之乡……此元气之所由生，真息之所由起。修丹之士，不明此窍，则真息不生，神化无基也"。故"血头行走穴道"源于道家内丹修炼，元气升降循行的径路，故"血头行走穴道"出自道家无疑。

3. "血头行走穴道"也是道教武术家在医学和武技基础上总结发展出的成果。早在西晋时代，葛洪在《抱扑子·外篇》自序中即说："又皆受刀盾及单刀、双戟，皆有口诀要求，以待取人，乃有秘法，其巧入神。若与此道不晓者对，便可以当全独胜，所向无敌矣。晚又学七尺杖术，可以入白刃，取大战。"可见他是功夫甚深的武术家，他所著的《肘后救卒方》记载受伤后致死的部位，"伤天囟、眉角与脑户……两乳上、心鸠尾、小肠及五脏六腑腧（俞穴）"，是描述"穴道"致伤的先驱。"血头行走穴道"若用于技击，则根据时辰，点打穴道，轻而易举地战胜敌人，用于医疗，则是针对受到"穴道点打"伤者治疗的主要穴道，多取用受伤穴道，血头行走之前后穴道。如伤者为子时"心窝"穴伤，则取其后穴道"泉井"穴或其前之"六宫"穴进行治疗。

4. 道教学者丹士张三丰是武当内家拳法功法的创始人，也是穴道技击的创建者。明末清初内家拳师王征南是张三丰传人，据黄百家所著《王征南先生传》载："穴法若干：死穴、哑穴、晕穴、咳穴、膀胱、虾蟆、环跳、曲池、镇喉、解颐、合谷、内关、三里等穴。"黄宗羲著《王征南墓志铭》载："凡搏人皆以具穴，死穴、晕穴、哑穴，一切如铜人图法。"可见"血头行走穴道"是道教武术家的创见。异远真人对此作了较详的文字记载，为道家骨伤科无疑。他对骨伤科的贡献，启发了后世道家、佛家、武术家等骨伤科医学家对"穴道"损伤的认识和治疗。

异远真人著《跌损妙方》，其治法总论是在晋·葛洪《肘后救卒方》和唐·孙思邈《备急千金要方》等所载历代骨伤科学术内容的基础上，收集民间方剂和自身治伤经验，加以发展的，其中强调辨证施治的重要性，其主要观点和内容如下。①损伤症治疗时间"宜早"，"半月后才医"即为陈旧伤，会给治疗带来困难。②损伤责之在"瘀"，"血不流行"则"瘀血已固"，强调早期活血的重要性。③重视诊断，不能孟浪马虎，强调"解衣谛视遍身"，对形态、血气、面色、身色、脉象等要仔细看明。④认为伤症并不单纯，易"变作多端"，对伤症轻重和各伤的症型作出初步划分。⑤列出危重症。人事昏沉，牙关紧闭，不能进药，肾子入腹（疼痛甚重表现），顶门破、骨陷、脑髓出，心腹紧痛，上心口青肿，鼻孔黑色，舌大神昏，耳后伤，脊骨有无续断之征（恐指脊髓断裂）等等，上述部位症情，表示损伤危重，注有"万无生理""无治""难存"等，表示其危重程度，给治伤者以警示。随着现代科学技术的发展，上述证候虽多为重症危症，但还是有很多救治方法的。⑥明确伤科调理禁忌，如坐卧避风避寒、忌食生冷等物，具有一定的参考价值。

异远真人的用药歌对骨伤科用药深有影响，时至今日，骨伤科医者不论年资新老，大多深受其影响。他将明以前骨伤科用药的杂乱情况加以归纳，总结成通俗的歌诀，便于背诵和记忆。尤其重要的是，他宗于道家哲学的自然主义思想，崇尚《黄帝内经》的用药理论，强调充分利用患者抵抗疾病的抗力（正气），因势利导，自然而然，不以猛峻之方法和药物伤败正气。他也反对"妄投猛剂"，所以他用药遣方，崇尚平和，以轻灵之小方起沉疴、愈重疾，祛除病邪，不伤正元之气。至今已数百年，《跌损妙方》仍被中医骨伤科奉为圭臬。

部位辨证用药：异远真人开辟了根据病变部位辨证用药的先河。主方四味，当归尾为血分药，主破血活血；生地祛瘀，配当归滋补化痰；赤芍活血、破血、行血，祛瘀除滞，此三味为名方"四物汤"之主药；槟榔，《本草求真》说它"无坚不破，无胀不消，无食不化，无痰不行，无水不下，无气不降，无虫不杀，无便不开"，为开泄、行气、破滞之药，与归、地、芍配合，气行血行，积消瘀散，可取得治伤之高疗效。兼用乳香、没药行气活血止痛；骨碎补补损接骨。后列出随受伤部位，加部位引注药物，亦甚精确。经数百年来广大骨伤科医者的临床验证，效果确凿。

异远真人在吸取前人骨伤科学术成就的基础上，融合道家、医家、武术家的学术思想和治伤经验，为骨伤科增添的许多新的内容，促进了中医骨伤学的发展。

除以上所论几位著名医家外，还有许多并非道教人士的医学家，也深受道家学术影响，其身负盛名者如南北朝时期的陶弘景，著有《养性延命录》，唐代蔺道人著有《仙授理伤续断秘方》，刘涓子著有《鬼遗方》，日·丹波康赖著有《医心方》，皇甫谧著有《针灸甲乙经》，唐代王焘著有《外台秘要》，隋代巢元方著有《诸病源候论》，此处还有宋代的苏东坡、沈括著有《苏沈良方》，以及金元四大家等。之后如危亦林（《世医得效方》）、王肯堂（《证治准绳》）、薛己（《正体类要》）、胡廷光（《伤科汇纂》）、钱秀昌（《伤科补要》）、吴谦（《医宗金鉴·正骨心法要旨》）、赵廷海（《救伤秘旨》）、江考卿（《江氏伤科方书》）、日本·二宫献彦可（《中国接骨图说》）、金倜生（《伤科真传秘抄》）等历代诸多著名医家，都对骨伤科学术的发展有很大的贡献。

近代受道家学术影响的骨伤科专家，如成都体院附属医院的郑怀贤、江西程定远等，他们都并非道教的宗教人士，但他们或从武当内家功法之疗伤技术，或从道家有利于养生疗伤之学术，从道家哲理中吸取有助于骨伤科学理论和诊疗技术提高的精华部分，与传统的中医学术和现代医学技术相互融合，形成各有流派特点的骨伤科，丰富了道家骨伤科的内涵。

中华人民共和国成立七十年来，道家伤科的发展远远超过之前历代数千年发展的速度，这是因为有党的中医政策和国家领导的重视等优良的政治条件，形成了有利于学术发展的气氛和环境。我们相信，伴随我国开放改革进展的大好形势，和随之而来的科学春天，中医骨伤科学术会更加显示出它灿烂的异彩。

英国皇家学会会员李约瑟博士潜心研究中国科学技术半个多世纪，他在《中国科学技术史》序言中说："在中国科学广阔的领域中，还有许多东西甚至连中国学者本身也从来没有涉猎过。"他的说法很有道理，在我国传统文化和科学宝库中，有很多亟待我们去发掘、去重新认识的东西。在科学日渐发达的今天，道家哲理在"古为今用""取其精华，弃其糟粕"的思想指导下，仍有一定的参考意义，它的一些辩证法和认识论另辟蹊径，我辈所若能化而用之，对于中医骨伤科学术的发展当不无裨益。

目 录

目
录

V

《肘后备急方》

晋·葛洪（抱朴子）

治卒金创血出中风肠出方第七十六

论曰：金创者，无大小冬夏，及始初伤血出，便以石灰厚傅裹之，既止痛，又速愈。无石灰，灰亦可用。若创甚深，未宜速合者，内少滑石，令创不时合也。

金创禁忌序

凡金创去血，其人若渴，当忍之。常用干食并肥脂之物以止渴，慎勿咸食。若多饮粥辈，则血溢出，杀人，不可救也。又忌嗔怒、大言笑、思想、阴阳、行动、作劳。勿多食酸咸。饮酒热羹臛辈，皆使疮痛肿发，甚者即死。疮差后犹尔。出百日半年，乃稍复常耳。

治金创大散方：用百草心，七月七日出，使四人出四方，各于五里内采一方草木茎叶，每种各半把，勿令漏脱一事，日正午时，细切，碓捣，并石灰极令烂熟，一石（担）草断一斗石灰，先凿大实中桑树，令可受药，取药内孔中，实筑令坚，仍以桑树皮蔽之，以麻捣石灰极密，泥之，令不泄气，又以桑皮缠之使牢。至九月九日午时取出阴干，百日药成，捣之，日曝令干，更捣，绢筛，贮之。凡一切金创伤折出血，登时以药封裹治使牢，勿令动转，不过十日即差，不肿、不脓、不畏风。若伤后数日始得药，须暖水洗之，令血出，即傅之。此药大验，平生无事，宜多合之，以备仓卒。金创之要，无出于此，虽突厥质汗黄末，未能及之。凡金创伤天窗、眉角、脑户、臂里跳脉、髀内阴股、两乳上下心、鸠尾、小肠，及五脏六腑输，此皆是死处，不可治也。又破脑出血而不能言语，戴眼直视，咽中沸声，口急唾出，两手妄举，亦皆死候，不可治。若脑出而无诸候者，可治。又治卒无汗者，中风也。疮边自出黄汁者，中水也。并欲作痉候，可急治之。又痛不在疮处者，伤经也，亦死之兆。又血出不可止，前赤后黑或白，肌肉腐臭，寒冷坚急者，其疮难愈，亦死也。

治金创膏散三种，宜预备合，以防急疾之要

续断膏方： 蜀续断、蛇衔、防风各三两，上三味切，以猪脂三斤，于东向露灶煎之，三上三下，膏成去滓。若深大疮者，但敷四边，未可使合。若浅小疮者，但通敷，便相连。令止血住痛。亦可以酒服如杏子大。

冶葛蛇衔膏方： 续断、蛇衔各二两，防风一两，冶葛二两，当归、附子（去皮）各一两半，黄芩、泽兰各一两，松脂、柏脂各三两，蔷薇根二两，上十一味㕮咀，以猪脂二斤煎之，别以白芷一枚内中，候色黄，即膏成。去滓，滤，以密器收贮之。以涂疮，无问大小，皆差，不生脓汁也。

金创散方： 桂心一两，干姜一两，蜀椒（汗）三两，当归三两，芎䓖四两，甘草（炙）一两，上六味捣散，以酒服方寸匕，日三。

治金创方： 以蛇衔草捣敷之差。又方：狼牙草茎、叶熟捣，敷贴之，兼止血。又方：取烬草接敷之。又方：葛根，五月五日掘，曝干，捣末，敷疮上，止血，止痛。又方：钓樟根（出江南），刮取屑敷疮上，有神验。又方：紫檀，末，以敷金疮。止痛，止血，生肌。又方：生青蒿，捣傅上，以帛裹创，血止，即愈。又方：用蔷薇灰末一方寸匕，日三服之。又方：烧故青布作灰，敷疮上，裹缚之，数日差，可解去。又方：割毡方一寸，烧灰，研以敷之，差。又方：烧牡蛎末敷之，佳。凡裹缚疮，用故布帛，不宽不急，如系衣带即好。又方：急以石灰裹之，既止痛，又速愈。无石灰，筛凡灰亦可用。疮若深，未宜速合者，以滑石傅之。又方：杏仁去皮尖，捣如泥，石灰等分，以猪脂和之。淹足合煎，令杏仁黄，绞去滓，以涂疮上，日五六遍，愈。又方：取蟹黄及脑并足中肉熬末，内疮中，主金疮、续筋。又方：山行伤刺，血出，卒无药，接葛根叶傅之。又方：急宜斫桑，取白汁，以厚涂之。又方：烧马矢，傅创上。又方：即溺中良。

葛氏治金创中筋交脉血出不可止，尔则血尽杀人方： 急熬盐，三指撮，酒服之。

葛氏治金创血内漏者方： 服蒲黄二方寸匕，血立下。又方：煮小豆，服汁五升。又方：以器盛汤，令热熨腹，达内则消。又方：掘地作坎，以水泼坎中搅之，取浊汁，饮二升许。

葛氏治金创未愈以交接血漏惊出则杀人方： 急以蒲黄粉之。又方：取所交妇人中裙带三寸，烧末服之。

治金创中风寒水露者，凡因疮而肿者，皆因中水及中风寒所作，其肿气入腹则杀人，不可轻也，治之方： 取桑灰淋汁，温之以溃疮，冷复易，取愈，大良。姚云神验。又方：烧白茅为灰，以温汤和之，以厚封创口，干辄易之，不过四五。又方：生竹箸

桑枝两条，着煻火中，令极热，斫断，炷疮口中，热气尽，更易一枚，尽二枚，则疮当烂。乃取薤白捣切，绵裹，着热灰中，使极热，去绵，以薤白薄疮上，布帛急裹之。又方：杵薤以傅上，炙热榻疮上，便愈。又方：烧黍穰或牛马干粪、桑条辈多烟之物，掘地作坎，于中烧之，以板掩坎上，穿板作小孔，以疮口当孔上熏之，令疮汁出尽乃止。又滴热蜡疮中，佳。又方：以盐数合着疮上，以火炙之。令热达疮中毕，以蜡内竹管，插热灰中令烊，以滴入疮中，即便愈。若无盐，用薤白。单用蜡亦良。

治金创中风方：蜀椒量疮大小，用面作馄饨，煻灰中炮令熟，及热，开一小口，当疮上掩之，即引风出，可多作，取差。又方：生葛根一斤，咬咀，以水一斗，煮取五升，去滓，取一升服。若干者，捣末，温酒调三指撮。若口噤不开，但多服竹沥，又多服生葛根，自愈。食亦妙。又方：煎盐令热，以匙抄沥取水，热泻疮上，冷更着，一日许勿住，取差，大效。

葛氏治诸创因风致肿方：取栎木根，但剥取皮卅斤，剉，煮令熟，内盐一升，令温热，以渍创，脓血当出，日日为之，则愈。

葛氏治金创肠出欲燥而草土着肠者方：作薄大麦粥，使才暖，以泼之，以新汲冷水噀之，肠则还入，草土辈当附在皮外也。

葛氏治金创若肠已断者方：以桑皮细缝合，鸡热血涂之，乃令入。

治卒坠损腕折被打瘀血方第七十七

治卒从高坠下，瘀血胀心，面青，短气欲死方：取胡粉一钱匕，和水服之，即差。又方：大豆或小豆，煮令熟，饮汁数升，和酒服之，弥佳。又方：生干地黄二两，熬末，以酒服之。又方：生地黄，捣取汁，服一升或二升，尤佳。又方：乌鸦翅羽二七枚，烧末，酒和服之，即当吐血也。如得左羽，尤佳。

治从高坠下，若为重物所顿榨得瘀血方：豆豉三升，蒲黄三合。先以沸汤二升渍豆豉，食顷，绞去滓，内蒲黄，搅调，顿服之，不过三四服，神良。又方：乌梅（去核）五升，以饴糖五升煮，稍稍食之，自消。又方：茅（连根叶），捣绞，取汁一二升服之，不过三四服，愈。冬用根。又方：刮琥珀屑，酒服方寸匕。取蒲黄二三匕。日四五服，良。又方：末鹿角，酒服三方寸匕。日三。又方：取败蒲荐烧灰，以酒服方寸匕。

葛氏治卒为重物所填榨欲死方：末半夏如大豆者，以内其两鼻孔中，此即五绝法。

治马坠及一切筋骨损方：大黄（切，浸，汤成下）一两，桃仁（去皮尖）四十九枚，乱发（如鸡子大，烧灰用），败蒲一握三寸，甘草（如中指节，炙，锉），绯帛（如手大，烧灰），久用炊单布一尺（烧灰）。上七味，以童子小便量多少，煎汤成，内酒一大盏，次下大黄，去滓，分温三服。先锉败蒲席半领，煎汤浴，衣被盖覆，斯须通利数行，痛楚立差，利及浴水赤，勿怪，即瘀血也。

治忽落马坠车，及坠屋坑崖，腕伤，身体头面四肢内外切痛，烦躁叫唤不得卧方：急觅鼠矢，无问多少，烧，捣末，以猪膏和，涂封痛处，急裹之。仍取好大黄如鸡子大，以乱发裹上如鸭子大，以人所裁白越布衫领巾间余布以裹发外，乃令火烧烟断，捣末屑，薄以酒服，日再三。无越布，余布可强用。常当预备此物为要。

治忽被压榨、堕坠舟船、车轹马踏牛触，胸腹破陷，四肢摧折，气闷欲死方：以乌鸡一只，合毛杵一千二百杵，好苦酒一升，相和得所，以新布拓病上，取药涂布，以干易，觉寒振欲吐，不可辄去药。须臾，复上一鸡。少则再作。

葛氏治为人所玉摆拂（两手击也），举身顷仆，垂死者方：取鼠李皮，削去上黑，切，酒渍半日，绞去滓，饮一二升。

葛氏治腕蹶倒有损痛处气急面青者方：干地黄半斤，酒一斗，渍，火温，稍稍饮汁，一日令尽之。又方：捣生地黄汁二升，酒二升，合煮三沸，分四五服。又方：干地黄六两，当归五两，水七升，煮取三升，分三服。若烦闷，用生地黄一斤代干者。

治腕折四肢骨破碎及筋伤蹉跌方：烂捣生地黄熬之，以裹折伤处，以竹片夹裹之，令遍病上，急缚，勿令转动，一日可十易，三日即差。又方：活鼠，破其背，取血，及热以薄之，立愈。又方：取生瓜蒌根捣之，以涂损上，以重布裹之，热除，痛止。又方：捣大豆末，合猪膏和涂之，干即易之。又方：寒食蒸饼，不限多少，末，酒服之验。又方：葱白细研，和蜜，厚封损处，立差。主脑骨破及骨折。

治凡腕折、折骨诸疮肿者，慎不可当风卧湿及多自扇。若中风，则发痉口噤杀人。若已中此，觉颈项强、身中急束者，急服此方：竹沥三二升，饮之。若口已噤者，可以物拗开，内之令下。禁冷饮食及饮酒。竹沥卒烧难得多，可合束十许枚，并烧中央，两头承其汁，投之可活。

治披打有瘀血方：大黄二两，桃仁（去尖皮，熬），虻虫（去足翅，熬）各二十一枚。上三味捣，蜜丸四丸，即内酒一升，煎取七合服之。又方：大黄三两，桃仁（去皮尖）三十枚。上二味切，以水五升，煮取三升，分三服，当下脓血，不尽更作。主瘀血久不除，变成脓者。又方：大黄二两，干地黄四两。上二味捣散为丸，以酒服三十丸，日再，为散服亦妙，治被打击，有瘀血在腹内久不消，时时发动。又方：刮青竹皮二升，乱发（如鸡子大，烧灰）四枚，延胡索二两。上三味捣散，以一合，酒一升，煎三沸，顿服，日三四，治为人所打，举身尽有瘀血。又方：铁一斤，酒三升，煮取一升，服之。又烧令赤，投酒服之。治被打，若久宿血在诸骨节及胁肋外不去者。又方：白马蹄，烧令烟断，捣末，以酒服方寸匕，日三夜一，主治被打腹中瘀血。亦治妇人瘀血消化为水。又方：桔梗末，熟水下刀圭。治被打击，瘀血在肠内久不消，时发动者。又方：蒲黄一升，当归（末）二两，酒服方寸匕，日三。

葛氏治血聚皮肤间不消散者方：取猪肥肉，炙令热，以塌上。又方：马矢，水煮薄上。

治卒腰痛诸方，不得俯仰方：正立，倚小竹，度其人足下至脐，断竹及以度后当脊中，灸竹上头处，随年壮毕竹，藏勿令人得矣。又方：鹿角长六寸，烧，捣末，酒服之，鹿茸尤佳。又方，取鳖甲一枚，炙捣筛，服方寸匕，食后日三服。又方，桂八分，牡丹四分，附子二分，捣末，酒服一刀圭，日再服。

治肾气虚衰，腰脊疼痛，或当风卧湿，为冷所中，不速治，流入腿膝，为偏枯冷痹缓弱，宜速治之方：独活四分，附子（大者炮）一枚，杜仲、茯苓、桂心各八分，牛膝、秦艽、防风、芎、芍药各六分，细辛五分，干地黄（切）一钱，水九升，煮取三升，空腹分三服，如行八九里进一服。忌如前，顿服三剂。

治诸腰痛或肾虚冷腰疼痛阴萎方：干漆（熬烟绝）、巴戟天（去心）、杜仲、牛膝各十二分，桂心、狗脊、独活各八分，五加皮、山茱萸、干薯蓣各十分，防风六分，附子四分，炼蜜丸如梧子大，空腹酒下二十丸，日再加减，以知为度也，大效。

胁痛如打方：大豆（熬令焦）半升，好酒一升，煮之令沸，熟饮取醉。又方，芫花、菊花等分，踯躅花半斤，布囊贮蒸，令热熨痛处，冷复易之。

治反腰有血痛方：捣杜仲三升许，以苦酒和涂痛上，干复涂，并灸足肿白肉际三壮。

经验方治腰脚痛：威灵仙（洗干）一斤，好酒浸七日。为末，面糊丸，桐子大，以浸药酒下二十丸。

经验方治腰痛神妙：用破故纸为末，温酒下三钱匕。又方：治肾虚腰脚无力。生栗袋贮悬干，每日平明吃十余颗，次吃猪肾粥。又方：治丈夫腰膝积冷痛，或顽麻无力。菟丝子（洗秤）一两，牛膝（同浸于银器内）一两，用酒过一寸，五日暴干为末，将末浸酒，再入少醇酒作糊，搜和丸如梧桐子大，空心酒下二十丸。

斗门方治腰痛：用大黄五钱，更入生姜五钱，同切如小豆大，于铛内炒令黄色，投水两碗，至五更初顿服，天明取下腰间恶血物，用盆器贮，如鸡肝样，即痛止。又方，治腰重痛。用槟榔为末，酒下一钱。

梅师方治卒腰痛辗转不得：鹿角一枚，长五寸，酒二升，烧鹿角令赤，内酒中浸一宿，饮之。

崔元亮海上方治腰腿冷风气：以大黄二大两，切如棋子，和少酥，炒令酥尽，入药中。切不得令黄焦，则无力。捣筛为末，每日空腹，以水大三合，入生姜两片如钱，煎十余沸，去姜，取大黄末二钱，别置碗子中，以姜汤调之，空腹顿服。如有余姜汤，徐徐呷之令尽。当下冷脓多恶物等，病即瘥止。古人用毒药攻病，必随人之虚实而处

道家伤科

置，非一切而用也。姚增垣初仕，梁武帝因发热，欲服大黄，增垣曰：大黄乃是快药，至尊年高，不可轻用。帝弗从，几至委顿。元帝常有心腹疾，诸医咸谓宜用平药，可渐宣通。增垣曰：脉洪而实，此有宿食，非用大黄无差理。帝从而遂愈。以此言之，今医用一毒药而攻众病，其偶中病，便谓此方之神奇，其差误乃不言。用药之失，如此者众矣，可不戒哉。

《刘涓子鬼遗方》

晋·刘涓子

南齐·龚庆宣　整理

治金疮，止血散方。乌章根三两，白芷一两，鹿茸（烧灰）二分，当归一两，芎
䓖一两，干地黄（切蒸焙）一两，续断一两，上七味，捣筛令调，着血出处，即止。

治金疮血肉瘘，蝙蝠消血散方。蝙蝠三枚，烧令烟尽，沫下，绢筛之。上以水服
方寸匕，一日服令尽。当下如水，血消也。

治金疮肉瘘，蒲黄散方。七月七日，马勃一两，蒲黄二两，上二物捣筛为散，温
酒调服一钱匕，日五服，夜再两服。

治金疮箭肉中不出，出箭，白蔹散方。白蔹二两，半夏（汤洗七户，生姜浸一宿，
熬过）三两，上二味为末，调水服方寸匕，日三服。若轻浅疮，十日出。深，二十日
出。终不停住肉中。

治金疮中腹，肠出不能内之，小麦饮喷疮方。取小麦五升，水九升，煮取四升，
去滓，复以绵度滤之。使极冷，傍含喷之，疮肠自上，渐渐入，以冷水喷其背，不中
多人见，亦不欲令傍人语，又不可病人知。或晚未入，取病人席四角，令病人举摇，
须臾肠便自入。十日之内，不可饱食。频食而宜少，勿使病人惊，惊则煞人。

治金疮肠出欲入，磁石散方。磁石三两，滑石三两，上二物下，筛理令调。食饮
方寸匕，日五服，夜再服。

治金疮烦闷止烦，白芷散方。白芷二两，芎䓖二两，甘草（炙）二两，上三味，
熬令变色，捣为散。水调服方寸匕，日五服，夜再服。

治金疮先有散石，烦闷欲死，大小便不通，止烦消血。解散消石散方。消石、泽
泻、白蔹、芍药、寒水石、瓜蒌，以上各一两，上六味，捣筛为散，水服方寸匕，日
夜各一服。或未通，稍增之。

治金疮不可忍，烦疼不得住，止痛当归散方。当归、甘草（炙）、藁本、桂心、木
占斯，以上各一两，上五味合捣筛，令调水服半方寸匕，日三服，夜一服。

治金疮弓弩所中，闷绝无所识，琥珀散方。琥珀随多少捣筛，以童子小便服之，
乃热不过，三服便差。

治金疮弓弩所中，筋急屈伸不得，败弩散方。干地黄十分，干枣三枚，杜仲二分，
当归四分，附子（炮）四分，故败弩筋（烧灰）五分，上七味合捣，筛理令匀。温酒

服方寸匕，日三服，夜一，增一至三。

治金疮内伤，蛇衔散方。蛇衔、甘草（炙）、芎䓖、白芷、当归各一两，续断、黄芩、泽兰、干姜、桂心各三分，乌头（炮）五分，上十一味合捣，筛理令匀，酒服方寸匕，日三服，夜一服。

治金疮中筋骨，续断散方。芎䓖一两半，地黄二两，蛇衔二两，当归一两半，苁蓉一两半，干姜（炮）三分，续断三两，附子（炮）三分，汉椒（出汗去目）三分，桂心三分，人参一两，甘草（炙）一两，细辛二分，白芷（一本用芍药一两半）三分，上十四味捣筛，理令匀。调温酒服之方寸匕，日三服，夜一服。

治金疮烦疼，麻黄散方。麻黄（去节）六分，甘草（炙）五分，干姜三分，附子（炮）三分，当归三分，白芷三分，续断三分，黄芩三分，芍药三分，桂心三分，芎䓖三分，上十一味捣，筛理令匀。调温酒服方寸匕，日三服，夜一服。

治金疮烦满，疼痛不得眠睡，白薇散方。白薇、瓜蒌、枳实（炒）、辛夷（去毛）、甘草（炙）、石膏，以上各一两，厚朴（炙）二分，酸枣（炙）二分，上八味为末，调温酒服方寸匕，日三服，夜一服。

治金疮去血多，虚竭，内补当归散方。当归三分，芍药五分，干姜三分，辛夷（去毛）二分，甘草（炙）三分，上五味捣，筛理令匀。调温酒服方寸匕，日三服，夜一服。

治金疮去血多，虚竭，内补苁蓉散方。苁蓉、当归、甘草（炙）、芎䓖、黄芩、桂心、人参、芍药、干姜、吴茱萸、白及、厚朴（炙）、黄芪各一两，蜀椒（出汗去目闭口）三分，上十四味，筛理令匀。调温酒服方寸匕，日三服，夜一服。

治金疮内塞，泽兰散方。泽兰、防风、蜀椒（出汗去目闭口）、石膏（末）、附子（炮）、干姜、细辛、辛夷（去毛）各二两，芎䓖三分，当归（炒）三分，甘草（炙）四分，上十一味，筛理令匀，调温酒服方寸匕，日三夜一。脓多倍甘草，渴加瓜蒌二分，烦加黄芩二分，腹满气短，加厚朴二分，疮中血瘀，加辛夷一倍。

治金疮内塞，黄芪散方。黄芪三两，芎䓖、白芷、当归、麻黄（去节）、鹿茸、黄芩、细辛、干姜、芍药、续断、桑虫屎，以上各一两，附子（炮）半两，山茱萸一两，上十五味捣，筛理匀调。温酒服方寸匕，日三服，夜一服，渐可至二匕。

治金疮中罔药，解毒蓝子散方。蓝子五合、升麻八两，甘草四两，王不留行四两，上四味捣，筛理令匀，调冷水。服二方寸匕，日三夜二。即以方寸匕，水和匀，涂疮上，毒即解去矣。

治金疮大渴，内补瞿麦散方。瞿麦、芎䓖、当归、甘草（炙）、干姜、桂心、续断、厚朴（炙）、白鼓、蜀椒（去目闭口汗）、辛夷（去毛）、牡蛎（末）、芍药、桔梗、干地黄、防风各三两，细辛二分，瓜蒌一分，人参三分，上十九味捣，筛理令匀。调温酒服方寸匕，日三夜一。或筋骨断，更加续断三分。

治被打，腹中瘀血，蒲黄散方。蒲黄一升，当归二两，桂心二两，上三味，捣筛理匀。调酒服之方寸匕，日三夜一。不饮酒，熟水下。

治痈疽金疮，续断生肌膏方。续断、干地黄、细辛、当归、芎䓖、黄芪、通草、芍药、白芷、牛膝、附子（炮）、人参、甘草（炙）各二两，腊月猪脂四升。上十四味，㕮咀，诸药内膏中，渍半日。微火煎三上，候白芷色黄，膏即成。敷疮上，日四五。膏中是猪脂煎。

治金疮痈疽，止痛生肌甘菊膏方。茵草、芎䓖、甘草（炙）、防风、黄芩、大戟，以上各一两，生地黄四两，芍药一两半，细辛、大黄、蜀椒（去目闭口汗）、杜仲、黄芪各半两，白芷一两，上十四味，㕮咀。以腊月猪脂四升，微火煎五上下，白芷候黄成膏。一方添甘菊二两，以敷疮上，日易两次。

治痈疽金疮生肌膏方。大黄、芎䓖、芍药、黄芪、独活、当归、白芷，以上各一两，薤白（别方一肉）二两，生地黄（别方二两）一两，上九味，合薤㕮咀。以猪脂三升，煎三上下，白芷黄，膏成，绞去滓用。磨之多少，随其意。

治金疮腹内有瘀血，乌鸡汤方。乌雌鸡一只，大黄三两，细辛三两，人参一两，甘草（炙）一两，地黄三两，杏仁（去皮双仁）一两，虻虫一两，当归二两，芍药一两，黄芩一两，桃仁（去皮碎仁）二两，大枣二十枚，上十三味，理乌鸡如食法，以水二斗，煮鸡取一斗。㕮咀，诸药内鸡汁中，更煮取三升，绞去滓。通寒温伤出，困甚者，初服五合，以一日二夕尽汤，便应下。食之粥，慎食他物。

治金疮内有瘀血，未及得出，而反成脓。乌鸡汤方。乌鸡一只，白芷、麦门冬（去心）、甘草（炙）、芍药、当归，以上各一两，桂心二两，瓜蒌二两，上八味。先理鸡如食法，以水二斗，煮取七升，㕮咀，诸药内汁中，更煮取三升，去滓，服七合，日三，夜勿食。

治金疮有瘀血，桃核汤方。蟅虫（熬）三十枚，虻虫、水蛭（熬）各三十枚，桂心二分，大黄五两，桃核（去皮切）五十枚，上六味，酒水各五升，㕮咀，合煮取三升，去滓。服一升，日三服。

治金疮惊悸，心中满满，如车所惊惕。猪心汤方。猪心一具，人参、桂心、甘草（炙）、干地黄、桔梗、石膏（末）、芎䓖各一两，当归二两，上九味，细切，锉诸药，㕮咀。先以水二斗，煮心，取汁八升，内诸药，煮取一升。一服八合，一日令尽。

治金疮痈疽。生肉膏方。黄芪、细辛、生地黄、蜀椒（去目汗闭口）、当归、芍药、薤白、芎䓖、独活、苁蓉、白芷、丹参、黄芩、甘草，以上各一两，腊月猪脂二斤半，上十五味，㕮咀。以苦酒一升，合渍诸药，夏一夜，冬二夜。浸，以微火煎三上候，苦酒气成膏用之。

治被打，腹中瘀血。白马蹄散方。白马蹄烧令烟尽，捣筛，温酒服方寸匕，日三夜一。亦治妇人血疾消为水。

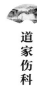

《备急千金要方》

唐·孙思邈（妙应真人）

被打第三

论曰：凡被打损，血闷抢心，气绝不能言，可擘开口，尿中令下咽即醒。又堕落车马及车辗木打，已死者，以死人安著，以手袖掩其口鼻眼上，一食顷活，眼开，与热小便二升。

治被打击头眼青肿方：炙肥猪肉令热搨上（《肘后方》云：治血聚皮肤间不消散者）。又方：炙猪肝贴之。又方：新热羊肉封之。又方：大豆黄末，水和涂之。又方：墙上朽骨，唾于石上，研摩涂之，干即易。

治从高堕下伤折，疾痛烦躁，啼叫不得卧方：取鼠屎烧末，以猪膏和涂痛上，即急裹之。

治从高堕下，及为木石所迮，或因落马，凡伤损血瘀凝积，气绝欲死，无不治之方：取净土五升，蒸令溜，分半，以故布数重裹之，以熨病上，勿令大热，恐破肉，冷则易之，取痛止即已。凡有损伤，皆以此法治之，神效。已死，不能言者亦活。三十年者亦差。

治堕车马间，马鞍及诸物隐体肉断方：以酢和面涂之。

当归散治落马堕车诸伤腕折臂脚痛不止方：当归、桂心、蜀椒、附子各二分，泽兰一分，芎䓖六分，甘草五分，上七味，并熬令香，治下筛，酒服方寸匕，日三。凡是伤损皆服之，十日愈。小儿亦同。

黄芪散治腕折方：黄芪、芍药各三两，当归、干地黄、附子、续断、桂心、干姜、通草各二两，大黄一两，蜀椒一合，乌头半两，上十二味，治下筛，先食酒服五分匕，日三。

治折骨断筋方：干地黄、当归、羌活、苦参各二分，上四味，治下筛，酒服方寸匕，日三。

治腕折骨损痛不可忍者方：以大麻根及叶捣取汁，饮一升。无生麻，煮干麻汁服。亦主坠堕挝打瘀血，心腹满短气。

治被伤筋绝方：取蟹头中脑及足中髓熬之，内疮中，筋即续生。

治腕折四肢骨碎及筋伤蹉跌方：生地黄不限多少，熟捣用，薄所损伤处（《肘后方》云：《小品方》烂捣熬之，以裹伤处，以竹编夹裹，令遍缚，令急勿令转动，一日可十易，三日瘥。若血聚在折处，以刀子破去血）。

治四肢骨碎筋伤蹉跌方：以水二升，渍豉三升，取汁服之。又方：酒服鹿角散方寸匕，日三（《肘后方》治从高堕下，若为重物所顿，连得瘀血者）。又方：羊脑一两，胡桃脂、发灰、胡粉各半两，上四味捣和，调如膏傅，生布裹之。又方：筋骨伤初破时，以热马屎傅之，无瘢。又方：大豆二升，水五升，煮取二升，以醇酒六七升合和豆汁服之，一日尽，如汤沃雪（《肘后方》云：治堕连瘀血，无大豆，用小豆佳）。

治头破脑出中风口噤方：大豆一斗，熬去腥，勿使太熟，捣末。熟，蒸之气遍合甑。下盆中，以酒一斗淋之，温服一升，复取汁，傅杏仁膏疮上。

治被伤，风入四肢，角弓反张，口噤不能言，或产妇堕胎，凡得此者用紫汤，大重者不过五剂，方在第八卷中。

治被打伤破，腹中有瘀血方：蒲黄一升，当归、桂心各二两，上三味，治下筛，以酒服方寸匕，日三夜一。又方：刘寄奴、延胡索、骨碎补各一两，上三味㕮咀，以水二升，煎取七合，复内酒及小便各一合，热温顿服。又方：生地黄汁三升，酒一升半，煮取二升七合，分三服（《肘后方》治从高堕下，瘀血胀，心面青，短气欲死者）。又方：莨菪子为末，傅疮上。又方：䗪虫、虻虫、水蛭各三十枚，桃仁五十枚，桂心二两，大黄五两，上六味㕮咀，以酒水合五升，煮取三升，分五服。

治被打腹中瘀血，并治妇人瘀血，消之为水，马蹄散方：白马蹄烧令烟尽，捣筛，酒服方寸匕，日三夜一。

治有瘀血者，其人喜忘，不欲闻人声，胸中气塞短气方：甘草一两，茯苓二两，杏仁五十枚，上三味㕮咀，以水二升，煮取九合，分二服。

治被殴击损伤，聚血腹满烦闷方：豉一升，以水三升煮三沸，分再服，不瘥重作。更取麻子，煮如豉法，不瘥，更作豉，如上法。

治丈夫从高堕下，伤五脏，微者唾血，甚者吐血，及金疮、伤经、崩中皆主之方：阿胶、艾叶、干姜各二两，芍药三两，上四味㕮咀，以水八升，煮取三升，去滓，内胶令消，分二服，羸人三服。兼治女人产后崩伤，下血过多，虚喘腹中绞痛、下血不止者，服之悉愈。治男子伤绝或从高堕下，伤五脏，微者唾血，甚者吐血，及金疮伤经者，大胶艾汤方：阿胶二两，干地黄、芍药各三两，艾叶、甘草、当归、芎䓖各二两，干姜。上八味㕮咀，以水八升，煮取三升，去滓，内胶令烊，分再服，羸人三服。此汤治妇人产后崩伤下血过多，虚喘欲死，腹中激痛，下血不止者，神良。

治堕马落车及树崩血腹满短气方：大豆五升，以水一斗，煮取二升，去豆，一服令尽，剧者不过三作。

治腹中瘀血，痛在腹中不出，满痛短气，大小便不通方：荆芥半分，䗪虫三十枚，大黄、芎劳各三两，蒲黄五两，当归、桂心、甘草各二两，桃仁三十枚，上九味咬咀，以水一斗，煮取三升，分三服。

桃仁汤，**治从高堕下，落大木车马间，胸腹中有血，不得气息方**：桃仁十四枚，大黄、硝石、甘草各一两，蒲黄一两半，大枣二十枚。上六味，咬咀，以水三升，煮取一升，绞去滓，适寒温，尽服之。当下，下不止，渍麻汁一杯，饮之即止。

治堕落瘀血，桃仁汤方：桃仁五十枚，大黄四两，芒硝三两，桂心、当归、甘草各二两，虻虫、水蛭各二十枚。上八味，咬咀，以水八升，煮取三升，绞去滓，适寒温，服一升，日三服。

治瘀血汤方：大黄五两，桃仁五十枚，虻虫、䗪虫、水蛭各三十枚，桂心二两。上六味，咬咀，以酒水各五升合煎，得三升，适寒温，饮一升，日三服。

竹皮汤，**治为兵杖所加，木石所迮，血在胸背及胁中，痛不得气息方**：青竹（刮取如鸡子大）二枚，乱发（鸡子大）二枚。上二味，放炭火炙，令焦燥，合捣之，下筛，以酒一升，煮之三沸止，一服尽之，三服愈。

治腕折瘀血方：大黄（如指节大）一枚，桃仁四十枚，乱发一握。上三味，以布方广四寸，以绕乱发烧之，咬咀大黄、桃仁，以酒三升，煮取一升，尽服之，血尽出。又方：大黄六两，桂心二两，桃仁六十枚。上三味咬咀，以酒六升，煮取三升，分三服，当下血瘕。

治从高堕下有瘀血方：蒲黄八两，附子一两。上二味为末，酒服方寸匕，日三。不知增之，以意消息。

从高堕下崩中方：当归、大黄各二分。上二味治下筛，酒服方寸匕，日三。

治堕落车马，心腹积血，唾吐无数方：干藕根末，以酒服方寸匕，日三。如无，取新者，捣汁服。

治腕折瘀血蒲黄散方：蒲黄一升，当归二两。上二味治下筛，先食，酒服方寸匕，日三。

治腕折瘀血方：虻虫二十枚，牡丹一两。上二味治下筛，酒服方寸匕，血化为水。又方：菴蕳草汁饮之，亦可服子。又方：凡被打及产后恶血及一切血。皆煮续骨木汁三升饮之。

治杖疮方：石灰六斤，新猪血一斗。上二味和为丸，熟烧之破，更丸，烧三遍止，末傅之。又方：服小便良。又方：釜月下土，细末，油和，涂羊皮上，卧。

金　疮

论曰：治金疮者，无大小冬夏，及始初伤血出，便以石灰厚傅裹之，既止痛，又速愈。无石灰，灰亦可用。若疮甚深，未宜速合者，内少滑石，令疮不时合也。凡金疮出血，其人必渴，当忍之，啖燥食并肥脂之物以止渴，慎勿咸食。若多饮粥及浆，犯即血动溢出杀人。又忌嗔怒、大言笑、思想、阴阳行动作劳，多食酸咸，饮酒热羹，臛辈，疮瘥后犹尔。出百日半年乃可复常也。

治金疮大散方：五月五日平旦，使四人出四方，各于五里内采一方草木茎叶，每种各半把，勿令漏脱一事，日正午时细切，碓捣，并石灰极令烂熟，一石草断一斗石灰，先凿大实中桑树，令可受药，取药内孔中，实筑令坚，仍以桑树皮蔽之，以麻捣石灰极密，泥之，令不泄气。又以桑皮缠之使牢，至九月九日午时取出，阴干，百日药成，捣之，日曝令干，更捣，绢节贮之。凡一切金疮伤折出血，登时以药封裹治使牢，勿令动转，不过十日即瘥，不肿不脓不畏风。若伤后数日始得药，须暖水洗之，令血出，即傅之。此药大验，平生无事，宜多合之，以备仓卒。金疮之要，无出于此，虽突厥质汗黄末未能及之。

治金疮方：烧干梅为炭，捣末傅之，傅一宿即差，亦治被打伤。又方：磁石末傅之，止痛断血。又方：桑白汁涂，桑白皮裹，或石灰封之，妙。又方：麻叶三斤，以水三升熟煮，取二升半为一服。又方：饮麻子汁数升。又方：蚯蚓屎，以水服方寸匕，日三。又方：杏仁、石灰为细末，以猪脂和，封之，亦主犬马金疮，止痛大良。

地黄膏，治金疮、火疮、灸疮不能瘥方：生地黄（切一升，捣绞取汁）三合，熏陆香、松脂各二两，羊肾脂（煎）五合，乌麻油二升，杏仁、蜡各二两，石盐（研如粉）一两。上八味，先下蜡，微火令消，次内羊脂令消，次下油，次下松脂令消，次下杏仁，次下熏陆，次下地黄汁，次下石盐，以微火煎之，令地黄汁水气尽，以绵滤停凝，一切诸疮初伤皆傅之，日三夜二，慎生冷、猪肉、鸡、鱼。此膏治疮法，先食恶肉不著痂，先从内瘥，乃至平复，无痂，不畏风，不脓，大大要妙。

治金疮血出不止方：煮桑根十沸，服一升即止。又方：柳絮封之。又方：捣车前汁傅之，血即绝，连根收用亦效。又方：以人精涂之。又方：饮人尿三升愈。又方：以蜘蛛幕贴之，血即止。

治金疮出血不止方：取葱叶，炙取汁，涂疮上，即止。若为妇人所惊者，取妇人中衣，火炙令热，以熨疮上。又方：取豉三升，渍热汤，食顷，绞去滓，内蒲黄三合，炖服之，及作紫汤，方在产妇中。又方：蒲黄一斤，当归四两。上二味治下筛，酒服方寸匕，日二服。

治金疮腹中瘀血二物汤方：大麻子三升，大葱白二十枚。上使数人各捣令熟，著九升水，煮取一升半，炖服之。若血出不尽，腹中有脓血，更合服，当吐脓血耳。

治金疮出血多，虚竭内补散方：苁蓉、甘草、芍药各四两，蜀椒三两，干姜二两，当归、芎䓖、桂心、黄芩、人参、厚朴、吴茱萸、白及（《古今录验》作桑白皮）、黄芪各一两。上十四味治下筛，以酒服方寸匕，日三。又方：当归三两，芍药五分，干姜三分，辛夷五分，甘草二分。上五味治下筛，酒服方寸匕，日三夜一。

治金疮内漏方：还自取疮中血，著杯中，水和服，愈。又方：七月七日麻勃一两，蒲黄二两。上二味，酒服一钱匕，日五夜二。

治金疮内漏血不出方：牡丹皮为散，水服三指撮，立尿出血。

治金疮内塞散方：黄芪、当归、芎䓖、白芷、干姜、黄芩、芍药、续断各二两，附子半两，细辛一两，鹿茸三两。上十一味治下筛，先食，酒服五分匕，日三，稍增至方寸匕。治金疮烦满方：赤豆小一升，以苦酒渍之，熬令燥，复渍，满三日，令色黑，服方寸匕，日三。

治金疮苦痛方：杨木白皮，熬令燥，为末之，服方寸匕，日三。又末，傅疮中，愈。

凡金疮，若刺疮，疮痛不可忍，百治不瘥者方：葱一把，以水三升，煮数沸，渍洗疮，止痛良。

治金疮烦痛，大便不利方：大黄、黄芩。上二为末，蜜和，先食服，如梧桐子十丸，日三。

治金疮破腹，肠突出欲令入方：取人屎干之，以粉肠即入矣。

治金疮中筋骨续断散方：续断五两，干地黄、细辛、蛇衔、地榆各四两，当归、芎䓖、芍药、苁蓉各三两，人参、甘草、附子各一两，干姜、蜀椒、桂心各一两半。上十五味治下筛，酒服一方寸匕，日三。

治被伤肠出不断者方：作大麦粥取汁洗肠，推内之，常研米粥饮之，二十日稍稍作强糜，百日后乃可差耳。

治金疮肠出方：磁石、滑石、铁精各三两。上三味末，粉肠上，后用磁石，米饮服方寸匕，日五夜二，肠即入。

治金疮血不止令唾之法：咒曰：某甲今日不良，为某所伤，上告天皇，下告地王，清血莫出，浊血莫扬，良药百裹，不如熟唾，日二七痛，唾之即止。又法：我按先师本法，男师在左，女师在右，上白东王公，下白西王母，北斗七星，黄姑织女，请制水之法，清旦明咒，不痕不脓，不疼不痛，罗肺得肺，罗肝得肝，罗肉得肉，不住躯姥依夫，自来小儿，为日不吉不良，某甲为刀斧槊箭熊虎汤炎所伤，三唾三呵，平复如故，急急如律令。此法不复须度受，仅存念稽急歙诵之，非止治百毒所伤，亦治痈疽，随所患转后语呼之，良验，一切疮毒皆用之。

治金疮矢在肉中不出方：白蔹、半夏。上二味等分，治下筛，酒服方寸匕，日三。浅疮十日出，深疮二十日出，终不住肉中。

治箭镞及诸刀刃在咽喉胸膈诸隐处不出者方：牡丹皮一分，白盐二分。上二味治下筛，以酒服方寸匕，日三出。又方：取瓜蒌汁，涂箭疮上，即出。又方：酒服瞿麦方寸匕，日三，瘥。

治卒为弓弩矢所中不出，或肉中有聚血方：取女人月经布，烧作灰屑，酒服之。

治卒被毒矢方：捣盐汁一升饮之，并薄疮上。若无盐，取青布渍绞汁，饮之，并淋疮中。镞不出，捣死鼠肝涂之，鼠脑亦得。又方：内盐脐中，灸之。又方：煎地黄汁，作丸服之，百日矢当出。又方：煮芦根汁，饮三升。又方：多饮葛根汁，并治一切金疮。

治中射罔箭方：蓝子五合，升麻八两，甘草、王不留行各四两。上四味，治下筛，冷水服二方寸匕，日三夜二，又以水和涂疮，干易之。

治毒箭所中方：末雄黄傅之，当沸汁出，愈。又方：末贝齿，服一钱匕，大良。又方：捣葛根汁饮之，葛白屑熬黄，傅疮止血。

治针折入肉中方：刮象牙末，水和聚著折针上，即出。又方：以鼠脑涂之。又方：磁石吸铁者，著上即出。

《千金翼方》

隋唐·孙思邈（国子博士、药王）

从高堕下

治落马堕车及诸腕折臂脚痛不止方：黄芪、芍药各三两，蜀椒（去目及闭口者，汗）一合，乌头（去皮，泡）半两，大黄一两，当归、附子（炮去皮）、干姜、桂心、续断、干地黄、通草各二两。上十二味，捣筛为散，先食讫，温酒服一方寸匕，日三。

生地黄汤主因损小便血出方：生地黄八两，柏叶一把，黄芩、阿胶（炙）、甘草（炙）各一两。上五味，㕮咀，以水七升，煮取三升，去滓，内胶取二升五合，分三服。

治刀斧所伤及冷疮，牛领马鞍疮方：续断、松脂各一两，鹿角、牛骨（腐者）、乱发（烧）各二两。上五味，捣筛细为散，以猪脂半斤，并松脂合煎令和，下铛于地内药，搅铣冷凝用之。疮有汁，散傅之。

消石散：主金疮，先有石发，烦闷欲死，大小便不通方。消石、寒水石、瓜蒌、泽泻、白蔹、芍药各一两。上六味捣筛为散，水服方寸匕，日三夜一。

泽兰散：主金疮内塞方。泽兰、防风、石膏、干姜、蜀椒（去目闭口者，汗）、附子（炮去皮）、细辛、辛夷、芎䓖、当归各半两，甘草（炙）一两。上十一味，捣筛为散，酒服方寸匕，日三夜一。脓多，倍甘草；渴，加瓜蒌半两；腹满短气，加厚朴三分；疮中瘀血，更加辛夷半两。

甘菊膏：主金疮痈疽，止痛生肉方。甘菊花、防风、大戟、黄芩、芎䓖、甘草各一两，芍药、蜀椒（去目闭口者，汗）、大黄、杜仲（炙）各半两，生地黄四两。上十三味捣筛，以腊月猪膏四升，煎五上五下，芍药色黄，膏成，绵布绞去滓，傅疮上，日三。

桃仁汤：主金疮瘀血方。桃仁五十枚（去皮尖及双仁），虻虫（去翅足熬）、水蛭（熬）各三十枚，大黄五两，桂心半两。上五味切，以酒水各五升，煮取二升，服一合，日三服，明日五更一服。

金疮方：取马鞭草捣筛，薄疮一宿，都差。冬用干叶末。

麦门冬散：主金疮乳痈诸肿烦满方。麦门冬（去心）、石膏（研）、柏子仁、甘草

（炙）各半两，桂心一分。上五味，捣筛为散，酸浆和服方寸匕，日三夜一。烦满气上胀逆，长服之，佳。

治金疮出血多虚竭内补散方：苁蓉、芍药、当归、芎䓖、干姜、人参、黄芩、厚朴（炙）、桑白皮、吴茱萸、黄芪、桂心、甘草（炙）各一两，蜀椒（去目及闭口，汗者）三分。上十四味，捣筛为散，饮服方寸匕，日三。

金疮以桑白皮裹，令汁入疮中，或石灰封，并妙。

凡金疮出血必竭，当忍口燥食，不得饮粥及浆，犯即血出杀人。凡白血不止，粉龙骨末于疮上，立止。又方：末雄黄，傅疮，当沸汁出即差。又方：煮葛根食之，如食法，务令多。

《万病回春》

明·龚廷贤（悟真子）

万金一统述

万金者，万家之精粹也。一统者，总括之大机也。太初者，气之始也。太始者，形之始也。太素者，质之始也。天者，轻清而上浮也。地者，重浊而下凝也。阳之精者为日，东升而西坠也。阴之精者为月，夜见而昼隐也。天不足西北，故西北方阴也，而人右耳目不如左明也。地不满东南，故东南方阳也，而人左手足不如右强也。天气下降，地气上升也。阴中有阳，阳中有阴也。平旦至日中，天之阳，阳中之阳也。日中至黄昏，天之阳，阳中之阴也。合夜至鸡鸣，天之阴，阴中之阴也。鸡鸣至平旦，天之阴，阴中之阳也。故人亦应之。

天地者，万物之上下也。阴阳者，血气之男女也。左右者，阴阳之道路也。水火者，阴阳之征兆也。金木者，生成之始终也。玄气凝空，水始生也。赤气炫空，火始生也。苍气浮空，木始生也，素气横空，金始生也。黄气际空，土始生也。天地，万物化醇也。男女媾精，万物化生也。三才者，天地人也。人者，得天地之正气，灵于万物者也。命者，天之赋也。精者，身之本也。形者，生之舍也。气者，生之足也。神者，生之制也。

五行者，金木水火土也。相生者，谓金生水、水生木、木生火、火生土、土生金是也。相克者，谓金克木、木克土、土克水、水克火、火克金是也。相生者，吉也。相克者，凶也。心若见脉细，肝见短涩，肾见迟缓，肺见洪大，脾见弦长，皆遇克也。心若见缓，肝见洪，肺见沉，脾见涩，肾见弦，皆遇我之所生也。男子左手脉常大于右手为顺也；女子右手脉常大于左手为顺也。男子尺脉常弱，寸脉常盛，是其常也；女子尺脉常盛，寸脉常弱，是其常也。

男得女脉，为不足也。女得男脉，为不足也。男子不可久泻也，女子不可久吐也。

左手属阳，右手属阴也。关前属阳，关后属阴也。汗多亡阳，下多亡阴也。诸阴为寒，诸阳为热也。

外因者，六淫之邪也。内因者，七情之气也。不内外因者，饮食、劳倦、跌扑也。

五虚者，脉细、皮寒、气少、泄利前后、饮食不入是也。五实者，脉盛、皮热、腹胀、前后不通、闷瞀是也。五胜者，气胜则动、热胜则肿、燥胜则干、寒胜则浮、湿胜则濡泄也。五恶者，心恶热、肺恶寒、肝恶风、脾恶湿、肾恶燥也。六脱者，脱气、脱血、脱津、脱液、脱精、脱神也。五劳者，久视伤血，劳于心也；久卧伤气，劳于肺也；久坐伤肉，劳于脾也；久立伤骨，劳于肾也；久行伤筋，劳于肝也。尽力谋虑，劳伤乎肝，应筋极也。曲运神机，劳伤乎脾，应肉极也。意外过思，劳伤乎心，应脉极也。预事而忧，劳伤乎肺，应气极也。矜持志节，劳伤乎肾，应骨极也。

头者，精神之府。头倾视深，精神将脱也。背者，胸中之府。背屈肩垂，腑将坏也。腰者，肾之府。转摇不动，肾将惫也。骨者，髓之府。不能久立，则振掉，骨将惫也。膝者，筋之府。屈伸不能行，则偻伛，筋将惫也。

一损损于皮毛，皮聚而毛落也；二损损于血脉，血脉虚少，不能荣于脏腑也；三损损于肌肉，肌肉消瘦，饮食不能为肌肤也；四损损于筋，筋缓不能自收持也；五损损于骨，骨痿不能起于床也。从上下者，骨痿不能起于床者，死也；从下上者，皮聚而毛落者，死也。肺主皮毛，损其肺者，益其气也。心主血脉，损其心者，调其荣卫也。脾主肌肉，损其脾者，调其饮食，适其寒温也。肝主筋，损其筋者，缓其中也。肾主骨，损其骨者，益其精也。忧愁思虑，则伤心也。形寒饮冷，则伤肺也。恚怒气逆，则伤肝也。饮食劳倦，则伤脾也。坐湿入水，则伤肾也。亢则害，承乃制也。寒极则生热也，热极则生寒也。木极而似金也，火极而似水也，土极而似木也，金极而似火也，水极而似土也。

五郁者，泄、折、达、发、夺也。木郁达之，谓吐之，令其条达也。火郁发之，谓汗之，令其疏散也。土郁夺之，谓下之，令无壅滞也。金郁泄之，谓渗泄，解表、利小便也。水郁折之，谓抑之，制其冲逆也。心下逆满者，下之过也。气上冲胸，起则眩晕者，吐之过也。肉眴筋惕，足蜷恶寒者，汗之过也。

脱阳者见鬼，气不守也；脱阴者目盲，血不荣也。重阳者狂，气并于阳也；重阴者癫，血并于阴也。气留而不行者，为气先病也；血壅而不濡者，为血后病也。五脏不和，则九窍不通也；六腑不和，则流结为壅也。手屈而不伸者，病在筋；手伸而不屈者，病在骨也。瘛者，筋脉急而缩也；疭者，筋脉缓而伸也。搐搦者，手足牵引，一伸一缩也。舌吐不收者，阳强也；舌缩不能言者，阴强也。

春伤于风，夏必飧泄也；夏伤于暑，秋必痎疟也；秋伤于湿，冬必咳嗽也；冬伤于寒，春必温病也。风者，百病之长也。风痱者，谓四肢不收也。偏枯者，谓半身不遂也。风懿者，谓奄忽不知人也。风痹者，谓诸痹类风状也。瘫者，坦也，筋脉弛纵，坦然而不举也。痪者，涣也，血气散满，涣而不用也。

五瘿者，肉瘿、筋瘿、血瘿、气瘿、石瘿也。六瘤者，骨瘤、脂瘤、肉瘤、脓瘤、血瘤、石瘤也。

五痹者，皮痹、脉痹、肌痹、骨痹、筋痹也。又有痛痹、着痹、行痹、周痹。痛痹者，筋骨挛痛也；着痹者，着而不行也；行痹者，走痛不定也；周痹者，周身疼痛也。

肾移寒于肝，则痛肿少气也；脾移寒于肝，则痛肿筋挛也。肝移寒于心，则狂、隔中也。心移寒于肺，则肺消。肺消者，饮一溲二也，死不治。肺移寒于肾，为涌水。涌水者，按腹不坚，水气客于大肠，疾行则鸣濯濯，如囊裹浆，水之病也。脾移热于肝，则为惊衄也。

肝移热于心，则死也。心移热于肺，传为隔消也。肺移热于肾，传为柔痓也。

肾移热于脾，传为虚肠癖，死不可治也。胞移热于膀胱，则癃，溺血也。膀胱移热于小肠，膈肠不便，上为口糜也。小肠移热于大肠，为虚瘕，为沉也。大肠移热于胃，善食而瘦，谓之食㑊。

胃移热于胆，亦曰食㑊。胆移热于脑，则辛頞鼻渊。鼻渊者，浊涕下不止也。

百病昼则增剧，夜则安静，是阳病有余，乃气病而血不病也；夜则增剧，昼则安静，是阴病有余，乃血病而气不病也；昼则发热，夜则安静，是阳气自旺于阳分也；昼则安静，夜则发热、烦躁，是阳气下陷入阴中也（名曰热入血室）。昼则发热、烦躁，夜亦发热、烦躁，是重阳无阴也（当亟泻其阳，峻补其阴）；夜则恶寒，昼则安静，是阴血自旺于阴分也；夜则安静，昼则恶寒，是阴气上溢于阳中也；夜则恶寒，昼亦恶寒，是重阴无阳，当亟泻其阴，峻补其阳也；昼则恶寒，夜则烦躁，饮食不入，名曰阴阳交错者，死也。

杖 疮

杖后，即饮童便和酒一盅，以免血攻心；再用热豆腐铺在杖紫色处，其气如蒸，其腐即紫，复易之。须得紫血散尽，转淡红色为度。又方：用凤仙花科，连根带叶捣烂，涂患处，如干，又涂。一夜血散即愈。如冬月无鲜的，秋间收起阴干的为末，水调，涂搽上，亦效。一名金凤花。又方：并打伤皮不破，内损者，用萝卜捣烂，罨之。又方：用猪胆汁涂之，亦好。又方：用绿豆粉微炒、鸡子清调涂上。又方：用隔年风化石灰，不拘多少，取新汲水一碗，银簪子顺搅千余下如膏，鹅翎刷上患处即佳。

乌龙解毒散（已杖之后服此）：如人受杖责，不拘轻重，致于伏，不能起动者，及疗甲烂肉连腿肿，面青，疼痛难忍，昼夜无眠，浑身憎寒壮热，神魂惊怖，此药可治，即时可止疼痛，善能动履及疗甲痛肿，其效如神。用木耳四两，入净砂锅内炒焦存性，为末。每服五钱，热黄酒一碗调服。服药后，坐待少时，其药力行开，至杖疥上，从肉里面往外透，如针刺痒甚，不时流血水。或以药水洗净，贴上膏药，其杖处疼痛肿硬次日即消。

散破殴斑痕方：用热麻油、黄酒各二碗，同煎数沸服。服毕，卧火烧热地上一夜，疼止消肿无痕。有打伤人者，仇家阴令术士以此治之，次日验，即无一毫伤痕。

救刑法方： 土鳖一个（瓦上焙干为末），沉香末二分，银朱五分。上三味为末，合一处。刑后随用好酒温调服，消肿、去毒、止疼神效。隔宿不用。

退血止疼痛饮： 治杖后肿，瘀血不散，血气攻心，或憎寒壮热。归尾、赤芍、生地黄、白芷、防风、荆芥、羌活、连翘、黄连、黄芩、黄柏、栀子、薄荷、枳壳、桔梗、知母、石膏、车前、甘草。上锉剂，水煎温服。

生血补气汤： 治杖后溃烂，久不愈者。人参、白术（炒）、茯苓、当归、白芍、熟地黄、陈皮、香附、贝母各等分，桔梗、甘草二味减半。上锉剂，水煎服。寒热往来，加柴胡、地骨皮；口干加五味子、麦门冬；脓清加黄芪；脓多加川芎；肥肉迟生，加白蔹、肉桂。

棒疮疔甲膏药： 止疼痛，收血水，消肿，去疔甲。乳香、没药、孩儿茶、雄黄各三钱，轻粉一钱，官粉一两，黄蜡一两。先将猪脂入锅，炼出油冷定，却将诸药研成细末，入油搅匀，随将黄蜡化开，投入一处，又搅匀，用油单纸摊成膏药贴患处，量大小贴之。极能去疔甲、收脓水、消肿止痛。内宜用木耳散。先用此药水洗，好的便快。防风、荆芥、苦参各等分，煎水洗。

生肌散： 用前药水洗后，掺药。乳香、没药、孩儿茶各等分，为细末，掺上，即止痛生肌。

去疔甲方： 用鸡子清加麝香少许，银簪打成稀水，照疔甲处轻轻用簪子尖点上，上不多时，其疔甲化烂取去，上散药，外贴膏药，一日一换。化尽死肉之后，三四日换一次，不数日如初。

郁金膏： 贴一切肿毒杖疮。生猪脂，熬去渣，净油一斤，郁金四两，生地黄，忌犯铁器，咀片，入猪油内煎枯，去药渣，又入净黄蜡半斤化开，又入好潮脑一两，瓷罐收入。每用一两，加官粉二钱，熔化搅匀，摊油单纸上贴之。

英雄丸： 乳香、没药、密陀僧、自然铜（烧红，淬二次）、地龙（即蚯蚓，焙干）、木鳖子（去壳）、花椒各等分。上为细末，炼蜜为丸，如弹子大。每一丸，以酒化下。或临刑方用，打不觉痛，任打，血不浸心，妙不可言。

折 伤

折伤者，多有瘀血凝滞也。宜用童便、黄酒各一盅，和而温服，最能散瘀消滞，效。

通导散： 治跌扑伤损极重，大小便不通，乃瘀血不散，肚腹膨胀，上攻心腹，闷乱至死者，先服此药打下死血、瘀血，然后方可服补损药。不可用酒，饮愈不通矣。亦量人虚实而用。大黄、芒硝、枳壳各二钱，厚朴、当归、陈皮、木通、红花、苏木各一钱，甘草。上锉一剂，水煎热服，以利为度。唯孕妇、小儿勿服。

麦斗散：治跌扑骨折，用药一厘，黄酒调下。如重车行千里之候，其骨接之有声。初跌之时，整调如旧对住，绵衣盖之，勿令见风，方服药，休移动。端午制，忌妇人、鸡犬等物。孙都督传。土鳖（新瓦上焙干）一个，巴豆（去壳）一个，半夏（生用）一个，乳香半分，没药半分，自然铜（火烧七次，醋淬七次）用些须。上为细末，每服一厘，黄酒送下。不可多用，多则补得高起。神效。

天灵散：天灵盖，用柴火烧存性。为末，每二钱，黄酒，神效。

接骨效方：山栀（生，为末）五分，飞罗面三钱。姜汁调和搽患处，一夜，皮肉青黑是其验也。一方治跌扑伤损，逆气作肿，痛不可忍者，用栀、白面为末，井水调搽，干则扫去，即效。

接骨膏：当归七钱半，川芎五钱，乳香二钱半，没药五钱，广木香一钱，川乌（煨）四钱，黄香六钱，古钱（火煨酒淬七次）三钱，骨碎补五钱，香油一两五钱。上先将各药为末，和油成膏，用油纸摊贴患处。如骨碎筋断，用此复续如初。

白膏药：治跌打或刀斧所伤，候血尽，用葱、花椒煎水，将患处洗净拭干敷药，不必包裹，其效如神。白及一两，猪脂油六两，芸香四两，樟脑四两，轻粉、乳香、没药、孩儿茶各二钱，片脑五分。上各为末，将油铜锅化开，先下白及，次下芸香、樟脑、儿茶，一二时取出离火，方下乳香、没药，候冷又下片脑、轻粉。此方不但生肌，凡疮毒皆可贴之。膏成，将瓷罐内盛之，每用油纸，摊贴患处。

接骨散：治跌打损伤，能接筋续骨。用窝苣子不拘多少，微炒，研细末，每服二三钱，同好酒调服。

接骨方：白蒺藜炒为末，每服一钱，热酒调下，被盖，汗出即愈。

神效葱熨法：治跌扑伤损。用葱白细切，杵烂，烧热，敷患处。如冷易之，肿痛即止。其效如神。

人坠马，腹内作痛，饮酒数杯，翌早，大便自下瘀血即安。此元气充实，挟酒势而行散。一男子坠马，腹有瘀血，服药下之，致发热、盗汗、自汗、脉浮涩。予以为重剂过伤气血所致，投以十全大补汤益甚，时或谵语，此药力未及而然也。以前药加炮附子五分，服之即睡，觉来顿安，再剂而安。

金　疮

热粘皮：治金疮出血不止。龙骨（煅）三钱，五倍子（半生半炒）二两，白矾（半生半枯）各一两，没药、乳香各二钱，无名异一两。上共为末，干掺患处。不作脓、不怕风，立时止血、住痛、生肌，如神。

军中一捻金：治金疮伤破出血并狗咬。要端午日制。矿石灰不拘多少，炒研，生韭菜连根同捣作饼，阴干为末掺上，止血生肌。

出箭方： 花蕊石，其形似硫黄，出在陕西，有白斑点者，一味火煅七次，为细末，撒在伤处周围，箭头即出。

止痛生肌散： 治刀斧伤、出血不止。乳香、没药、儿茶、象皮（炒）、龙骨（水飞）、石膏（煅，水飞）、黄丹、三七。上八味，各等分。共为细末用之。

金疮出血不止，用楮树叶为末，搽上血即止。

梁阁老侄，金疮肿痛，出血不止，寒热口干，此气虚，血无所附而血不归经也。用补中益气汤、五味、麦门主之，阳气复而愈。方见痈疽。

《寿世保元》

明·龚廷贤（悟真子）

腰 痛

丹溪曰：脉必沉而弦，沉为滞，弦为虚，滞者是瘀血，缓者是湿，滑者、伏者是痰，大者是肾虚也。

夫腰乃肾之府，动摇不能，肾将惫矣。因嗜欲无节，劳伤肾经，多有为喜怒忧思、风寒湿毒伤之，遂致腰痛，牵引于脊背，旁及二胁下，不可俯仰，此由肾气虚弱所致，宜滋肾调气，病可除矣。

一论肾气虚弱，肝脾之气袭人，令人腰膝作痛，伸屈不便，冷痹无力。夫肾，水脏也，虚则肝脾之气凑之，故令腰膝实而作痛，屈伸不便者，筋骨俱病也。经曰：能屈而不能伸者，病在筋。能伸而不能屈者，病在骨。故知屈伸不便，为筋骨之病也。冷痹者，阴邪实也。无力者，气血虚也。独活寄生汤。

一论元气虚弱，腰痛白浊，以补中益气汤。

臂 痛

臂为风寒湿所搏，或睡后手在被外，为寒邪所袭，遂令臂痛。及乳妇以臂枕儿，伤于风寒而致臂痛。

一论因湿痰横行经络而作臂痛者。

一论凡臂软无力，不任重者，乃肝经气虚，风邪客滞于荣卫之间，使血气不能周养四肢，故有此症。肝主项背与臂膊，肾主腰胯与脚膝，其二脏若偏虚，则随其所主而疾焉。今此症乃肝气偏虚，宜补肝肾。六味丸主之。

一男子年六十余，素善饮，两臂作痛，恪服祛风治痹之药更加麻木，发热体软，痰涌，腿膝拘痛，口斜语涩，头目晕重，口角流涎，身如虫行，搔起白屑，始信。谓余曰：何也。余曰：臂麻体软，脾无用也。痰涎自主，脾不能摄也。口斜语涩，脾气伤也。头目晕重，脾气不能升也。痒起白屑，脾气不能营也。遂用补中益气加神曲、半夏、茯苓，三十余剂，诸症悉退。又用参、术煎膏治之而愈。

脚 气

脉弦者风，濡弱者湿，洪数者热，迟缓者寒，微滑者虚，牢坚者实，结则因气，散则因忧，紧则因怒，细则因悲。

脚气者，湿热在足而作气痛也。湿热分争，湿胜则令人憎寒，热胜则令人壮热，此其为证。亦有兼头痛者，颇类伤寒。惟其得病之始，本于脚气为异耳，又不可以脚肿为拘。亦有痛而不肿者，名曰干脚气。亦有缓纵不随者，名曰缓风。亦有疼痛不仁者，名曰湿痹。亦有转筋挛急者，名曰风毒。此在医者体会而辨证耳，各有治法不同。大抵脚气之疾，壅疾也，喜通而恶塞。故孙真人曰：脚气之疾，皆由气实而死，终无一人以服药致虚而殂。故脚气之人，皆不得大补，亦不得大泻。是方也，木通、防己、槟榔，通剂也，可以去热；苍、白二术，燥剂也，可以去湿。然川芎能散血中之气，犀角能利气中之血。先痛而后肿者，气伤血也，重用川芎。先肿而后痛者，血伤气也，重用犀角。若大便实者，加桃仁；小便涩者，加牛膝；有热，加芩连；时热，加石膏；有痰，加竹沥。全在治法，切勿拘也。凡脚气攻心，喘急不止，呕吐不休，皆死，水犯火故也。

一论专治脚气，憎寒壮热者，此湿热在足而作气痛也。

痿 弱

痿者，手足不能举动是也，又名软风。下身痿弱，不能趋步，用手战摇，不能握物，此症属血虚。血虚属阴虚，阴虚能生热。热则筋弛，步履艰难而手足软弱，此乃血气两虚。风湿之症，古方通用风药治之，非也，独东垣、丹溪二先生治法始合经意，而以清燥汤主之。丹溪又分血热、湿痰、气虚、血虚、瘀血等法。湿热，用东垣健步丸，燥湿降阴火，加苍术、黄柏、黄芩、牛膝之类。湿痰，二陈汤加苍术、白术、黄芩、黄柏、竹沥、姜汁。气虚，四君子汤加苍术、黄芩之类。血虚，四物汤加黄柏、苍术，兼送补阴丸。亦有食积、死血妨碍，不得下降者，宜从食积、死血治之。他如潜行散、二妙散、虎潜丸，皆治痿妙药也。

一论六七月间，湿令大行。子能令母实而热旺。湿热相合，而刑庚金大肠，故寒凉以救之。燥金受湿热之邪，绝寒水生化之源，源绝则肾亏，痿弱之病大作，腰下痿软，瘫痪不能动履。

折 伤

夫折扑坠堕，皮不破而内伤者，必有瘀血。若金石伤，皮破血出，或致亡血过多，二者不可同法而治。有瘀者，宜攻利之。若亡血者，兼补行之。或察其所伤，有轻重、上下、浅深之异，经络气血多少之殊。惟宜先逐瘀血、通经络、和血止痛，后调气养血、补益胃气，无不效也。

大凡伤损，不问壮弱，有无瘀血停积，俱宜服热童便，以酒佐之，推陈致新，其功甚大。一论跌伤骨折，用药一厘，黄酒调下。如重车行十里之候，其骨接之有声。初跌之时，整理如旧对住，绵衣盖之，勿令见风，方服药，休移动，端午日制。

《秘授外科百效全书》

明·龚居中（如虚子）

折　伤

夫打跌损伤者，此血气在身，不能流行，因此或成血片，或血死不痛者，或昏闷不省人事，或寒热往来，或日轻夜重，变作多端，致令血气不调，作梗故也。医者不审原因，妄投药剂，枉死者多矣，诚可惜之。当时当下，贵得其宜。或受伤至半月才医者，死血已固，不能通水道，既表后再不可复表，但看仔细轻重吃药。吃药后，受伤处原须青肿转红色者，此血活，将愈。如伤重，复药将愈，用熨法后，服千金不夺散，浸酒服尽之后，庶得全愈。如病人攻重，牙关紧急将死者，宜击开牙关，将返魂夺命丹随用正药方内，加羌活、防风、荆芥、胡黄连煎，既以入药，不死，如不纳者，不治。

如手伤断，用手摧正，内灯心火纸卷定，要厚实停当，外用杉皮挟定，进接骨回生丹，再用小裹脚紧紧札定杉皮，乃无有不愈。但攻下之药，多加乳香、没药。痛重，加西香二钱，赤芍、玄胡索、乳香、没药。或有咳，乃肺气旺，加干葛、杏仁，勿用半夏，加贝母。如重伤心痛，加石菖蒲。如原处痛，今结痞痒，加干葛、赤芍、甘草、桔梗、防风、荆芥、连翘，每日用原汤子煎带热滚，随意加减。

金　疮

一人骑马跌打，被所佩锁匙伤破阴囊，二丸脱落，得筋膜悬系未断，痛苦无任，诸医措手。或以线缝其囊，外加敷贴，生肌止痛，不三五日，线烂而复脱矣。予思常治刀伤出血，但敷壁钱而效敏，盖此亦伤破之类也，是以令人慢慢托上，多取壁钱敷贴，其伤破之处日渐安，其囊如故。

《辨证录》

明·陈士铎（朱华子）

接骨门

人有跌伤骨折，必须杉木或杉板，将已折之骨凑合端正，用绳缚住，不可偏邪歪曲，紧紧又用布札，无使动摇，万不可因呼号疼痛，心软而少致变动，轻松反而为害事。收拾停当，然后用内服之药。苟或皮破血出，尤须用外治之药也。但骨内折而外边之皮不伤，正不必用外治之药。然内外夹攻，未尝不更佳耳。内治之法，必须以活血去瘀为先，血不活则瘀不能去，瘀不去则骨不能接也。

方用续骨神丹：当归二两，大黄五钱，生地一两，败龟板一两。为末，丹皮三钱，续断三钱，牛膝二钱，乳香末、没药末各二钱，桃仁三十个，羊踯躅一钱，红花二钱，白芍一两。水煎服，二剂，而瘀血散、新血长，骨即长合矣。再服二剂，去大黄，又服四剂，则痊愈矣。

外治之法，必须用膏药而加之末药掺于伤处为妙。

膏名全体神膏：当归二两，生地二两，续断一两，牛膝一两，甘草五钱，地榆一两，茜草一两，小蓟一两，木瓜一两，杏仁三钱，人参一两，皂角二钱，川芎一两，刘寄奴一两，桑木枝四两，红花二两，白术一两，黄芪一两，柴胡三钱，荆芥三钱。用麻油三斤熬数沸，用麻布沥去滓再煎，滴水成珠，加入黄丹末，水漂过一斤四两收为膏，不可太老，再用乳香三钱，没药三钱，自然铜（醋浸烧七次）三钱，花蕊石三钱，麒麟竭五钱，白蜡一两，海螵蛸三钱，为细末，乘膏药未冷时投入膏中，用桑木棍搅匀，取起以瓦器盛之，临时以煨摊膏，大约膏须重一两。

既摊膏药，再入细药，名为胜金丹：麝香三钱，血竭三两，古石灰二两，海螵蛸一两，自然铜末如前制一钱，乳香一两，没药一两，花蕊石三钱，冰片一钱，樟脑一两，土狗子十个，地虫（干者）一钱，土鳖（干者）一钱，人参一两，象皮三钱，琥珀一钱，儿茶一两，紫石英二两，三七根末一两，木耳炭一两，生甘草末五钱。和匀，以罐盛之，每膏药一个，用胜金丹末三钱，掺在膏药上贴之，大约接骨，不须二个也，重者用膏药二个。

此膏此末皆绝奇绝异之药，倘骨未损伤，只消贴一张即痊，不必加入胜金丹末药也。三方内外治法，皆有不可形容之妙，内外同治，旦夕即能奏功，世传得此三方，可无忧折伤之不可救也。

人有从高而下堕于平地，昏死不苏，人以为恶血奔心也，孰知是气为血壅乎。夫跌仆之伤，多是瘀血之攻心，然而跌仆出于不意未必之动也，惟从高下坠者，失足之时必惊悸，自知坠地必死，是先挟死之心，不比一蹶而伤者，心不及动也，故气血错乱，每每昏绝而不可救治之法，驱其瘀血而必佐之苏气之品，而血易散，而气易开。倘徒攻瘀血，则气闭不宣，究何益乎。

方用苏气汤：乳香末一钱，没药末一钱，苏叶三钱，荆芥三钱，当归五钱，丹皮三钱，大黄一钱，桃仁十四粒，羊踯躅五分，山羊血末五分，白芍五钱。水煎调服，一剂而气苏，再剂而血活，三剂痊愈。

此方苏气、活血兼而用之，故奏效神速。方中妙在用羊踯躅与苏叶、荆芥，因其气乱而乱之，则血易活而气易苏矣。

金疮门

人有杀伤而气未绝，或皮破而血大流，或肉绽而肠已出，或箭头入肤，或刀断背指，死生倾刻，不急救可乎。大约金刀之伤，必过于流血，血尽则发渴，渴若饮水，立刻即亡，故刀伤之渴，断须坚忍。世人有饮水而愈者，又是何故？盖其人素有热病，得水即热解，而不可执之以治。凡有伤而渴者也，但渴既不可饮水，又将用何药解渴。要不能外补血以救之，然而既补血以止渴，刀枪之口大伤，所补之血仍然外泄，血流无止渴之期，亦速死之道也。故补血之中仍须用止血之药，而止血之内更须用生肉之剂，则恶血不致攻心，内火不致烧胃，庶死者可生，破者可完，断者可续也。

方用完肤续命汤：生地三两，当归三两，麦冬三两，玄参三两，人参二两，生甘草三钱，三七根末五钱，续断五钱，地榆一两，乳香末、没药末各三钱，刘寄奴三钱，花蕊石二钱，白术五钱。水煎服，一剂口渴止，二剂疮口闭，三剂断缝生，四剂全愈。

此方补血，加之止涩之味，使血之不流，肉之易长是也。何以又用补气之药？盖血伤不易速生，补气则气能生血，且血生以接肉又不若气旺以接肉之更易，所以于补血之中兼用补气之药也。然不用参、术，未尝不可建功，终觉艰难不速。此方凡有刀伤皆可治疗，但视其所伤之轻重，以分别药料之多寡耳。

痹证门

人有两足，牵连作痛，腹又微溏，人不能寐，卧倒足缩而不能伸，伸则愈痛者，人以为寒湿之成痹也，谁知是风寒湿同结于大肠乎。夫风入大肠，日日大便，邪似易下，即有湿气，亦可同散，何以固结于中而痛形于两足耶，不知寒邪入腹而留于大肠，又得风湿相搏，每不肯遽散，因成为痹耳。治法必去此风寒湿三气之邪，使不留于大肠，而痹病可愈。然而徒治大肠之邪，而风寒湿转难去也。又宜益大肠之气，令气旺于肠中而转输倍速，则风寒湿亦易去矣。

方用逐痹丹：人参一钱，茯苓五钱，肉桂三分，升麻五分，甘草一钱，薏仁一两，神曲五分，白术五钱。水煎服，一剂而湿去，二剂而风寒亦散也。

此方治湿为多，而治风治寒反轻者，盖水湿最难分消，治其难而易者更易，况治湿之中不伤元气，则大肠自有传化之妙力，能使风寒随湿而同解也。

人有胸背手足腰脊牵连，疼痛不定，或来或去，至头重不可举，痰唾稠粘，口角流涎，卧则喉中有声，人以为此痹症也，宜用控涎丹治之，而不知非也。夫痹虽合风寒湿三气之邪以成，然而人之气血不虚，则风寒湿何从而入，风寒湿之入，乃乘气血之虚而侵之也，乌可徒治其邪而不补其正乎。控涎丹用甘遂、大戟以祛邪，而无补气补血之药，往往用之以治痹而不能收功，反致败绩者，坐此弊也。法宜补正而助以祛邪，则百战而百胜矣。

方名补正逐邪汤：白术五钱，薏仁五钱，人参一钱，桂枝三分，茯苓一两，白芥子三钱。水煎服，二剂轻，十剂愈。

白术、薏仁、人参、茯苓，皆健脾补气之药，又利水去湿之剂也。虽曰风寒湿合而成痹，其内最多者，湿也，湿在经络肠胃之间，最难分化，逐其湿而风寒正，不必治而自散，所以只佐桂枝数分而已足也。惟是，既用参、术、薏、苓以健土而利湿，尚何虑痰哉。然而风寒湿之邪每藉痰为奥援，故治痹者必治痰。今用白芥子，膜膈之中痰且尽消，其余各处之痰有不尽消者乎。痰消而风寒湿无可藏之，薮欲聚而作乱已不可得，况正气日旺哉。或曰痹成于气血之虚，治法自宜气血双补矣。何以方中只用气分之药以益气，绝不用血分之药以益血也。不知气旺自能生血，且血有形之物，补之艰于速生，且恐因循等待，有碍生气之速，不若专补其气而去风、去湿、去寒之更捷也。

人有肌肉热极，体上如鼠走，唇口反裂，久则缩入，遍身皮毛尽发红黑，人以为热痹也。夫风寒湿三者合而成痹，未闻三者之中更添入热痹之谓，此乃热极生风，似乎痹症而实非痹症也。治法，解其阳明之热而少散其风则得矣，不必更治其湿也。至于寒邪，尤不必顾，盖寒则不热，而热则不寒耳。

方用化炎汤：玄参一两，甘菊花五钱，麦冬五钱，升麻三分，羚羊角（镑）五分，生地五钱，荆芥炒三钱。水煎服，连服二剂而热少解，再服四剂而诸症尽愈矣。

方中用玄参、菊花、生地、麦冬解其阳明之火，而更退其肺金之炎者，以肺主皮毛也。然而仅治其胃与肺，恐只散其在内之热，而不能散其在外之热也，故又多用升麻、荆芥导之出外，而不使其内留，以乱心君之神明，外既清凉而内有不快然者乎？

至于羚羊角者，虽取其散火之毒，亦藉其上引而入于唇口之间，使缩者不缩而裂者不裂也。或谓，既是阳明火毒，何不用石膏、知母寒凉之药以泻之，不知火热而外现于皮毛、唇口、肌肉之处，一用大寒大凉之药，则直攻其火必从下泄，不能随升麻、荆芥之类而外泄矣。故不用石膏、知母而用玄参、菊花，于补中表火之为得也。

人有脚膝疼痛，行步艰难，自按其皮肉，直凉至骨，人以为是冷痹也。夫痹而曰冷，正合风寒湿三者之旨也，此等之病，虽三邪相合，而寒为甚，盖挟北方寒水之势侵入骨髓，乃至阴之寒，非至阳之热不能胜之也。然而至阳之热又虑过于暴虐，恐至寒之邪未及祛，而至阴之水先已熬干，真水涸而邪水必然泛滥，邪水盛而寒风助之，何以愈痹哉。

方用真火汤治之：白术五钱，巴戟天一两，附子一钱，防风一钱，牛膝三钱，石斛三钱，萆薢二钱，茯苓三钱。水煎服，连服四剂而皮肉温矣，又服四剂而骨髓热矣，再服四剂脚膝之痛去，更服四剂而步履无艰难之态矣。

方中用巴戟天为君，补火仍是补水之药，而辅佐之味又彼此得宜，不用肉桂、当归之品温其血分，实有意义。盖补气则生精最速，生精既速，则温髓亦速矣。若一入血分之药，则沾濡迟滞，欲速而不达矣。萆薢原忌防风，使之相畏而相使，更复相宜，所以同群而共济也。

人有肝气常逆，胸膈引痛，睡卧多惊，饮食不思，吞酸作呕，筋脉挛急，人以为此肝痹之症也，夫肝痹是矣，而肝之所以成痹者，人知之乎？虽风寒湿三者成之，然亦气血之不足而成之也。肝之血不足，而湿邪乘之。肝之气不足，而风邪乘之。肝之气血不足，而寒邪乘之。有此三邪直入于肝经，而后肝之血益亏，肝之气益耗，于是肝之魂不能藏于肝之中，乃越出而作惊也。肝经既病，何能生心，心无血养，安能生胃气哉。胃气不生，自难消化饮食。不能消化饮食，而强饮强食焉，必至吞酸作呕矣。夫饮食，所以养脏腑者也，饮食既不消化，不能变精以分布于筋脉，则筋脉无所养，安得而不拘挛哉。然则治法，乌可徒治风寒湿三者之邪，而不顾肝经之气血耶。

方用肝痹散：人参三钱，当归一两，川芎五钱，代赭石末二钱，羌活五分，肉桂一钱，茯苓五钱，酸枣仁一钱，丹砂末五分。水煎调，丹砂、代赭石末同服。一剂而惊止，二剂而胸膈不痛，肝气不逆矣，再服四剂而吞酸呕吐之病痊，筋脉亦不挛急矣。

方中用当归、川芎以生血，加入人参益气以开血，引代赭石去通肝气，以佐川、归之不逮，气开血通，而后邪可引而出矣。又加肉桂以辟寒，加茯苓以利湿，加羌活以除风，则邪自难留而魂自不乱矣。所以益之枣仁、丹砂，收惊特速也。

人有下元虚寒，复感寒湿，腰痛重痛，两足无力，人以为此肾痹也。而肾痹之成，非尽由于风寒湿也。夫肾虽寒脏，而其中原自有火，有火则水不寒，而风寒湿无从而入。无奈人过于作强，将先天之水日日奔泄，水去而火亦随流而去，使生气之原竟成为藏冰之窟，火不能敌寒而寒邪侵之矣。寒气直入于肾宫，以邪招邪，而风湿又相因而至，则痹症生矣。故治痹之法，不必去邪，惟在补正。补正者，补肾中之火也。然而火非水不长，补火必须补水，但补水恐增其湿，湿旺而风寒有党，未必能遽去为忧。孰知肾水者，火中之水也，此乃真水，而非邪水也，真水衰而邪水始盛，真水盛而邪水自衰，故补真水而实足以制邪水也。况水中有火，何湿不去乎。夫最难治者，水邪也，水邪既去，风寒不治而自散矣。

方用肾痹汤：白术一两，山茱萸五钱，茯苓五钱，薏仁五钱，杜仲三钱，肉桂一钱，附子五分，防己五分，石斛二钱，地骨皮五钱。水煎服，二剂而腰轻，四剂而痛止，十剂而两足有力，再十剂而全愈。

方中补水之药少，而去湿之药多，然而又无非补水也。于水中补火，则火无太炎之患，于水中祛湿，则湿无太息之忧，寒湿既去，而风安得独留哉。方中又有防己之祛邪，故风寒湿尽去也。

人有跌扑之后两胁胀痛，手不可按，人以为瘀血之作祟也。用小柴胡汤加草龙胆、青皮等药而愈。次年而左胁腹痛，仍以前药治之，不能取效。盖瘀血存于其中，积而不散，久而成痛也。夫小柴胡乃半表半里之药，最能入肝以舒木，而胁正肝之部位，宜乎取效而不效者，以小柴胡只能消有形之活血，而不能散有形之死血也。血活易于流动，行气而瘀滞可通，死血难于推移，行气而沉积不化，必用败血之药以下死血，而痛可除也。方用抵当丸。以水蛭、虻虫有形之毒物，庶易下有形之死血耳。服一剂，必便黑血而愈，愈后乃用四物汤加减而调理之。

熟地一两，白芍一两，丹皮三钱，川芎一钱，当归五钱，三七根末三钱。水煎服。

四物汤，补血之剂也，既下死血，何以又补其血乎？不知血死既久，在肝经则肝血已无生气。若不补其血，则肝舍空虚，未必不因虚而成痛。惟补其血，则死血方去而新血即生，肝气快乐，何至有再痛之虞乎。然则补血可也，又加三七根以止血者，何居？恐水蛭、虻虫过于下血，万一死血行而活血随之而下，不徒补无益乎。所以于补中止之，得补之益而无下之失，始奏万全之功也。

腰痛门

人有两腰重，如带三千文，不能俯仰者，夫腰痛不同此病，因房劳力役，又感风湿，而成伤肾之症，治须补肾矣。然有补肾而腰愈痛者，其故何也？盖腰脐之气未通，风湿入于肾而不得出故也。法宜先利其腰脐之气，以祛风利湿，而后大补其肾中之水火，则腰轻而可以俯仰矣。

方用轻腰汤：白术一两，薏仁一两，茯苓五钱，防己五分。水煎服，连服二剂而腰轻矣。

此方惟利湿而不治腰，又能利腰脐之气，一方而两治之也。然不可多服者，以肾宜补而不可泻。防己多用，必至过泄肾邪，肾已无邪可祛，而反损正气，故宜用补肾之药，而前药不可再用矣。方另用三圣汤。杜仲一两，白术五钱，山茱萸四钱。水煎服。此方补肾中之水火，而仍利其腰脐者，肾气有可通之路，则俯仰之间无非至适也。

人有动则腰痛，自觉其中空虚无着者，乃肾虚腰痛也。夫肾分水火，未可以虚字一言了之。经谓诸痛皆属于火，独肾虚腰痛非火也，惟其无火，所以痛耳。治法似宜单补肾中之火。然而火非水不生，若徒补火而不补水，所谓无阴不能生阳，而痛不可遽止，必须于水中补火，水火既济，肾气足而痛自除，此即贞下起元之意也。

方用补虚利腰汤：熟地一两，杜仲五钱，破故纸一钱，白术五钱。水煎服，连服四剂自愈。

熟地补肾水也，得白术则利腰脐而熟地不腻，杜仲、破故补火，以止腰痛者也。得熟地则润泽而不至干燥，调剂相宜，故取效最捷耳。

人有腰痛，日重夜轻，小水艰涩，饮食如故者，人以为肾经之虚，谁知是膀胱之水闭乎。膀胱为肾之府，火盛则水不能化，而水反转入于肾之中。膀胱，太阳之经也，水火虽犯肾阴，而病终在阳而不在阴，若不治膀胱而惟治肾，用补精填水或用添薪益火，适足以增其肾气之旺，阴旺而阳亦旺，肾热而膀胱益热，致水不流而火愈炽，膀胱之火愈炽，必更犯于肾宫，而腰之痛何能痊乎。

方用宽腰汤治之：车前子三钱，薏仁五钱，白术五钱，茯苓五钱，肉桂一分。水煎服，一剂而膀胱之水大泄，二剂而腰痛顿宽也。

夫车前、茯苓以利膀胱之水，薏仁、白术以利腰间之气，则膀胱与肾气内外相通，又得肉桂之气，尤易引肾气而外达于小肠，从阴器而尽泄，腰痛有不速愈哉。

人有大病之后腰痛如折，久而成为伛偻者，此乃湿气入于肾宫，误服补肾之药而成之者也。夫腰痛明是肾虚，补肾正其所宜，何以用补肾填精之药，不受其益，而反受其损乎？不知病有不同，药有各异。大病之后，腰痛如折者，乃脾湿而非肾虚也。脾湿当去湿，而乃用熟地、山茱一派滋润之药，虽非克削之味，而湿以加湿，正其所恶，故不特无益而反害之也。医工不悟，而以为补肾之药尚少用之也，益多加其分两，则湿以助湿，腰骨河车之路竟成泛滥之乡矣，欲不成伛偻不可得也。

方用起伛汤：薏仁三两，白术二两，黄芪一两，防风三分，附子一分。水煎服，日用一剂，服一月而腰轻，服两月而腰可伸矣，服三月而全愈。

此方利湿而又不耗气，气旺则水湿自消，加入防风、附子于芪、术之中，有鬼神不测之机。相畏而相使，建功实奇，万不可疑药剂之大，而少减其品味，使废人不得为全人也。

人有跌打闪挫，以至腰折不能起床，状似伛偻者，人以为此腰痛也，而不可作腰痛治。然腰已折矣，其痛自甚，何可不作腰痛治哉？或谓腰折而使之接续，其中必有瘀血在内。宜于补肾补血之中而少加逐瘀活血之药，似未可止补其肾也，而不知不然。

夫肾有补而无泻，加逐瘀之味，必转伤肾脏矣。折腰之痛，内伤肾脏，而非外伤阴血，活血之药不能入于肾之中，皆不可用，而必须独补肾也。

遍身骨痛门

人有一身上下，由背而至腰膝两胫，无不作痛。饮食知味，然不能起床。即起床席而痛不可耐，仍复睡卧，必须捶敲按摩，否则其痛走来走去，在骨节空隙之处作楚而不可忍，人以为此症乃痛风也。然痛风之症多感于风湿，而风湿之感多入于骨髓，风湿入于经络则易去，风湿入于骨髓则难祛。以骨髓属肾，肾可补而不可泻，祛风湿则伤肾，肾伤则邪欺正弱，将深居久住而不肯遽出矣。虽然肾不可泻，而胃与大肠未尝不可泻也，泻胃与大肠之风湿，而肾之风湿自去。盖胃为肾之关，而大肠为肾之户也。

方用并祛丹：黄芪一两，白术五钱，茯苓五钱，甘菊花三钱，炙甘草一钱，羌活五分，防风五分。水煎服，一剂而痛减，二剂而痛除，三剂而痛全愈矣。愈后用八味地黄丸调理，永无再犯之患。

论理，不治肾而治胃与大肠之风湿，祛风宜用干葛也，祛湿宜用猪苓也。有风有湿必化为火，祛火亦宜用石膏、知母也。然邪在骨髓，必须用气分之剂提出。在气分，使微寒之品与轻散之味以和解之，则邪易于速化，然后用补肾之药补其肾中之水火，真水足而邪水不敢再入，真火足而邪火不能再侵也。

人有主遍身疼痛，至腰以下不痛者，人亦以为痛风也，谁知乃火郁于上、中二焦，不能散而成者也。若作风湿治之，全不能效。然而仅治其火，亦正徒然。盖火生于郁，则肝胆之气不宣，木必下克脾胃之土，而土气不升，则火亦难发，以致气血耗损，不能灌注于经络而作痛矣。

方用逍遥散加味治之：柴胡二钱，白芍五钱，当归一两，甘草一钱，炒栀子三钱，陈皮一钱，茯苓三钱，白术二钱，羌活一钱。水煎服，一剂而痛如失矣。

逍遥散专解肝胆之郁，栀子尤善于解郁中之火，肝胆之火既盛，则胆中之汁必干，肝中之血必燥，多加当归、芍药，更于平肝平胆之内而济之滋胆滋肝之味也。血足而血自流通，复加羌活以疏经络，自然火散而痛除耳。

人有遍身生块而痛者，此虽是痛风，然因湿气不入脏腑而外走经络皮肤，以生此块，乃湿痰结成者也。消痰于肠胃之内者易为力，而消痰于经络皮肤者难为功。虽然经络皮肤固难治，而肠胃可易治也。吾治其肠胃，而经络皮肤之痛块自消。

方用消块止痛丹：人参三钱，黄芪五钱，防风一钱，半夏三钱，羌活一钱，白术三钱，桂枝五分，茯苓五钱，薏仁五钱。水煎服，二剂而痛轻，四剂而痛止，十剂而块消，二十剂而块尽消也。

夫块结不散，正气虚也，气虚则痰结。吾用人参、芪、术以补其气，而痰之势衰矣。况益之茯苓、薏仁以利湿，半夏以消痰，防风、羌活以去风，桂枝以逐邪，则痰之党羽既孤，而不能留其块垒矣。倘徒治经络皮肤，反耗损肠胃之气，而气不能行于经络皮肤，则块且益大，何以消之哉。

人有遍身疼痛，殆不可忍，然有时止而不疼，人以为风湿相搏，谁知是气血亏损，凝滞而不通乎。夫风寒束于肌骨，雨湿入于肢节，皆能作痛，然其痛必一定不迁，非时而痛，时而不痛也。惟气血既虚，不能流行于肢节肌骨之中，每视盛衰，以分轻重，气到之时则痛轻，气散之后则痛重，血聚之时则痛轻，血滞之时则痛重也。倘认作风寒雨湿之邪，而用祛除扫荡之药，则气血愈虚而疼痛更甚，治法必大补其气血，而佐以温热之味，则正旺而邪不敢侵，不必止痛而痛自止也。

方用忘痛汤： 当归一两，黄芪二两，肉桂二钱，延胡索一钱，天花粉三钱，秦艽一钱。水煎服，一剂必出大汗，听其自干，一服即愈，二服不再发。

此方即补血汤之变方也。补血汤名为补血，实气血双补之神剂。今益以肉桂之祛寒，延胡索之活血化气，天花粉之消痰去湿，秦艽之散风，即有外邪，无不兼治，何痛之不愈乎。

《洞天奥旨》(《外科秘录》)

明·陈士铎（朱华子）

疮疡刀针论

疼痛作脓，不得不用刀针，去其脓而治其火、败其毒。……若危恶之症发于致命之所，祸在反掌，不得不刺，故砭石、金针、刀镰之类，皆古人所制，为决疮毒之器也，……然则刀针之类，古人不得已而用之，今人不论可刺不可刺，动用针以去脓，动用刀以割肉，往往有无脓而进血，割肉以损肌，疮疡不愈而变症蜂起，归咎于刀针，岂不冤哉。我今商一用刀针之法，见有脓急，用针而不可缓，否则宁少迟也。见瘀肉急，用刀而不宜徐，否则宁少延也。

跌打损伤疮

跌打损伤疮，皆瘀血在内而不散也，血不活则瘀不能去，瘀不去则折不能续。初伤之时，必须内服活血止痛之药，外用三七研末，加酒调烂敷之，痛即止，血则散。疮上如沾三七末，干燥则不溃矣。如不沾者，频用三七末渗之，多用三七末调服尤妙。倘不破损，用前药不效者，此日久，瘀血留中，非草本之味所能独散也，必须加入水蛭（三钱）、当归、大黄、白芍治之，连用三剂，瘀血无不即散，而痛亦止矣。二剂之外，断不可多服，仍单服三七末，未有不愈者矣。

散瘀至神汤： 三七三钱，当归五钱，白芍五钱，大黄三钱，丹皮三钱，枳壳三钱，桃仁十四粒，生地五钱，大小蓟五钱，红花一钱。水酒各半，煎八分服。如日久疼痛，或皮肉不破而疼痛，加水蛭，切碎如米大，烈火炒黑，研碎，煎前药，煎好加入水蛭末，吞服三剂，则不痛矣。其水蛭必须炒黑，万不可半生，则反害人矣。

《医学心悟》

清·程国彭（普明子）

腰　痛

　　腰痛，有风、有寒、有湿、有热、有瘀血、有痰饮，皆标也；肾虚，其本也。腰痛拘急，牵引腿足，脉浮弦者，风也；腰冷如冰，喜得热手熨，脉沉迟，或紧者，寒也，并用独活汤主之。腰痛如坐水中，身体沉重，腰间如带重物，脉濡细者，湿也，苍白二陈汤加独活主之。若腰重疼痛，腰间发热，痿软无力，脉弦数者，湿热也，恐成痿症，前方加黄柏主之。

　　若因闪挫跌扑，瘀积于内，转侧如刀锥之刺，大便黑色，脉涩或芤者，瘀血也，泽兰汤主之。走注刺痛，忽聚忽散，脉弦急者，气滞也，橘核丸主之。腰间肿，按之濡软不痛，脉滑者，痰也，二陈汤加白术、萆薢、白芥子、竹沥、姜汁主之。腰痛似脱，重按稍止，脉细弱无力者，虚也，六君子汤加杜仲、续断主之。若兼阴冷，更佐以八味丸。大抵腰痛，悉属肾虚，既挟邪气，必须祛邪，如无外邪，则惟补肾而已。然肾虚之中，又须分辨寒、热二证。如脉虚软无力，溺清便溏，腰间冷痛，此为阳虚，须补命门之火，则用八味丸。若脉细数无力，便结溺赤，虚火时炎，此肾气热，髓减骨枯，恐成骨痿，斯为阴虚，须补先天之水，则用六味丸合补阴丸之类，不可误用热药以灼其阴，治者审之。

痹鹤膝风

　　痹者，痛也。风寒湿三气杂至，合而为痹也。其风气胜者为行痹，游走不定也。寒气胜者为痛痹，筋骨挛痛也。湿气胜者为着痹，浮肿重坠也。然即日胜，则受病有偏重矣。治行痹者，散风为主，而以除寒祛湿佐之，大抵参以补血之剂，所谓治风先治血，血行风自灭也。治痛痹者，散寒为主，而以疏风燥湿佐之，大抵参以补火之剂，所谓热则流通，寒则凝塞，通则不痛，痛则不通也。治着痹者，燥湿为主，而以祛风散寒佐之，大抵参以补脾之剂，盖土旺则能胜湿而气足，自无顽麻也。通用蠲痹汤加减主之，痛甚者，佐以松枝酒。复有患痹日久，腿足枯细，膝头肿大，名曰鹤膝风。

此三阴本亏，寒邪袭于经络，遂成斯症，宜服虎骨胶丸，外贴普救万全膏，则渐次可愈。失此不治，则成痼疾，而为废人也。

跌打损伤（外科十法）

跌打损伤之后，凡大小便通利者，可用广三七二三钱，酒煎饮之，或服泽兰汤。若二便不通，必加大黄，其破损处，可用血竭，为极细末掺之，韭叶散亦良。余用天下第一金疮药最佳，可保无虞。

泽兰汤：通二便，除肠中瘀血，乃活命之灵丹也。泽兰、当归各五钱，红花一钱，丹皮三钱，青木香一钱五，桃仁（去皮尖研）十粒，赤芍一钱五。水煎，热酒冲服。如大便不通，加大黄二至三钱，酒炒。

韭叶散：止血，如神。石灰同韭菜叶捣饼，贴壁候干，细研，筛下听用。

天下第一金疮药：凡刀斧损伤，跌仆打碎，敷上即时止痛、止血，更不作脓，胜于他药多矣。其伤处不可见水，余制此药普送，因路远者，一时难取，故刻方，广传之，今并笔书之，则此方传益广矣。雄猪油一斤四两，松香六两，面粉（炒筛）四两，麝香六分，黄蜡六两，樟脑（研极细）三两，冰片六分，血竭一两，儿茶一两，乳香（箬皮上烘去油）一两，没药（同上制）一两。以上药研极细，先将猪油、松香、黄蜡三味熬化，滤去渣，待将冷，再入药末，搅匀，磁器收贮，不可泄气。

（雍正癸丑）

《傅青主男科》

清·傅山（朱衣道人）

腰腿肩臂手足疼痛门

满身皆痛：手足心腹一身皆痛，将治手乎？治足乎？治肝为主，盖肝气一舒，诸痛自愈，不可头痛救头、足痛救足也。方用柴胡、甘草、陈皮、栀子各一钱，白芍、苡仁、茯苓各五钱，当归、苍术各二钱。水煎服。此逍遥散之变化也，舒肝而又去湿去火，治一经而诸经无不愈也。

腰痛：痛而不能俯者，湿气也。方用柴胡、泽泻、猪苓、白芥子各一钱，防己二钱，白术、甘草各五钱，肉桂三分，山药三钱。水煎服。此方妙在入肾去湿，不是入肾而补水。初痛者，一二剂可奏功，日久必多服为妙。

腰痛：痛而不能直者，风寒也。方用逍遥散，加防己一钱，一剂可愈。若日久者，当加杜仲一两，改白术二钱，酒煎服，十剂而愈。又方：杜仲（盐炒）一两、破故纸（盐炒）五钱、熟地、白术各三两，核桃仁二钱。蜜丸，每日空心，白水送下五钱，服完可愈。如未全愈，再用一料，必愈。

腰痛：凡痛而不止者，肾经之病，乃脾湿之故。方用白术四两，苡仁三两，芡实二两。水六碗，煎一碗，一气饮之。此方治梦遗之病，亦神效。

腰腿筋骨痛：方用养血汤。当归、生地、肉桂、牛膝、杜仲、破故纸、茯苓、防风各一钱，川芎五分，甘草三分，核桃两个、山萸、土茯苓各二钱，水酒煎服。

腰痛足亦痛：方用黄芪半斤，防风、茯苓各五钱，苡仁五两，杜仲一两，肉桂一钱，车前子三钱。水十碗，煎二碗，入酒，以醉为主，醒即愈。

腰足痛，明系是肾虚而气衰，更加之湿，自必作楚。妙在不补肾而单益气，盖气足则血生，血生则邪退；又助之苡仁、茯苓、车前子之类去湿，湿去而血活矣。况又有杜仲之健肾、肉桂之温肾、防风之荡风乎！

腿痛：身不离床褥，伛偻之状可掬，乃寒湿之气侵也。方用白术五钱，芡实二钱，肉桂一钱，茯苓、萆薢各一两，杜仲三钱，苡仁二两。水煎，日日服之，不必改方，久之自奏大功。

两臂肩膊痛：此手经之病，肝气之郁也。方用当归、白芍各三两，柴胡、陈皮各五钱，羌活、秦艽、白芥子、半夏各三钱，附子一钱。水六碗，煎三沸，取汁一碗，入黄酒服之，一醉而愈。此方妙在用白芍为君，以平肝木，不来侮胃；而羌活、柴胡又去风，直走手经之上；秦艽亦是风药；而兼附子攻邪，邪自退出；半夏、陈皮、白芥子，祛痰圣药，风邪去而痰不留；更得附子无经不达，而其痛如失也。

手足痛：手足，肝之分野，而人乃为脾经之热，不知散肝木之郁结，而手足之痛去。方用逍遥散，加栀子三钱，半夏二钱，白芥子一钱。水煎服，二剂其痛如失。盖肝木作祟，脾不敢当其锋，气散于四肢，结而不肿，所以作楚，今平其肝气，则脾气自舒矣。

胸背、用足、颈项、腰膝痛：筋骨牵引，坐卧不得，时时走易不定，此是痰涎伏在心膈上下。或令人头痛，夜间喉中如锯声，口流涎水唾，手足重，腿冷。治法用控涎丹，不足十剂，其病若失矣。

背骨痛：此症乃肾水衰耗，不能上润于脑，则河车之路干涩而难行，故作痛也。方用黄芪、熟地各一两，山萸四钱，白术、防风各五钱，五味子一钱，茯苓三钱，附子一分，麦冬二钱。水煎服。此方补气补水，去湿去风，润筋滋骨，何痛之不愈哉？

腰痛兼头痛：上下相殊也，如何治之乎？治腰乎？治头乎？谁知是肾气不通乎。盖肾气上通于脑，而脑气下达于肾，上下虽殊，而气实相通。法当用温补之药，以火益其肾中之阴，则上下之气通矣。方用熟地一两，杜仲、麦冬各五钱，五味子二钱。水煎服，一剂即愈。方内熟地、杜仲，肾中药也，腰痛是其专功。今并头而亦愈者，何也？盖此头痛，肾气不上达之故，用补肾之味，则肾气旺而上通于脑，故腰不痛而头痛矣。

《傅青主女科》

清·傅山（朱衣道人）

流注： 产后恶血流于腰臂足关节之处，或漫肿，或结块，久则肿起作痛，肢体倦怠，宜急用葱熨法以治外肿，内服参归生化汤以消血滞，无缓也。未成者消，已成者溃。

葱熨法： 用葱一握，炙热，捣烂作饼，敷痛处，用厚布二三层，以熨斗火熨之。

参归生化汤： 川芎一钱半，当归二钱，炙草五分，淡豆豉十粒，生姜三片，韭白十寸，猪腰二个。先将猪肾煮熟，取汁煎药八分，温服。一方有用猪胃一个，先将胃略煮后，再煎汤煮药。

遍身疼痛： 产后百节开张，血脉流散，气弱则经络间多阴滞，累日不散则筋牵脉引，骨节不利，故腰背不能转侧，手足不能动履，或身热头痛，若误作伤寒，发表出汗，则筋脉动荡，手足发冷，变症出焉。

宜服趁痛散： 当归一钱，甘草、黄芪、白术、独活各八分，肉桂八分，桑寄生一钱，牛膝八分，韭五根，姜三片。水煎服。一本无桑寄生。

腰痛： 由于女人肾位系胞，腰为肾府，产后劳伤肾气，损动胞络，或虚未复而风乘之也。

养荣壮肾汤： 治产后感风寒，腰痛不可转。当归二钱，防风四分，独活、桂心、杜仲、续断、桑寄生各八分，生姜三片，水煎服。两帖后痛未止，属肾虚，加熟地三钱。一本有川芎八分。

加味大造丸： 治产后日久，气血两虚，腰痛酸弱。

青娥丸： 胡桃十二个，破故纸（酒浸，炒）八两，杜仲（姜汁炒，去丝）一斤。为细末，炼蜜丸，淡醋汤送六十丸。一本胡桃作二十个。

《跌损妙方》

明·异远真人著

秘传跌打损伤妙方　小康居士校

高邮　孙应科彦之校

募刻跌损妙方启

　　天下共有之书，可不作也；天下绝无之书，不作可乎？世间无益之书，可弗传也；世间有益之书，弗传可乎？自轩岐问答一堂，洞见癥结；长桑以降，著述日繁。《青囊》《肘后》诸方，虽素不知医者，皆可案图而索，惟跌打损伤一门，书缺有间，岂前贤未之及与？抑视为奇货可居而去其籍与。尝有覆车坠马，惨被天刑，断肘绝胫，横罹人祸，一时呼号望救。专门名家之流，应手取效，然但求善贾，莫畀良方。其或技本不精，徒知射利，一为所误，终身废疾，是可伤已。癸巳夏，余馆氾水之东乡，乘劣塞，折其左肱，医者失治，百日后，甫离床第。秋九月，勉至高邮，宿晓云山房，晤江右黄君，木贾也，侨寓于邑之南二十五里神庙，少遇异人，授秘书一卷，疗折伤甚验。惜余延久，许以半疗，疏方制药，不受谢。余乞其书阅之，同一鼻也，梁与尖异；均是手也，左与右殊；两眉尖也，穴分上下；一腰眼也，治别棍拳；胁损矣，新旧须知；目伤矣，阴阳必辨；腿断与膝眼、膝盖之外，最重吊筋；头破与出浆、出汗之余，转宜红水；为气囊、为血囊，归于小腹；为脚跟、为脚背，系在涌泉；舌根照以灯火，耳背忌食鸡鱼。肩膀立凤膊之名，调敷甚妙；咽喉锡将台之号，末药通灵。其时则初起、远年宜识也；其处则全身、半部当审也；其岁则四十以上、四十以下必问也。缕析条分，得未曾有。而且性皆平和，无迅厉之品；法多加减，寓活泼之机。洵济世之金丹，渡人之宝筏也。余录稿归，依方调治，寝以奏功。甲午冬，赴江阴，乙未入秋闱，邗沟道上，于役不休，风烛余年，黄君之赐，抑是书之力也。书昉于明嘉靖二年，署名异远真人，亡所考。礼云：知而不传，是不仁也。余僭为厘订付梓，以广其传，而工费无出，于是乞诸同人，量力资助，积少成多。与其急而求之，委命庸医，何如镂板流行，于人共济。无量功德，莫此为甚，岂泛泛灾梨祸枣可同日语哉。至移掇之法，若辈擅长，兹编不具载云。

道光丙申立秋日

高邮孙应科谨启

自寿说

十年一寿，古无明文，近世多行之，亡于礼者之礼也。今年九月癸卯，余六十生辰，儿辈谋称觞，戚友醵钱为寿。余曰：称觞一身计也，醵钱一家计也，于一国天下何有焉？或曰：尔贫士也，老且病，侈言一国天下，何也？余曰：达而在上，建不朽之业；穷而在下，刊未有之书。其事异，其功同也。跌打损伤，古无专书，偶传一二秘方，伧父据之以渔利。癸巳夏，余受其害，烈也，匍匐南行，得妙方一卷，便欲付梓，蹉跎未就。今年春，蒙霜露之疾，瘥后检旧稿，略为编订，穴名未谙，以滑氏歌、《明堂图》考之；药名未稔，以李氏《本草纲目》正之，蔚然成一家言，真补天手也。有罹斯劫者，按方施治，伧父不得居奇，亦无所售其毒也。抑余重有感焉。余不折臂，必不获见此书，他人见此书，必不肯付梓，安知非天之欲广其传，而假手于余也！此非余一家之书，乃一国天下之书也，余不能遍乞诸一国天下，第乞诸二三知己而已。二三知己，相与有成，是二三知己之力，而非余之力也。寿人寿世，将及于一国天下，视儿辈称觞一室，藉此醵钱者，其轻重大小何如也？戚友闻之，忻然笑曰：善哉！尔之自为寿也。

道光丙申秋九月
小康居士孙应科书于安宜之八宝亭

秘传跌打损伤妙方卷上

治法解（总论）

夫跌打损伤，气血不流行，或人事昏沉，往来寒热；或日轻夜重，变作多端。昧者不审原因，妄投猛剂，枉死多人，诚可惜也。治宜及早，半月后缠医，瘀血已固，水道不通，难为力矣。既表，不可复表，要仔细看明，随轻重用药。青肿转红色，血活将愈；若牙关紧闭，不能进药，万无生理。坐卧避风，忌一切生冷，牛肉缩筋，猪肉发病，亦不宜食。遇有重伤，解衣谛视遍身血道形色若何，诊脉调和与否，脉绝不至者死，沉细者生。山根好，阴囊有子，可治；肾子入小腹，无治。顶门一破，骨陷难存；囟门被伤，髓出即死。心胸紧痛，青色胜裹心，乃偏心受伤，可治；红色胜裹心，乃心口受伤，不治。上心口青肿，一七即死。伤小腹而不及肚，可治。若阴阳不分，粪下不止，气出不收，则肚伤矣。食管虽断，在饱食之后，延二日不死者，可治。若鼻孔黑色，舌大神昏，则脏腑绝矣。耳后为制命之处，脊骨无续断之方，男子乳伤，犹非重症；妇人乳伤，却是危机。正腰受伤，笑者多凶。小腹受伤，孕妇最忌。以上姑述其大者，并列各方于后。

用药歌

归尾兼生地，槟榔赤芍宜。四味堪为主，加减任迁移。乳香与没药，骨碎以补之。头上加羌活，防风白芷随。胸中加枳壳，枳实又云皮。腕下用桔梗，菖蒲厚朴治。背上用乌药，灵仙妙可施。两手要续断，五加连桂枝。两胁柴胡进，胆草紫荆医。大茴与故纸，杜仲入腰支。小茴与木香，肚痛不须疑。大便若阻隔，大黄枳实推。小便如闭塞，车前木通提。假使实见肿，泽兰效最奇。倘然伤一腿，牛膝木瓜知。全身有丹方，饮酒贵满卮。苎麻烧存性，桃仁何累累。红花少不得，血竭也难离。此方真是好，编成一首诗。庸流不肯传，无乃心有私。

血头行走穴道歌

周身之血有一头，日夜行走不停留。遇时遇穴若伤损，一七不治命要休。子时走往心窝穴，丑时须向泉井求。井口是寅山根卯，辰到天心巳凤头。午时却与中原会，左右蟾宫分在未。凤尾属申屈井酉，丹肾俱为戌时位。六宫直等亥时来，不教乱缚斯为贵。

左右论

凡受伤不知左右。若有吐血症，见血自明，血黑者左受伤，血鲜者右受伤，若无血吐出，即看眼珠，亦可知其定所，乌珠包丑者，伤在左；白珠包丑又加红大者，伤在右。左属肝，右属肺，乌珠属肝，白睛属肺，瞳仁属肾。常见右边受伤，发时左边便痛，不可单治一边，必左右兼治，其病始愈。

药中禁忌

乳香、没药二味，方中屡用，务要去油，若不去油，恐其再发。小儿骨一味，方中亦间用之。其法以初生小儿盛入蒲包，系桥柱下，急流水数夜冲刷，皮肉净尽，只存骸骨，取回焙干，研末备用。余谓小儿何辜，甫离母腹，骨化形销，以人治人，残忍殊甚。大造丸有紫河车，张景岳以为戕厥子之先天，劝人少用，何况儿骨乎？余辑诸方，见有用此者，悉行裁去，以猴骨代之。

穴名药名

《灵枢·经脉》篇言穴名甚详，徐氏、滑氏皆有歌诀。滑氏《十四经发挥》，图与注益明。是篇间取新奇，出《灵》《素》之外，未知何本。濒湖李氏《本草纲目》一千六百余种，备矣，异名同物，一一注明。其有未收者，散见编内，仍依原本载入，俟考。以下方药，计分七门。

全身门第一

父母全而生之，子全而归之，可谓孝矣。身体毁伤，何全之有？然医治得宜，不全者仍等于全，是亦不失为孝也。辑全身门。

上部水药方：当归、川芎、赤芍、生地、羌活、独活、丹皮、黄芩、桔梗、桂枝、泽兰、桃仁、槟榔。生姜引，水煎，酒对服。

中部水药方：归尾、赤芍、生地、羌活、丹皮、桃仁、紫荆皮、苏木、苏梗、西香、大茴、小茴、杜仲、红花（有血不用）、儿茶、元胡、草乌（少用）。水煎，酒对服。

下部水药方：归尾、赤芍、生地、羌活、独活、丹皮、桃仁、紫荆皮、黄芩、西香、木香、木瓜、薏仁、骨碎补、防己、川茗、牛膝、参三七、甜瓜皮、南星。水煎，酒对服。

全身跌打丹：当归、川芎、白芍、陈皮、橘皮、茯苓、半夏、山药、泽泻、羌活、独活、荆芥、防风、细辛、白芷、青皮、枳壳、山楂、神曲、槟榔、大黄、黄柏、小茴、大茴、西香、木香、麝香、元胡、木瓜、瓜皮、干姜、杜仲、续断、碎补、虎骨、猴骨、乳香、没药、三七、甘草、然铜、乌药、川乌、草乌、血竭、土鳖、朱砂、琥珀、山甲、花粉、薏仁、车前、木通、狗脊、菖蒲、南藤、儿茶、秦艽、红花、五爪龙、寻骨风、赤芍。以上各等分为末。

全身跌打方：当归、虎骨、猴骨、参三七、白芷、乌药、山羊血、桃仁、木香、母丁香、茜草以上一两，乳香、没药以上八钱，赤芍、血竭、牛膝、菖蒲、木通、五加皮、小茴、枸杞子、元参、五灵脂、南蛇、薄荷、寻骨风以上五钱，川芎、泽泻、上肉桂、桂皮、藁本、郁金、蔓荆子、麝香以上三钱，荆芥、羌活、升麻、枳壳、花粉、杜仲、木瓜、细辛、槟榔、桂枝、儿茶、厚朴、破故纸、三棱、自然铜、草乌以上二钱，地鳖虫四十九个。共为末，酒对服。

全身酒药方：当归、木瓜、虎骨、杜仲、菟丝子、破故纸、枸杞子、牛膝以上一两，乳香、没药以上八钱，白芍、山药、丹皮、麦冬、桂枝、知母、元胡、川芎、紫荆皮、丁香、威灵仙以上五钱，甜瓜皮、陈皮、儿茶、独活、参三七、乌药以上三钱，朱砂、西香各二钱，地鳖五个，血竭七钱。共为末，放瓶内，入好酒十斤，煮三炷香，窨七日，每服一杯，加三七、乌药。

佛手散：当归、生地、川芎、白芍、荆芥、防风、钩藤、大茴、木瓜、五加皮、白芷、紫荆皮、羌活、槟榔、荆皮、杜仲、故纸、五灵脂、威灵仙、乳香、没药、乌药、自然铜、牛膝、南星。共为散，用好酒一缸，绢袋盛，浸三五日，随量饮，不拘时，七日见功。

大宝红药方：琥珀、血竭各四钱，金粉一钱，朱砂五钱。共为末，每服八分。

五虎红药神仙丹：猴骨、儿胎（面包，火煅）、鹿胎、血竭、琥珀各五钱，人参一钱，自然铜三钱。共为末，损伤十分，服此药八分，神效。

回生再造饮：五铢钱（火煅七次）五文，木香、自然铜一钱，麝香一分。共为细末，每服一钱，无灰酒送下，先嚼丁香一粒，方进此药。伤在上，饭后服；伤在下，饭前服。如骨未断，勿轻服。

返魂夺命丹：牙关紧闭，不省人事，撬开灌入。银丝草（叶长有毛白色者佳，即山橄）一两，毛（小）鸡（过一月者，不去毛）。二味共捣烂如泥，热酒冲和，布滤过，调猴骨末二钱，服过，再用棱莪散，一剂。

棱莪散：三棱、莪术、赤芍、黄柏以上一两，大茴、元胡、槟榔、紫苏、陈皮以上各八钱，青皮、羌活、腹皮以上五钱，荆芥、桔梗、半夏、黄连以上二钱，芒硝、大黄、防风、柴胡以上一钱，千里马（即草鞋）两只，姜三片，葱一根。童便、水各半煎，空心热服，随症加减。手足伤断，徐徐推正，灯蕊火纸卷，令厚实，杉木皮紧札，自愈。

回生续命丹：治筋骨断折，疼痛不止。川乌、草乌、自然铜以上二两，地龙、乌药、青皮、禹余粮（醋淬）以上四钱。共为细末，每用二钱。

再生活血止痛散：大黄、红花五钱，当归、柴胡二钱，花粉、穿山甲一钱，桃仁五十粒，甘草八分。水、酒各半煎，空心热服。

神效接骨奇方：当归、白芷、草乌（生用为末，先酒调服二钱。一觉麻，揣正骨断处，糯米粥、牡蛎粉搽患处）以上各三钱，乳香、没药、当归、白芍、川椒以上五钱，然铜二钱。共研细末，黄蜡二两熔化，入前末，搅匀作丸，酒服数次。

接骨丹：自然铜五钱，当归、川芎、羌活、独活、虎骨、五灵脂、乳香、没药、杜仲、木瓜、茯苓、芡实、枣仁、杏仁、龟鸡、川乌、白蜡、薏仁、细辛、神曲、牙皂、乌药、朱砂、西香、木香、杜仲、地骨皮、地鳖虫、甘草以上三钱，红蚯蚓、抱鸡各三个，大皂、推车子（蜣螂）一钱。共为细末，每服一钱，酒下。

七将擒拿方：地鳖虫、银朱、朱砂、银粉、骨碎补、接骨虫、白蜡，各八分。共为细末。

滋荣双解散：治气血虚，受风寒。当归、川芎、白芷、元胡索、没药、川乌、自然铜、石莲肉。

活血通经止痛散：治血冲心，气紧急。三棱、莪术、黄柏、黄连、青皮、赤芍、紫苏、香附、柴胡、乳香、红花、苏木、菖蒲、千里马。

吐血不止方：当归、茯苓、芡实各一两五钱，肉桂、枣仁、白术、白芍、泽泻、陈皮、远志、柴胡以上一两，山药二两，砂仁、熟附五钱。共为细末，酒服。

初起方：归尾、川芎、白芍、香附、丁香、木香、红花、苏木、桂枝、白芷、甜瓜皮、桑白皮、牛膝、独活、薏仁、青皮、枣肉、菟丝、枸杞、西香、血竭、甘草。各等分，童便引，水煎服。

乳香寻痛散：治远年伤损，遍身疼痛。乳香、没药、木香、沉香、肉桂、草乌以上五钱，花粉、木瓜、羌活、独活、小茴、甘草以上七钱，当归、川芎、白芷、血竭以上一两。共为末，每服二钱，热酒送下。

敷药方：秦艽、川椒、葱叶以上一两，肉桂、鸡心瓣五钱，生姜二钱。共研烂，砂糖调敷，立效。

洗药方：半夏、川乌、草乌、乳香、没药、碎补以上一两，白及、白芷、黄柏、七厘散、寻骨风、蛇褪、千年健、陈石灰以上五钱。用烧酒煎洗。

末药方：狗脊、骨碎补、苏木以上一两，千年健、过江龙、青木香、寻骨风、槟榔、红花、三棱、莪术、漆渣以上五钱，枳壳八钱，乌药二两，参三七、花蕊石二钱，马前子二十个，桃仁十四粒。共为末。胁下加柴胡、胆草、青皮、细辛、牙皂、桔梗；脚上加半夏；手上加桂枝；腰加杜仲、破故纸；未过四十者，加乳香、没药、骨碎补、乌药、羌活、防风、槟榔、红枣肉；上四十者，加熟地、白芍、茯苓、甘草、泽泻、山药、枣皮、远志、黄芪。

当门吹鼻丹：麝香、冰片、金粉、银粉、朱砂、明矾、牙皂、细辛、枪硝以上三钱，银箔、金箔各二两，金不换叶一两。共为细末，每吹八分。此药入鼻，如不转气，将红药与服，用手在眼角上一揉，片时自转。金不换即参三七。

妇人跌损方：当归、川芎、生地、白芍、益母草、红花、杜仲、白术、牛膝、羌活、独活、黄芩、黄芪、香附、乌药、茯苓、续断、虎骨、南星、胡水沙各等分。用酒煎服。

凡跌打骨断，痛不可忍：急拾往来便溺墙下瓦片，不拘多少，拾来洗净，火煅醋淬五七次，以黄色为度，研细末，酒服三钱。痛在上，饭后服；痛在下，空心服。此药极能理损，续筋接骨，屡有神效。又方：将粪窖内多年瓦片洗净，醋煅九次，研末，每末一两，入五加皮、男子发灰各五钱，醋调，一岁一分，好酒送下。再用竹四片，竹青向内，夹定患处，勿动。若皮破者，勿用掺药。

骨节跌脱：用生蟹捣汁，热酒冲服数杯，即以蟹渣涂患处，半日间嗽嗽有声，脱处自合。又方：烧灰酒对，亦佳。又方：用母鸡一只，重一斤，杀后连毛骨剁烂如泥，再将鸡血和入，再剁，敷患处，绸包紧，三日自愈。

凡闪挫时，即于无风处将纸捻触鼻内，用力打喷嚏二三十，则气升而痛止，再用胡桃肉捣烂，倾热酒内，尽量一醉而愈。或急寻地鳖虫，炙脆为末，酒调服。

头面门第二

头居一身之上，五官位焉。若丧其元，岂不有脑，依方服之，还汝庐山真面。辑头面门。

头破肿痛发热：归尾、川芎、生地、赤芍、防风、白芷、蔓荆子、羌活、连翘、花粉各半钱，甘草一钱。如血出过多，昏迷不醒，倍加芎、归，水煎服。

头破伤风肿大，先服红药，用鸡肝饭上蒸熟，酒调，后服回生丹：肉桂、自然铜、当归、白芷、防风、升麻、花粉、大茴、羌活、甘草。水煎，酒对服。

百会穴伤（脑顶也）：金沙、银沙、自然铜、参三七、血竭各一钱，山羊血（如无山羊血，以土鳖代之）、甘草五分，虎骨、桔梗、人中白各一钱五分。灯蕊引，水酒对煎。又方：人参、地土鳖、地龙、当归、升麻、白芷、然铜。水煎服。

脑门受伤（血瘀七孔，鸡汤洗净，将马蹄子调敷，后用八宝丹）：朱砂、玛瑙、龙骨、象皮、鹿角胶、地鳖虫、白蜡、乳香、没药。若无血水，用人乳调敷，即愈。

囟门穴伤：天麻、白芷、藁本、羌活、广木香、青皮、骨碎补、赤芍、红花、川乌、甘草。共为末，葱引，酒下五分。

太阳太阴穴伤，血窜两目，晕死，先服七厘散：猴骨、朱砂、参三七、琥珀、然铜、血竭二钱，人中白、沉香、红花、乳香、没药、羊血各一钱。共为末，好酒送服，外用八宝丹点服。

太阳三么穴：归尾、桃仁、庄黄、杜仲、破故纸、青皮、羌活、独活、上肉桂、功劳、章子、千里马。姜引，酒炖。

太阴三星穴：三棱、莪术、上肉桂、参三七、苏子、元胡、莱菔子、木香、茜草、乳香、没药、地鳖虫、甘草。不加引，水煎服。

开空穴伤（两耳也）：威灵仙、当归、山药、木通、虎茨各一钱五分，云茯苓、脚樟各二钱，大腹皮、甘草各一钱，木香八分。童便引，酒炖服。

乔空穴伤（耳后根也）：天麻、藁本、白芷、羌活、荆芥、麝香、血竭、红花、甘草。共为末，酒下五分。

眉尖左穴：五加皮、桂枝、柴胡、龙胆草、羌活、陈皮、荆芥、薄荷、甘草。共为末，酒下。

眉尖右穴：五加皮、桂枝、柴胡、龙胆草、细辛、五味、威灵仙、木香、麝香。共为末，酒下。

眼角穴伤（眼梢也）：当归、云茯苓、茜草、地鳖虫五钱，川乌三钱，青木香二钱，上肉桂、甘草各一钱，三七五分。为末，酒下三分。

眼角左右方：天麻、白芷、柴胡、桔梗、川芎、独活、儿茶各一钱，三棱、莪术各二钱，甘草五分。为末，酒下。

大中穴伤（鼻中也）：香附、红花、桂皮、苏梗、泽兰、半夏、升麻、白芷、陈皮、甘草。葱引，酒炖服。

天平穴伤（大中穴之上，此穴断不治）：朱砂七分，砂仁六分，石乳、枳壳一钱。

童便引，酒对服。

驾梁穴伤（鼻梁也）：当归、生地、川芎、白芍、寻骨风、天麻、白芷、上肉桂、参三七、甘草。共为末，葱引，酒下。

山根穴伤（鼻梁之上也）：当归、生地、川芎、细辛、白芷、云茯苓、虎骨、陈皮、甘草为末。葱引，酒下三分。

咽空穴伤（鼻下也）：血竭、茜草、桔梗、独活、杜仲、白术、红花、柏叶连翘。葱引，水煎，酒对服。

人中穴伤：升麻、白芷、上力、自然铜、上肉桂、地鳖虫、木香、冰片。葱引，水煎，酒对服，上力疑即血竭。

牙关穴伤（唇口四穴）：白芍、山药、连翘、神曲、麦冬、五味、槟榔、赤茯苓、细辛、陈皮各三钱。为末，酒下。

牙背、牙腮（二穴分左右，在左边移，掇向右；在右边移，掇向左）：铁马鞭、骨碎补、五加皮、刘寄奴、纯麻、麻骨、活血丹、牛膝、脚樟、白牙丹、泽兰、金不换七枝。生酒炖服。

咽喉穴伤（饮食不通，要开他关节，用"五虎下西川方"）：麝香二分，元参、母行根、马兜铃、青木香、半夏、山楂各一钱。共为末。服之不纳，用千金分气散：半夏、桂枝、赤芍、羌活、桑皮、腹皮、陈皮各一钱，茯苓、红花、乳香、没药各一钱五分，木通、甘草、青皮、紫苏各一钱。好酒炖服。如血气不行，再用后方：麝香、木香、羌活、独活、桃仁、云茯苓、木通、生地、参三七、陈皮、甘草。藕节引，酒炖服。

将台穴伤（咽喉左右）：当归、川芎、防风、寻骨风、白术、黄芪、质汗（益母草）、粉甘草。为末，酒下。查益母草，名土质汗。

将台第二方：脚樟、棱麻、白菊、云皮、官肉桂、青皮、朱砂、木香、枳壳、香附、桔梗、川芎、甘草。童便引。为末酒下。

将台第三方：橘红、云皮、红花、砂仁、香附各一钱五分，青皮、郁金、沉香、朱砂、甘草、官桂各一钱，木香八分。酒和童便引。未效，服沉香顺气散：沉香、云苓、红花、参三七、熟地、紫草各二钱，赤芍、血竭、木香、神朱砂、乌药、木通、白芷、乳香、没药各一钱，甘草三分。炒糯米一合，炒研，蜜丸梧子大，酒服三钱。

舌咽穴伤，服平胃散：苍术、陈皮、厚朴、甘草、五加皮、香附、砂仁。好酒炖服。

对口穴伤（舌尖噜出，饮食不进，言语不清，先拿封门穴，再服后药）：上肉桂六分，云茯苓、白芷、云皮一钱，红花、熟地一钱五分，枳实、木香各八分，麝香二分，甘草五分，桂圆五枚。酒引，煎服后，舌不收，再服萝卜汤即愈。

头出脑浆不治；头出冷汗不治；凡头破，鼻流红水可治，流黄水不治。耳背有伤，黑色不治，红青色可治。先服红药，后服全身丹，忌食雄鸡、鱼、虾、蛋。眼带青色或黄色，俱不治。

牙关骨打落，用双手掫定，往下一举，往上一端。先服红药，后服接骨丹，即愈。舌根跌出者，后颈窝用灯心火二灸，如不应，再用一灸，再灸两耳背。先服红药，后服全身丹，水酒送下。

食管断，用桑白皮和丝密缝，将鸡絮剖开，去食取膜，贴定，随用药护之，再用药可愈。

秘传跌打损伤妙方卷中

身中门第三

项以下、小腹以上曰身中，两臂系于外，五脏处于内，乌可或伤？文王受命唯中身。或曰：中身，终身也。兢兢业业，尚保此以终身。辑身中门。

胁下受伤（伤在左，四肢无力，黄瘦吐血；伤在右，半身不遂，血气行于七孔，宜服后药）：赤芍、云茯苓、腹皮、青皮一钱五分，木通、柴胡、桂枝、紫苏、陈皮、半夏、桑白皮、甘草各一钱，羌活八分。生姜引，酒炖，童便一小杯对服，再服下方：赤芍、云茯苓、腹皮、橘红、丹皮、陈皮、桂枝、秦艽、半夏、柴胡、鳖甲、乳香、没药、红花各一钱五分，肉桂、木香各六分，桃仁七粒。桂圆肉引，酒炖服。

两胁骨断：当归、赤芍、生地、红花、桃仁、五加皮、广木香、桂枝、杜仲、破故纸、寻骨风、小茴各一两，参三七、血竭、上肉桂、牛膝各一钱，虎骨、乳香、没药、柴胡、桔梗、骨碎补各五钱，自然铜、三棱、川乌、甘草各八分，地鳖虫五个。好酒对服。左加柴胡，上加桔梗、百合。

右胁方：续断、秦艽、细辛、乌药、陈皮、威灵仙、枳壳、生地、赤芍、川芎、槐花、乳香、陈稻草灰。红枣四枚引。

右胁久损（虚者先服此方）：当归、熟地、山药、泽泻、苏叶、沙参、枣皮、丹皮。又方：当归、桔梗、百合各二钱，桑皮、牛膝、干姜各一钱，骨碎补、泽泻、广皮、乳香、葶苈、薄荷、元胡、菖蒲各八分，枳壳、沉香、参三七、川贝六分。吐血者，服二剂后加蒲黄一钱三分，茜草一钱，枳壳、泽泻不可多用。

左胁方：柴胡、白芍、青皮、当归、生地、泽泻、乌药、红硝、骨碎补、山楂、三棱、木通、乳香、没药。共为末，用酒调服。

左胁久损：当归、白芍、熟地各二钱，泽泻、泽兰、酥饼、枣皮各一钱五分，牛膝、木香、骨碎补、乳香、没药各一钱，柴胡、元明粉、木瓜各八分，上肉桂四分，麝香一分。服二剂后，加杏仁霜。

凤膊受伤（肩膀左右也，先用移掇，后用敷药）：红曲、花椒、五加皮二钱，韭菜根、胡麻各一钱，地鳖虫十个，栀子八个，酒药五个，葱一把，老姜一片。为末，酒调敷，后服药：地鳖虫五个，鹿筋、乳香、没药各二钱，红花、虎骨、龙骨一钱五分，山甲珠、木香各一钱。红枣引，酒对服。

　　两手受伤（出血肿痛宜服）：归尾、赤芍、川芎、生地、桂枝、木香、威灵仙、骨碎补、细辛、桃仁、红花、苏木、广皮、甘草各一钱。水煎服，用酒一二盏，以行药力，另加乳香、没药、川山甲制末，入汤内。若骨断，加虎骨、自然铜、地鳖虫。

　　左手受伤：归尾、赤芍、川芎、生地、红花、洋末、秦艽、细辛、质汗、桂枝、木香各八分，骨碎补三钱，柴胡二钱。水酒各半煎。若制末，以上晒研为末，加乳香、没药、自然铜、虎骨、地鳖虫各五钱，水酒调服。

　　右手受伤：全归、生地、红花、桂枝、川芎、洋末、姜黄、骨碎补、川山甲、威灵仙、自然铜、虎骨、地鳖虫各一两。为末，水酒调服二钱，服一料自愈。

　　童骨穴伤（在凤膊下，如骨断肿痛，先用移掇，后敷药）：红曲、自然铜各五钱，乳香没药二钱，地鳖虫十个，酒药七个，小鸡一只，糯米饭一包，石臼内捣烂，敷上。若发热，即去药，又服接骨丹：当归、自然铜、虎骨、小茴、白芷、白芍、羌活、独活、厚朴、地鳖虫、猴骨各一钱，乳香、没药、官肉桂各六分，血竭、乌药、粉草各五分，麝香二分。为末，每服二钱，酒对服。

　　童骨左右二穴：川芎、木瓜、独活、杜仲、肉桂、脚樟、青木香、乳香、藓皮。桑树根引，酒煎服。

　　曲池穴伤（两臂弯也）：五加皮、桂枝、胆草、牛膝、柴胡、细辛、红花一钱，生地、丁香、参三七。为末，酒下。

　　脉门穴伤：桔梗、川芎、参三七、木香、五味、细辛、桂枝、胆草、淮膝、陈皮、丁香、桂皮。为末，酒下。

　　精灵穴伤（虎口四穴）：柴胡、胆草、五加皮、桂枝、淮膝、羌活、细辛、五味、川芎、木香、丁香、陈皮、红花、甘草、地鳖虫、虎骨。共为末，酒下。

　　胃脘受伤（吐血不止，气往上逼，先用擒拿，后服药）：桂枝、半夏、陈皮、青皮、血竭、参三七各一钱，山羊血、木香、赤石脂各八分，赤芍一钱二分，橘红、灵砂各三分，黑羊肝、甘草各五分。童便引，酒炖服，灵砂疑即朱砂。

　　心窝受伤（吐血不食，冷汗不干，夜间烦躁，服药再看，不可包好）：金沙、银沙、肉桂、神曲各八分，当归、红花、麦冬、枳壳、橘红、龙骨、沉香、三棱、莪术、甘草各五分。生姜引，酒炖服。

　　中脘穴伤（在心窝下，食减气逼，两截不通，服此药）：茯苓、黄芪各一钱五分，朱砂、乳石、枳壳、厚朴、砂仁、白芷、破故纸、云皮、甘草各一钱。桂圆五枚引，酒炖服。如呕，再服下方：黄芪、桔梗各一钱五分，枳壳、附子、黄芩、龙骨、枳实、甘草各一钱，木香、丁香五分，酒炖服。

肚脐受伤（汗下如雨，四肢麻木，腹痛吐泻，两气不接，不可乱）：人参、红花乌药、龙骨、木香、甘草各一钱，生地、乳香、没药各一钱五分，薄荷二分。伤重者用白蜡、银朱、苍术各一钱，麝香二分，小鸡一只，同药捣烂，敷肚。

六宫穴伤（即肚脐）：生地、参三七、血竭、云皮、茯苓、赤芍、归尾、陈皮、粉（甘）草。葱引，生酒煎服。

腹结穴伤（大便不收，小便长流，腹痛用此）：附子、黄芪、当归、茯苓、白芍、血竭、陈皮、乳香、没药、元胡、小茴各一钱，升麻、甘草各八分。红枣引，酒炖服。

两乳受伤（四肢麻痹，即照下方）：桂枝、羌活、细辛、猴骨、牛蒡子、乳香、没药各一钱，当归、红花、射干各一钱五分，木香八分。灶心土一钱引，酒炖服，未愈，再服下方：川芎、当归、半夏、杏仁、参三七、云皮、菟丝子各一钱，红花一钱五分，沉香八分，大枣十枚。童便引，酒炖服。

期门三关（左乳旁二穴）：三棱、莪术、柴胡、参三七八分，五灵脂、郁金、丹皮、茜草、羚羊角一钱，桃仁七个。如眼珠胀痛，加夜明砂，酒煎服。

通门三关（右乳旁二穴）：生地、香附、枳实、丹皮、乌药、苏木、马鞭草各一钱，苎根、归尾各八分，通草、红花、紫草、桑白皮、母丁香、桔梗、黄芩各六分，穿山甲三分。酒煎，不用引。

期门穴伤：川芎、当归、生地、白芍、柴胡、青皮、红花、紫草、桃仁、乳香、甘草。酒煎，不用（加）引。

章门穴伤（近背，在胁内期门之下）：归尾、白芍、血竭、莪术各一钱，柴胡、青皮、红花、紫草、桃仁、化红、川贝、木通、甘草各八分，生地五分，丁香三枚，广香三分。童便引，酒煎服。

气门、血瘰（左右两乳下二指，左边气门，右边血瘰，上下不接）：苍术、厚朴、陈皮、甘草、木香、五加皮各一钱，枳壳、香附、砂仁各一钱五分，神曲、菟丝子各一钱二分。灯心引，酒炖服。又用银花炖酒饮，再服。

通行打血汤：牛膝各一钱五分，桑寄生一钱，寻骨风一钱二分，甘草八分，酒炖服，后看血黑血紫，再服下方：当归、茯苓各一钱五分，参三七、故纸、桔梗、乌药、独活、赤芍各一钱，朱砂、甘草各八分，红枣五枚，酒炖服。

气囊受伤（小腹左边）：三棱、莪术、羌活、防风、枳壳、厚朴、茯苓、苏子、苏梗、乳香、郁金、桃仁、甘草各八分，参三七、沉香、红花各五分，藕节、童便引。

血囊受伤（小腹右边）：归尾、橘红、茯神、广皮、枳壳、血竭、参三七各一钱，桃仁、红花、苏木、三棱、莪术、乳香、没药各八分，沉香、甘草各五分，丁香三分。童便引，酒煎服。

气关穴伤（即气门）：桔梗、枳壳、白芷、乳香、没药、红曲、砂仁、血竭、参

三七、自然铜。酒煎，空心服。

血关穴伤（即血瘦）：归尾、生地、桃仁、红花、青皮、桔梗、乳香、没药、甘草。酒煎，空心服。

挂膀穴伤（气门血瘦之下，左右二穴）：大黄、红花、苏木、泽兰、桃仁、陈皮、归尾、地鳖虫。醋引，服后通身麻痹，或寒或热，四肢无力，照前方加桑寄生、寻风骨、木通、薏仁、甘草各一钱，木香六分，生姜引，好酒炖服。

凤翅盆弦（腹下两旁受伤，饮食不进，气往上逼，力软心烦，服后药）：羌活、乌药、半夏、石钟乳、红花、血竭、槟榔、木香、破故纸、小茴、丹皮、红曲各一钱，木通八分，桃仁七粒，胡椒三分。生姜、童便引，酒炖服，再服后方：肉桂八分，杏仁一钱二分，参三七、红花、青皮、陈皮、枳壳、厚朴、五加皮、牛蒡子、使君子各一钱。红枣引，酒炖服。

肚角穴伤（小腹盆弦之外）：白芍、破故纸、车前、红花、菟丝子、乳香、没药各一钱，小茴、地肤了（落帚）、良姜、青皮、西砂、枳壳各八分，紫草、杏仁各六分，肉桂、木香、甘草各五分。童便引，生酒服。

净瓶穴伤（脐左肚角，血腕之下，乍寒乍热，咳嗽吐血，服下方）：参三七、血竭、苍术、脚樟、紫草绒、甘草各一钱，红花、生地、薏仁、乳香、没药各一钱五分，木香、升麻各八分，桃仁七个。藕节引，酒炖服。

命宫穴伤（血瘦之下，丹田之右）：沙参、当归、红花、菟丝子、枳壳、厚朴、血竭、细辛、五灵脂各一钱，麦冬、自然铜、七厘散各八分。童便、生姜一片引，酒下。

丹田穴伤：车前子五钱，肉桂、桂皮、丹皮、归尾、木通、参三七、山药各二钱，寸麝香一钱，丁香六分。为末，酒下四分。

肚角受伤，吐血不止：用水银、栀子、红花、加皮共为末，带毛小鸡一只，同捣烂，敷上。

阴头生疮，人不能治：鳖甲（烧研）一片，用鸡蛋调涂，全愈。烧存性，研末，鸡子清调涂，全愈。

一人骑马颠扑，所佩钥匙伤破阴囊，肾子脱出，筋膜悬系未断，苦痛难忍，诸医束手。以线缝其囊，外用敷药，生肌定痛，不出三日，线脱烂矣。予思治刀伤，但贴壁钱而效，令人多取壁钱贴敷，数日渐安，其囊如故。

脊背门第四

背有十六节，五脏六腑系焉。人老而腰腑精华竭矣，善于调摄者，尚宜竖起脊梁。辑脊背门。

脊背打断（用门一扇，令患者睡定，服接骨丹）：地鳖虫、当归、破故纸各二钱，杜仲、远志各三钱，地龙一钱。共为末，酒调服。

脊梁穴伤（头晕软弱，疼痛难当，咳嗽吐血，服此）：红花、骨碎补、乳香、没药、猴骨、虎骨、寄奴、粟壳、龙骨、地榆、甘草各一钱，梁隔（胡桃）钱半，木香五分，砂仁七粒，地鳖虫十个，红枣五枚。童便引，酒服，外用敷药：狗脊、地榆、山韭根、乳香、没药、红花。一起捣烂敷上，再服后方：熟地、茯苓钱半，白芷、龙骨各一钱二分，秦艽、桔梗、羌活、杜仲、续断、甘草各一钱，沉香八分，梁隔二钱。乌贼骨头引，好酒炖服。

背漏穴伤（久咳黄肿，四肢无力，下午潮热，服此）：当归、狗脊、泽兰、乳香、没药钱半，寄生、碎补、川芎、地榆、槟榔、续断、紫苏、秦艽。黑枣引，酒煎，再服平胃散：苍术、厚朴、黄芪、砂仁、枸杞、香附、菟丝一钱，陈皮八分，黄芩六分。蜜丸，酒送下三钱，忌葱。

背心穴伤（背中间也）：生地、五味、防风、独活、广木香各一钱，乳香、没药各一钱二分。共为末，葱引，酒下三分。

三年穴伤（背左右也）：台乌、川乌、草乌、威灵仙、大茴、参三七、广皮、地鳖虫各一钱，肉桂、甘草各四分。童便引，酒下。

腰眼受伤：肉桂八分，龙骨、郁金、枣仁、五加皮、红花、虎骨、香附、甘草各一钱，纯麻、土鳖各二钱，梁隔钱半，木香七分，藕节、旱草节二十（各）四个，酒炖服，外用敷药：肉桂、芥白子、乳香、没药。共为末，鸡蛋白调敷。

腰上损方：杜仲二钱，牛膝钱半，破故纸、骨碎补、生地、质汗、青木香、乌药、乳香、没药、当归、威灵仙一钱二分，小茴、蛇床各八分，羌活、独活各六分，肉桂五分，地鳖五个。腰虚自痛，除土鳖、独活，加熟地一钱。

草乌散（治跌损腰痛）：川乌、草乌（生用）、骨碎补、陈皮、乳香、没药、各等分，同研，杉木节（酒炙）七个。共为末，调服一二钱。手上，加穿山甲、细辛、桂枝、威灵仙。左手，加柴胡、木香。用酒服。

腰痛肚胀方：羌活、青皮、乌药、五灵脂、木香、大茴、杜仲、槟榔、红花、桃仁、庄黄、甘草。大便不通加大黄、朴硝、荔枝核；小便不通加车前、木通、川楝子、铁马鞭。

骑当穴伤：当归、白芍、乳香、没药、元胡、黄芪、升麻、熟附、小茴、茯苓、茯神、血竭、沉香、甘草，红枣三枚引。

拦马穴伤：归尾、丹皮各五钱，五加皮、薏仁、川牛膝、淮膝各七钱，参三七、棱麻各二钱，肉桂一钱。为末，酒下。

凤尾穴伤（腰眼痛极，大便不通，必定打断凤翅，积血有余，服后方）：桑寄生、鹤膝风、半夏、破故纸、五加皮、红花、穿山甲、乳香、没药、甘草各一钱，干葛、木通各八分，肉桂土鳖六个，虎骨一钱二分，升麻四分，五龙草一把。藕节引，酒炖服，外用敷药方：乳香、没药、红曲、地鳖虫、麻根、五龙草，加葱、姜共捣烂，用糯米饭敷上。

肾俞穴伤（脊背第十五椎命门之下）：生地一钱，破故纸、天仙子、乌药各一钱二分，黄柏、牡蛎、元胡、小茴、泽兰、红花、紫草、苏木、乳香、木香、杜仲各八分，不用引，水煎服。

气海穴伤（在关元穴上）：赤芍、归尾、红花、破故纸、牛膝、红硝、红曲、紫草、刘寄奴、肉桂、甘草，杉木皮引，酒煎服。

关元穴伤（小肠穴）：归尾、赤苓、参三七、泽泻、广木香、栀仁、自然铜、肉桂、车前、桃仁、三棱、蓬术、粉甘草，灯心引，酒煎服。

命关穴伤：麝香、肉桂、参三七、牡蛎、青皮、木香、白术各三钱，细辛二钱，甘草五分。

膀胱穴伤（肚膨不消，小便不通，服此）：车前钱半，猪苓、泽泻、槟榔、小茴、桔梗、陈皮、青皮、杜仲、桑寄生、半夏、良姜、甘草各一钱，庄黄八分，灯心、生姜引，水炖服。

天枢穴伤（大肠穴）：庄黄、桃仁、生地、刘寄奴、羌活、棱麻、防风、巴戟、乳香、没药、粉（甘）草。生姜引，酒煎服。又方：桃仁、千金子（续随）、大黄、蜣螂。为末，酒煎服。

粪门穴伤：归尾、庄黄、五味、独活、参三七、上（肉）桂、五灵脂、生地、甘草。共为末，酒下。

封门穴伤（此下窍也，伤重昏倒，要拿活，服七叶一枝花，后用药）：破故纸、桔梗、丹皮、红花、木通、木瓜、参三七、大茴、独活、乳香、没药、甘草各一钱，肉桂八分，茯苓钱半。灶心土引，酒炖服，再用后药：滑石、朱砂、人中白各八分，龙骨、乌药、枣皮、茯神、莲须、秦艽、茯苓、甘草一钱，续断、紫荆皮一钱二分，厚朴六分。建莲七枚引，水炖服。

颈项打断，用高椅坐定，双手揉上，先服全身丹，后服红药，蒸鸡肝，童便酒调吞服。颈项骨跌断，用双手端定耳门，抬住上掇，先服人参汤，后服红药。腰骨、腰眼棍打伤者，不治，拳伤可治。粪骨打伤，用全身丹，藕节煎汤送下。如不止，再用红药一分，鸡汤送下，即愈。

秘传跌打损伤妙方卷下

腿足门第五

安步以当车，乐哉。子皮有足疾，限于天也。下堂而伤，咎在人事矣。跛而登者，岂独贻妇人之笑。辑腿足门。

窝遍穴伤（膝弯也）：生地、苏梗、桂枝、小茴、细辛、西香、茜草、草乌、甘草。为末，葱引，酒下。

膝盖受伤（先移掇，后用药）：五加皮、五爪龙、栀子仁三十五个。为末，用酒调敷，后服药：独脚莲（鬼臼）、过江龙、五加皮、地鳖虫、牛膝、木通、红花、苍术、砂仁、棱麻、升麻、甘草。茄根引，酒炖服。

膝眼受伤：地鳖虫、栀子、红曲、乳香、没药各一钱，胡椒六分，葱、姜共捣烂敷上，杉皮夹定，后服药：当归、生地、没药、虎骨、脚樟、南蛇、加皮、牛膝、独活、木瓜。一方无独活。

吊筋受伤：当归钱半，生地、脚樟、牛膝、木瓜、檀香、骨碎补、刘寄奴、南蛇、红花、木通、降香、乳香、鹤膝风、甘草各一钱。茄根引，酒炖服。

内廉二穴：牛膝、木瓜、薏仁、五加皮、广皮、羌活、青皮、丹皮、桂枝、红花、白芍各五钱。马鞭草引，酒下。

大冲鞋带二穴：槟榔、赤芍、脚樟、牛膝、乳香、泽兰、棱麻、桂枝、铁砂、甘草。酒煎，空心服。

螺丝骨伤：薏仁、南星、枳壳、牛膝、木瓜、五加皮、骨碎补、半夏、香附、陈皮、青皮、元胡、索归尾、赤芍、桃仁、羊花（羊踯躅）、棕树招、甘草各一钱，乌药五分，肉桂三分，酒炖服。

脚跟受伤（肿者不宜动针，只用敷药）：红花、川乌、乳香、没药，葱、姜、肥皂共前药一处捣烂，敷，又服后方：升麻、元胡、当归、苏木、红花、脚樟、威灵仙、没药、加皮、乌药、血竭、牛蒡、牛膝、木通。藕节引，酒炖服。又方：血竭、猴骨、寄生、虎骨、参三七、牛膝、黄柏、肉桂、大黄、芒硝、桃仁、红花、鹿筋、杜仲、乳香、没药、麝香、羌活、故纸、木香、广皮、丁香、土鳖、归尾、纯麻、活血丹、碎骨丹（另用水煎，同药对服）。共为末，酒对服。如人虚，加鹿筋；寒气在身，加肉桂，另放酒内；肿加大黄、芒硝；气不和加寄生、广皮；骨断加猴骨；血紫加桃仁、红花；痛加乳香、没药、杜仲、故纸；若不烦躁，须减黄柏。

冲阳穴伤（脚背也）：白及根、川芎、木瓜、槟榔、乳香、甘草、归尾、泽兰、青木香、铁砂。不用引。

侧足穴伤：淮膝、归尾、庄黄、木通、车前子、五味子、参三七、细辛、白芷、红花、甘草。马鞭草引，酒下。

涌泉穴伤（脚后板）：牛膝、木瓜、薏仁、五加皮、丹皮、青皮、庄黄、归尾、硼砂、车前子、细辛、独活、羌活。为末，酒下八分。

大腿打落，两人扶定，将手扣定，抱膝一揉，然后掇上。先服全身丹，后用药。

金创门第六（杖伤附）

函人唯恐伤人，乃仁术也。军中固多备用。北俗人皆佩刀，睚眦之怨，抽刃而起。其赖有此与，辑金创门。

金创降真散： 降真香（用节）、松香、文蛤，三味等分，为末，掺伤处，夹缚定，神效。金创灰蛋散：石灰（细研）、鸡蛋清（和灰成饼为末）。将灰蛋饼子煅过，候冷研细，遇创伤掺之。

神效佛手散： 治金创重伤，筋骨断折将死者。鹿茸、当归、苁蓉、禹余粮、菟丝饼、桑螵蛸、紫石英、熟地、白芍、川芎、干姜、覆盆子、酸枣仁、五味子、琥珀、茯苓各等分。共为末，姜三片、枣一枚引。

军中第一仙方： 生狗头（将肉刮尽露，文火煅存性，为末）一个，指甲灰、血余灰各一钱，陈松香五钱。共研末，掺伤处，断骨即续，刀伤即愈。以四味等分，将酒调服亦可。

金创迎刃散： 治伤重出血不止。白芷、甘草、水龙骨各一两。共为末，文武火炒赤色为度，用嫩苎叶、韭菜取自然汁，调前末，阴干，入参三七、血竭、牛胆、南星各一两，片脑三钱，野苎五钱，伤处擦上，即愈。

住痛生肌止血方： 韭菜根二两，未毛鼠二个，嫩石灰二个，同放石臼内，捣烂作饼，阴干为度，用时以刀刮末，敷伤处，布裹即愈。

治刀斧伤： 止血、定痛、生肌。降真香（挫碎，炒存性）、五倍子（微炒）、血余灰各等分，为末，掺之，将干箬叶护住，用软棉絮定，两日一换敷，愈。又方：赤石脂、象皮、棕衣、血余、旧毡帽、松香各五钱，儿茶、龙骨、乳香、没药、白矾、丁香各三钱，朱砂、琥珀、参三七、七厘散、甘石、黄丹、半夏、冰片各一钱，土鳖八钱。共研极细末。

刀口见血方： 生半夏、南星、白芷。研末用。

生肌散： 治刀斧伤成疮，脓水难干，肌肉不生，此方神效。五倍子、炉甘石、儿茶、龙脕皮各等分。为末，磁器贮用。

洗方： 防风、荆芥、甘草。共煎汤，无风处洗。

英雄丸： 乳香、没药、自然铜、地龙、土鳖、密陀僧、花椒八分，研末，蜜丸酒服。临打时不觉疼，血不侵心，甚妙。

棍伤髀骨： 茯神、花粉各一钱一分，灵砂、龙骨、丹皮、红花、自然铜、川乌、脚樟、独活、牛蒡子、乳香、没药、甘草各一钱，木香六分，桃仁七粒。酒煎服，再用敷药：花椒一钱，栀仁十个，土鳖五个，酒药七个，麝香一分，葱地蚯蚓五分，共一处捣烂，麻油调敷，再服后药：当归、生地、乳香、没药、石耳、柏叶各钱半，血竭、人中白、参三七、朱砂、木香、云皮、紫草绒、自然铜一钱，猴骨五分，七厘散。

共为末，肉汤化服之，即愈。

金创伤掺法：用女人血勒马片烧灰罨，松香、白矾为末罨，半夏六钱，白矾四钱为末罨，陈石灰筛过，韭菜汁作饼，贴在壁上，阴干为末罨，同生石灰、大黄片切碎，炒七次，作桃红色，去大黄，名桃花散，掺之俱效。

通用门第七

疗折伤方药，习拳技家多有之。武夫当伤，往往制以待用，而秘不示人，何其私也。济世婆心，老而未艾。辑通用门。

八宝丹：珍珠（豆腐煮）、滑石各一钱，炉甘石（薄荷水煮，火煅）二钱，硼砂八分，乳香、蒙荞粉各一钱。

七厘散：归尾、红花、桃仁、大黄（酒浸）、自然铜（醋煅七次以上）各一钱，土鳖（去头足，炙焦）五钱，黄麻根（烧灰存性）、乳香、没药、儿茶、朱砂、雄黄、骨碎补、古铜钱（醋煅七次以上）各三钱，麝香五分。上为末，每服大人一钱二分，小儿七厘，以陈酒送下，汗出为度。

观音针方：麝香一钱，冰片五分，硫黄二钱，先将硫黄煅化，再将冰片、麝入硫黄内，取起存冷为度，但有久损，并核子，用此针即愈。

莲叶散：治瘀血腹胀。用莲叶不拘多少，炒存性，研末，童便调一二服。大便下瘀血，如身弱、气虚，八珍汤加骨碎补、续断服。

仙传火龙行气散：生姜、食盐、麻油各四两，大黄、牙硝各二两，头油渣、荆芥、泽兰、瑞香草叶各三两。共一处捣烂，以麻油炒热，频频熨上，自愈。

万金不换乳香寻痛散：治远年诸般伤损，遍身疼痛，神效。乳香、没药、血竭、甘草、羌活、独活、茴香、木香、沉香、草乌、当归、川芎、白芷以上各一两，花粉、木瓜、肉桂以上各七钱。共为末，每服二钱，热酒送下。

刀斧损伤破伤风：白芷、独活、荆芥、防风、当归、乳香、没药、苍耳子、甘草。用桃仁一个为引，水煎，酒对服。

打死无气：白芍、桑皮、葶苈子、桔梗各一钱，泽泻、橙叶各二钱，枳壳八分，连翘、菖蒲、辰砂各五分，牙皂四分，麝香三分，细辛二分，用酒炒过三次，胎发一撮，烧灰存性，和药研末，开水调服，以手扪其口，药下一时可愈。

万应膏：羌活、独活、荆芥、防风、黄柏、白芷、赤芍、栀子、川芎、当归、细辛、连翘、木鳖、甘草、苏木、红花、元参、升麻、松节、地榆、白及、白芨、半夏、木瓜、薄荷、生地、白菊、降香、知母、贝母、僵蚕、骨皮、苦参、麻黄、蝉退、牙皂、枳壳、白术、云皮、黄芪、猪苓、泽泻、牛膝、木通、良姜、秦艽、淮药、艾叶、故纸、炮姜、牵牛、灵仙、杏仁、木贼、车前、刘寄奴、续断、乌药、槐花、香附、砂仁、牛蒡、远志肉、三棱、木香、天冬、麦冬、山奈、芫花、大戟、骨碎补、山豆根、菖蒲、桂枝、苍术、萆薢、花粉、海桐皮、青皮、陈皮、阿胶、桔梗、黄芩、大黄、姜黄、全蝎、白矾各一两，血余、苏叶、黄丹、水粉各二两

生肌散：乳香、没药、血竭、雄黄、蒲黄、梧子、赤石脂、白芷、朴硝、寒水石、陀僧、龙骨、轻粉、花蕊石、山甲、螃蟹粉、硼砂、蟾酥各五钱，朱砂、辰砂、淮乌药各三钱。共为末，其膏开出，各张下数分，贴伤处，无论廉疮、疬症，临贴入麝香二三分，贴背心，即安。

人齿咬指，久烂欲脱：鳖甲烧灰搽之，立愈。

人咬成病：龟板一片，鳖甲一片，烧研，棉油调搽，立愈。

凡损伤，不问老幼及有无瘀血，俱用热童便，以酒和服。

《跌损妙方》书后

彦之先生，癸巳夏折左肱，南行求治，得《跌损妙方》一编，由是小愈。今秋重加校订，厘为三卷，欲付梓而难其资，就商于余。余读之，用药平稳，立法精详，洵医林中仅见之作，可补《灵》《素》以来所未备。程子云：一介之士，苟存心于利物，于人必有所济，先生之谓与缓助其刊资，并缀数言于后。

道光丙申九月

同学愚弟胡泉谨跋

彦之先生刻《跌损妙方》成，漫题一首，即斋其六十生辰：身是精金百炼余，年华六十再生初。筹添甲子周回日，著到轩岐未有书。世上风波经解脱（曰讽《金刚经》），胸中块垒酒消除。寿人自寿真无量，珍重青囊万宝储。

岁在柔兆珺滩涂月佛日

姻弟刘宝楠拜撰

《伤科神方》

实夫手录

伤科神方目录

点眼膏　吹鼻丹　小儿疳积红黑丸　秘效五疳丹　烂去顽癣恶痣面上斑点疙瘩　疳积方　痔疮痔漏秘结脾泄大肠一切病

跌打损伤酒： 紫荆皮、丹皮、加皮、郁金、川芎、玄胡各一两，广木香、羌活、闹羊花各五钱，官桂五钱，乌药、红曲各两，常酒十六斤，入坛煮去渣，入火汤八提。第二次，药酒加倍。

活血舒筋祛风定痛酒： 秦艽、加皮、丹皮、灵仙、虎胫骨、草薢、石楠藤、干姜、麻黄、生地、当归、白芍、木瓜、川续断、防己、防风、独活、牛膝、肉桂。每药一两，可用酒一斤煮饮。

妇人百病酒（男人勿服）： 加皮、丹皮、川续断、威灵仙、红花、木瓜、砂仁、广木香、苡仁、杜仲、牛膝、川芎、羌活各八两，海风藤、桑寄生、真桂枝各一两，当归一两二钱，红曲一两，用生酒廿瓶，煮饮。

血崩酒： 席草根（洗净）一斤，香附（童便浸炒）二两，乌药二两。老酒十斤，入坛封口，隔水煮三柱香，埋土三日，每日随量饮之，酒尽痊愈，远近皆效。

化痞膏： 临贴加射槐末掺上。穿山甲（麸炒）一钱，蕃木鳖肉一钱五，巴豆肉五钱，全蝎、蜈蚣、斑蝥、陈石灰各钱，食盐二钱五分，麻油八两，入药浸透，煎枯去渣，入东丹（炒）三两五钱，搅，滴水成珠，半冷下硼砂、硇砂、轻粉、阿魏各一钱，胆矾一钱，麝香一分，搅匀摊贴。

化痞膏： 青背鲫鱼一尾，重三两，捣烂，入甘草末、甘遂末、杏仁（粉）二十粒，番木鳖（末）各一钱，皮硝一合，葱、蜜再捣，摊成膏一个，掺麝香一分，贴患上，绵帛缚定，外用热鞋底熨之，年久者自化，从便下，无不见效。

百效膏： 生肌收口，止血去伤。用旧苎麻索（烧成灰，罗细）四两，真麻油八两，滴水成珠，摊好贴，神效之极。

肿毒膏： 已溃者，水膏呼脓收口。穿山甲两、番木鳖、蓖麻肉、杏仁（去皮）、麻油一斤，煎，滴水成珠，下东丹八两，收之。

火膏： 未溃者，能毒内消，若已成脓，为当出头，用鹰粪一些，放膏心贴上，移时自破，此法胜过降丹，且不疼痛。穿山甲、番木鳖、蓖麻肉、杏仁、巴豆仁各一两，麻油一斤，东丹八两，收之。

生肌收口药： 铅粉入碳，大火扇化，倒成片，研末一两，轻粉五钱，银珠二钱，冰片钱，象皮（炒研）、百占一钱，血竭、龙骨、炙乳、炙没、赤石脂，共研末，生肌收口。

翠玉膏： 治软疖脓水逗留，愈而复发。沥青两，铜青二两，麻油二钱，雄猪胆二钱。先将沥青烊化冷，沸下胆，与药搅匀，传搁器盖盛，绯光绢摊贴，以自落为度。

跌打膏： 苦参八两，当归二两，独活二两，白芷、皂荚、加皮、杜仲、血余各一两，生地、无名异、赤芍、羌活、牛膝各五钱，连翘、银花、升麻二钱，猴姜四两，麻油一斤，菜油一斤，东丹十四两，余法煎成，入血竭、炙乳、炙没各二两，黄蜡八钱，儿茶、蟾蜍、炉甘石各一钱五，麝香钱，搅匀摊贴。

抄风气膏：桐油（煎热）四两，麻油（同煎）八两，生姜三斤，大葱（捣自然汁同煎）三斤，不炮，再将松香末（筛下）三斤，煎至滴水成珠收。治风气如神，以姜葱汁浸，加入炒。

追风膏：松香一斤（煎化棕滤净），桐油（煎）四两，金银花一两，三角风一两，桑叶一两，松枝一两，煎枯去渣，入松香，搅成膏贴。

臁疮膏：麻油三两，黄蜡占五钱，共烊化，下铜绿末一钱，血余炭一两，杭粉五钱，收之。候滴水成珠取起，每用时，摊以薄毡之上，贴之一个，可愈。

万效膏：归尾、苏木各三钱，山甲、天麻、防风、赤芍、全蝎、僵蚕、白花、白芍、蜈蚣、桂枝、羌活、连翘、蝉蜕、秦艽、大黄、川芎、三角风、桃仁、功劳、枳壳、乌药、杜仲、紫苏、续断、清风藤、木瓜、金银花、蛇蜕、白鲜皮、防己各钱，独活、苡仁、加皮、牛膝、紫荆皮、降香、骨碎补各一钱，丹皮、老君须、白术、灵仙二钱五分，家艾十五片，檀香五钱，龟板一两，九肋大鳖一个，地茱木一两，乱发（煅末）三两，炙乳、炙没各一两，蜂房一钱，春夏桐油三斤，松香七斤，秋冬桐二斤四两，松香七斤。煎法，将药入油成珠，取放地下，再入乳没搅匀，又于火上温开，倾下水盆，退火听用。此秘传跌打损伤膏。

泄泻膏：老生姜（切片）四两，麻油（煎枯去渣）四两，下东丹二两，收成膏，摊贴在脐上。

止泻膏：倍子（炒黑）一两，研末，滴醋调，摊布上，贴脐。

止痢膏：干姜（三伏中晒）四两，连须老葱白（晒干）四两，巴豆肉四十九粒，杏仁（去皮尖）四十九粒，蓖麻仁四十九粒，蟾酥五钱，麝香钱。先以麻油一斤，入姜、葱煎，次下巴、杏、蓖收膏，起火，再下蟾酥、麝，搅匀收贮，治赤白痢水泻，摊锤口大，贴脐上即止。

痞块血瘕膏：大蜈蚣一条，山甲、僵蚕各一钱，破发纶巾一顶，巴豆七粒，同入香油煎，滴水成珠去渣，再用乳香四两，将松香一斤化开，滤清入水，又下锅，入长根葱七茎，醋半斤，煮半干，又入米泔浸，埋七日取出，入锅内化开，收群药入内，再用白矾二钱化开，入白砒末钱，硇砂一钱，候烟尽，取出为末，再加麝香，入阿魏、百草霜一钱，血竭二钱，炙乳、炙没一钱，共末，入油，离火搅匀，每用，热水顿化摊贴，七日效，三七化尽，或疝母并血瘕、小儿乳痞，三日效，贴后服玄明粉一钱，二服钱五，三服钱，空心滚水下，小儿不服。

骨内风寒湿气膏：川芎、草乌、川乌、南星等分，研末，看痛处大小，用者每上药五钱，广胶两，姜汁一盅，盛碗内封口，顿化调匀，敷疼处，铺旧布数重，熨斗火运之，酒尽量，熨时觉痒，一次可愈，重则再熨之。

追风膏：川乌、草乌、牙皂、当归、白芷、白蔹、白及、大黄、连翘、乌药各五钱，山甲四两，麻油二斤。先煎山甲浮起，再入各药、艾叶、桑枝、枣枝同煎，至滴水成珠，下东丹十五两，用槐枝条搅匀，摊贴。

胜金膏：归尾、黄柏、生地、赤芍、芩梢、川连、白芷梢、羌活、独活、防风、荆芥穗、川乌、草乌（咀片）各五两，香油一斤，春浸三日，夏二、秋四、冬五，以文武火煎至滴水成珠，下东丹六两半收之，摊贴如神。一损伤跌打、一腰痛、一磊块、一疮疖、一疝气、一无名肿毒、一风温、一痞块、一血风臁疮、一多年顽疮、一疟疾贴前后心；一手足俱麻、一漏肩风、一瘰疬喷瘦核、一痞块，临贴加阿魏末钱；一痰火贴背心；一胃口痛、一泻痢贴气海；一咳嗽贴背心；一杖疮、一肚痛贴气海带脐；一无病人，常贴丹田连脐；积滞皆可贴。诸般疼痛，用樟脑、胡椒等分细末，掺膏上贴。凡贴，先用姜搽痛处，再贴上，再以热掌熨之。妊妇勿贴，切切。

万应膏：川乌、草乌、大黄各二钱，当归、白芍、白芷、连翘、白及、白蔹、乌药、官桂、土木鳖各两，苦参、牙皂、木瓜各钱五，生地、赤芍、防风、血余各四钱，槐、柳、桃、桑、枣枝各一钱，麻油一斤，浸药三日，煎枯去渣，下东丹七两收成膏，炙乳一钱五分，炙没一钱五分，苏合油二钱，搅匀摊贴。贴法：跌打损伤，风寒湿气，一切疼痛，贴痛处；咳嗽、哮喘，贴背心；痢疾、水泻，贴脐心；腹痛，贴痛处；头痛目痛，贴太阳；一切无名肿毒，疔疮发背，湿度贴患上。未成，自消；已成，收脓长肉收口。

种子膏：治肾冷精寒，兴阳久战。川花椒（净）四两，蛇床子（净）四两，肉桂二两，干姜二两，麻油二斤，入药浸一日，煎枯去渣，下东丹十七两，收成膏，离火，下大附子一个，为细末，搅匀，临用摊膏，再上掺药。胡椒两、制硫黄两，砂仁二钱，丁香一钱五，木香一钱五，牙皂钱，麝香二分，共研细面，瓶盛，勿泄气，临用掺膏上，贴脐。

暖脐膏：大附子（切片）十八两，肉桂二（切片）两，菜油十六两，入桂、附，浸一日，缓火煎浮枯去粗，入血丹五两，收成膏，用布摊膏，一钱，贴脐上。

固精补肾暖脐膏：治精寒，阳痿不坚，遗精易泻，并妇人血寒不妊、带下崩漏等症。韭菜子两，蛇床子二两，肉桂（研末）一两，川椒三两，大附子一两五钱，麻油二斤，入药浸半日，熬枯去渣，入炒飞东丹十二两，收成膏，再用硫黄二两，母丁香钱，麝香一钱，研极细匀，固封，每用独蒜一个捣拦，入细药研丸，如扁豆大，其膏用缎摊，如杯口大，将丸一粒，放脐中，以膏贴之。

保命暖脐膏：用大锅一口，下麻油廿两，煎五六滚，再下粗药十八味，微火煎枯黑去渣，再下净松香（炒飞净）四两，东丹（搅匀）八两，再下雄黄、龙骨、硫黄、赤石脂各一钱，细末，搅匀，再下炙乳、炙没、沉香、木香、丁香各一钱，细末，下麝香、阳起石、蟾酥各一钱，掇锅离火，再下净黄蜡五两，收入瓷瓶内，用黄蜡封口固密，沉在井中，三日取起，用时取七八钱，以重缎及矾过厚纸摊贴脐上，至六日方拟贴。初贴，一月中切忌房事，过后不灵，此膏有还精补髓、助元阳、暖丹田之功。下元虚损，膀胱疝气，腿足酸麻，阳道不举，不坚不久，常贴，百病潜消。若白浊淋漓、痢疾，三日见效。妇人血崩，白带、经水不调，贴之即效。若要验此药之功，以八九十岁老人，不能动履者，得此膏贴廿日，即见其功。制药拣天医日，虔诚修合，忌女人孝服、鸡犬生人见。煎膏要桑柴火，粗药十八味，天麦冬（去心）、远志肉、生地（酒洗）、熟地（酒煮）、牛膝肉（酒浸）、肉苁蓉（酒浸洗）、菟丝并蛇床子、鹿茸、续断、虎骨、谷精草、土木鳖（去壳）、川大附子（切碎）各三钱，杏仁（去皮尖）、官桂各一钱五分。

遍身筋骨痛酒（岳提督方）：苏合油、番木鳖（麻油炙）、虎骨（半酥炙）一两，蝉蜕（洗净）七两，牛膝、当归、羌活、苡仁、杜仲（炒断丝）各二两，赤芍、独活、防风、花粉、生地、秦艽、防己、豨莶草、木瓜各一两。用烧酒十斤，入药放坛中封口，煎二柱香，不拘时，随量饮，汗出止。又方：白凤仙花梗根四两，烧酒一斤，浸三日，空心饮二杯，七日效。

抄吐血劳损酒：当归、生地、加皮、红花、苏木各三两，煮酒一坛，无时饮数杯，无病亦可用，若病急，则各用一钱，煎服可也。

风湿筋骨痛并摊酒（岳又方）：川牛膝、川断、苡仁、青木香、杜仲、防风、加皮、茯苓、萆薢、秦艽、象皮、木瓜、虎骨、当归、独活、桂枝、川芎、熟地、桑寄生、风藤、苍术、蕲蛇、茯神、羌活、附子各五钱，砂糖十二两，烧酒五斤，陈酒一斤，封浸七日，煮三香，尽量饮。

五神酒：治风气半身不遂，口眼歪斜。木香、闹扬花二钱，灵仙、牛膝各五钱，烧酒三斤，浸瓶内，厚面糊封口，隔水煮三香，埋土七日，取出听用一盏。

周身肢节痛酒：白头翁、百合、羌活、防风、丹参、桂枝、秦艽、苍耳子、故纸各二两，羌独活、抚芎、乌药、乌头、姜黄各一两，金银花藤、桑枝、加皮、威灵仙各三两，烧酒十八斤，水酒廿斤，封浸煮饮。

筋骨痛酒：枸杞、牛膝、赤芍、川芎、生地、香附各两，加皮、当归各二两，红花、防风、白芷各五钱，羌独活七钱，杜仲、故纸八钱，酒十五斤，煮，听用。

腰痛膏：杜仲五钱，狗脊（去毛）二钱，归身、故纸各三钱，生酒四斤，煮一炉，退火。

臁疮膏：桐油一两，煎滴水成珠，下白蜡一两，黄蜡一两，共成膏，先用葱汤洗净，将膏上，日洗二次，其膏可用葱汤洗净，再贴之。

臁疮膏：防风、荆芥、金银花、木瓜、牛膝、苡仁、苍术、黄柏、羌活、当归、茯苓、甘草各五钱，淡水十碗，煎至三碗，童便、酒各三碗共煎，广箔十张，汁尽挂起风干，每用，照疮宽一线剪贴，如脓水多，翻过贴，反复数次自愈，不必再贴，其疮先将葱姜汤洗净。

血崩酒：苍耳子（炒去毛，杵碎）一升，入锅炒香，用瓦钵盖定，将生酒二斤四边注入，煮三四沸，滤入酒瓶，空心尽量吃醉，酒醒愈。

种子宝筏酒：白云苓、白术、归身各两五钱，白芍、枸杞子、薄荷叶各七钱五分。共为细末，雄猪油八两煎去渣，白蜜八两煎去末，饴糖八两，共入磁罐，入药末和匀，隔水煎三香，取出埋土内三日夜，每晨用二大匙，白滚水下，能令精髓满溢，肌肤肥泽，乃种子奇方也。

化痞膏：茜草根二两，杜芥子一两，独蒜一两，共杵匀，和摊皮纸上，贴痞用油纸隔托膏上，掺麝香二分、阿魏一钱，共研细末，铺膏面上贴，将活裹脚布条诠缠一周。

发背膏药：治不穿不烂者，只用此膏愈。蓖麻仁一两，铜绿一两，松香一钱，大戟草（煎水一盅收膏）两根，豆油四两，白蜡五钱，百草霜一钱。此膏贴诸毒即消，凡发背、搭手、瘰疬、结毒，不论穿与不穿，总是此药收功，及寒湿跌打、疔毒、穿收口、肿内消、痔漏亦妙。

消痞膏：麻油一斤，水红花穗一斤，猪鬃四两，榆、椿、桃、槐、柳、楮、柏条各三两，血余一两，俱入油煎焦去渣，再入没药、草乌、赤芍、生地、熟地、白附、官桂、三棱、山甲、莪术、归尾、白芷、巴豆、番木鳖、甘遂、黄芩、川连、黄柏、栀子、连翘、大黄、蓖麻仁、防风、苍术、荆芥、薄荷、苦参各一两，煎枯去渣，净油一两，入东丹二钱，熬至滴水成珠，离火待温，入阿魏、血竭、芦荟、硼砂、卤砂、胡连、炙乳、天竹黄、儿茶、轻粉、雄黄各一钱，樟脑一两，大蜈蚣三条，元寸五钱，搅匀摊贴。

七真膏：当归六钱，草乌、川乌、白芷梢各一两，芒硝五钱，白花蛇六钱，头发（烧存性）二钱，山甲（打碎干）十片，癞蛤蟆二只，独大蒜（去衣打碎）十四个，巴豆肉四十粒，木鳖子（五十个，去壳切）二钱，大蓖麻仁（五十粒，去壳碎）二钱。真麻油三斤，入药浸三日，夏浸一日，选吉日煎，以柳樟搅摊药，焦净滤去渣，入东丹廿两收成膏，离火，入炙乳没末一两六钱，阿魏末六钱，搅匀摊膏，稍冷，入元寸末二钱，再搅匀，倾入冷水中拔去火毒，用按穴摊贴。

治咽喉痛，咳嗽不止，贴肩穴。五劳七伤，贴肝、肺、肩三穴。翻胃噎症，贴肺、肝、心穴。手足摇抖，贴曲池二穴。跌打损伤及小儿诸积痞块，贴患上。身痛头风，贴脐上。淋浊及寒湿脚气，照穴贴。左瘫右痪，土木鳖研末，照穴贴。腰膝疼痛，贴患上。风气，贴患上。妇人经不通，贴小肚并心。男妇阳阴症及下元虚冷，赤白带下，心腹膨胀，贴心脐二穴。痕癥，贴患上。肚痛及赤白痢用番木鳖末，分放脐内贴。初起恶疮，无名肿毒，贴患上。诸疮痛不可忍，贴之即效。犬咬，贴咬处。鱼口肾肿，用灵丹一厘放膏上，贴上即消。

抄消痞膏：白芥子、槟榔各四两，当归、白附子（鸡肾者）各五钱，土木鳖十二个，蓖麻肉、巴豆肉各廿粒，穿山甲（大者）十片，麻油一斤，煎成丹收之，再下麝香一钱，炙乳、没药、阿魏各五钱，蟾酥五钱，各研为面细，入膏搅极匀，磁缸贮，勿泄气。赤白带贴脐下，膨胀贴脐上，痞贴患上，一个即效，加入萱根四两，灵仙二两，独蒜一两。

治双乳蛾：猪胆汁（须少肉）五个，入白矾二两，煎干成片，每两加胆矾二两，共研细为面，用芦管吹患处。

鹅掌风：川乌、草乌、花粉、首乌、赤芍、防风、荆芥、苍石、地丁各一两，艾叶，用水煎，先后洗效。

擦癣药：硫黄八两，铜锅水一碗同煎干，入烧酒一碗煎干，再煎渐烊，色黑如膏，石灰一块研细，煎浓，倾土地上成块，每用研末，用穿山甲爬去之，以生姜片蘸药擦之，少倾水出如珠，拭干再擦三四次，后仍有水，干掺之过一夜，连皮脱光矣。中间亦要刮出，擦必先治边，则虫不能四散走开矣，神效。

血风疮（五剂合）：风化石灰（炮鲜鱼黄色）三两，黄柏四两，研细末和匀，每用二两，以麻油调敷，先以艾汤洗净，日二次。

落牙方：大鲫鱼一尾，去胆，入白砒末一钱七分，外用棉纸包七层，悬檐前一月，鱼身吐白沫，取下重一钱，加壁土五厘研匀，用笔挑些，押入痛牙根内，少刻咳嗽，即落下。

抄鱼骨鲠方：用苎麻捣烂绞汁，灌下立效。

鱼骨鲠方：屎缸瓣柴根，捣汁灌入鼻中，必然打喷嚏，其能吊出，神效。又名皂角，男左女右。

牙痛塞耳方：全蝎、雄黄、细辛各一钱，牙皂四分，火硝一钱，共末，大蒜捣成丸梧子大，棉裹，左痛塞右，右痛塞左，每丸可愈三人。

牙痛并肿：火硝钱，樟脑钱，硼砂五分，吐去涎，又擦立止。

立止牙痛：川黄柏钱，煎水去渣，用净牙硝两，放水内，棉布封口，下用布封口，下用文武火煅，碗内无声为度，揭布，其硝尽升在布上，取下硝，加冰片半分，共研匀，瓷瓶封口。牙痛者立止，名哭来笑去。

牙痛擦药：鲜薄荷叶、硼砂、荜茇、牙皂、冰片等分，擦之数次愈。

立止牙痛：朱砂钱，生白矾一钱，皮硝二钱，共研末，搽痛，任药涎浸，刻痛立消。

鱼鳞疮：吹药，此疮生在喉内，有白靥者，津液亦不能下，久即怯痛，不食必至饿死，口舌之疮亦治。白矾、皂钒、川连、黄柏、青黛，各研如面，和匀，日吹数次，必然痊愈。

喉风吹药：盐五钱，白矾两，硝两，东丹两，雄黄五钱，铜青五钱，各研末，依次铺铜勺内，用碗盖定，湿布封口，漫火煅滚，滚声绝为度，待冷取出，研细，用芦管吹入喉，切忌冷水漱口，只用醋或杨汤漱之，神效。

喉癣方：败龟板（炙）一钱，乘封固煅末，和川连末等份吹之。

喉失声方：皂角（去皮）一挺，萝卜（切片）三个，水煎服。

喉肿痛方：硼砂五钱，冰片二分，山豆根五钱，番木鳖末五分，吹之。

喉癣破难方：胶枣（去核）七个，入雄黄一分，纸包，烧存性，研末，每一钱配煅文蛤末一钱、冰片二分，研细吹之，神效。

抄占毒方：大黄两，月黄五钱，东丹。点头面疖用大酒调，点切肿毒用醋调点，立消。

抄脓疥疮药：巴豆仁（去油尽）四十九粒，白砒七分，硫黄八分，荆芥一两，研细末，每药五分，猪油三钱，搽。

抄脓窠疮药：生白矾（研细）一两，水银三钱，同白矾研，不见星，用真菜油调搽疮上，次日结盖。

血风疮：半月效。白鸽屎（炒）一合，旧皮布（烧存性），共末，菜油调搽，妙。

初起肿毒：何首乌、贯众各五钱，生酒煮，空心服，露一夜，毒从便下。

各兽伤溃烂，蛆虫出臭：蝉蜕五钱，青皮五钱，青黛五钱，蛇蜕（烧存性）一两，华细辛五钱，共末，每三钱，酒下，外敷寒水石。

无名肿毒七厘散：闹羊花（去心晒干，再用烧酒伴湿，焙干）一两，僵蚕（产便炒）一两，穿山甲（土炒）一两，巴豆霜二钱，大蜈蚣（去头尾）三条，雄黄二钱。共为末，每服一厘，葱姜酒下，饮半醉，加南星、半夏，可治初起痰核。

血风疣并秃疮：瓦楞子、蛤蜊壳（俱烧透），为末，松香末。用葱头捣如泥，敷七天，效。

抄梅疮筋骨痛汤：茜草、麻黄、乌药、牙茶、鱼胶（用顷麻伴炒）三钱，珠槐子（炒焦）五钱，炙乳一钱，花椒水一钱，生姜五分，葱五，水煮通口，口服三剂效。又方：土茯苓一两，白菜七个，蓖麻子（去壳）七粒，枣（去核）七枚，麦冬（去心）七条，肥皂子（去壳）七粒，水煎一盅服。

脑漏并鼻内流出水如抱鸡子臭：辛夷、白芷、黄芩、当归、黄芪、苍耳子各钱，细辛八分，甘草五分，如久者，加人参五分，加至一钱，灯心水煎服。又方：兜铃五钱，麻黄一钱，甘草一钱，水煎一盅半，入黑砂糖。

痈疽并一切无名肿毒，自头至足，百效汤；白芍五钱，川芎五钱，归尾五钱，防风五钱，牛子一钱，蝉蜕五分，厚朴五分，连翘五钱，赤芍二钱，贝母二钱，桔梗钱，乳香、炙没各八分，共作一帖，未溃者服之即消，已溃者服之即愈，但溃者不必取汗，未溃者加生姜、升麻水一碗，酒半碗。凡肿毒难收口，系内虚也，大附子切片，放毒口上，将艾叶灸四壮，自宁收口。

疮肿毒第一方：此方化毒如水，内消疔疽发背、对口乳痈、一切无名肿毒等症。将渣槌烂，加秋芙蓉叶一两，蜜水调，敷患上，水润，过一夜自消。花粉三钱，知母、山甲、贝母各一钱，皂刺、半夏、银花、白及、乳香各一钱，好酒二碗煎一碗，空心服，取汗，毒气自消，化黑水，由二便出。

永平堂生肌散：炙乳、炙没、血竭、儿茶、赤石脂（煅）、海螵蛸、龟板（煅）、鳖甲（煅）各钱，硼砂（生肌放此）二钱，轻粉三分，铅一钱，化开入水银一钱，候冷共研，初起加黄柏末一钱，作痒加白芷末一钱。共研细面，瓷瓶盛，每用掺上即止痛，生肌如神。其痛，先用甘草水洗净拭干，再上药。若乳痈烂入内，搽上生肌，屡效。

烂潭久不长平：用石英打碎，入以良姜汁煮大半日，同打一火存性，研细，每一处掺青凉膏上护之，一日夜即长平愈。

瘰疬丸：不拘何方，用之取核。白盐、白矾、火硝、皂矾各五钱，水银二钱，共研匀，用大瓦罐盛药，口用铁盏固封微密，文武火七炷香，刮取灵药，用轻粉膏研匀，提如半片绿豆大，以朱砂为衣，拔出病核，然后用收口末子、没药、炙乳、儿茶、珍珠各一钱，用豆腐入珠煮熟，血竭五分，冰片、麝香，共研如面，掺刀口上，自然生肌收口。

烂力膏：皂荚一斤，滚水泡软，去筋子，捣烂，入米醋一斤，再研极烂，用苎麻布绞出汁，漫火煎成膏，入血占末一两收之，瓷瓶盛摊贴，日换数次，有力粘膏上自出来，破者勿贴。

疬疮并串身蛇疮方：淫羊藿（俗名铁菱角）捣汁，加汁少许，鸡毛扫患处，频频扫之，候喉中知有药气即愈。若有核及破者，用后膏收之。麻油煎千里光成膏，滤去渣，东丹收之，并治诸疮不收口、臁疮尤效。前汁扫力若痒，加盐少许，白矾研末，捣饭丸绿豆大，能治诸般疮毒，每服三钱，井水送下，过膜败毒如神，五月五日制者佳。

发背仙方：治背烂如钵，肋骨俱见，不省人事，死中复生，立刻见效。先用白面调成薄糊，患上四围涂于好肉上，随用米醋煎滚，将羊毛散笔蘸滚醋刷烂肉上，其肉即脱下，不住手蘸刷，直待污肉脱尽，其人即知疼痛，便可活矣。即安，索其污肉一尽，即将黄泥酒药炒燥，研细罗如面细，细筛在肉上破处，或加冰片二分在内，不加亦可，竟以此药收功，尽愈。黄泥酒药出乌镇炉头，此系仙人所传，松仁寺各地方炼白酒，俱是此麴。

发背：文蛤、南星、贝母、大黄各二两，川连、陀僧、炙乳各二两，细茶四两，栗漆叶八两，共细末，鸡蛋调敷患处效。

下疳膏：黄占二钱，乳香、没药（俱生用）、轻粉、漂珠各一钱，血竭一钱，龙骨六钱，冰片六分，共末，用麻油少许，入占煎和提起，俟温下末和匀。先用浓茶洗患处，拭干，将系绵扯条子，搽膏在上，照前面上缠之，频洗，如肉长平，血竭、龙骨勿下。

对口疮：用枫树球烧灰，搽上效。

下疳丹：东丹、轻粉、儿茶、炉甘石、寒水石、炙乳、没药、血竭、龙骨、白螺壳。上各置热瓦上焙干为末，用茶洗净，敷二次效。候极凶者，不过三日。洗用银花、野菊花煎汤，冷定洗之。如皮裹龟头，肿胀作痛，先用大黄末，井甘水调围，俟肿退，收起皮，用鳝鱼血调面敷皮上，吊起，然后敷前药。

诸痔丸：治未成漏者，止痛消肿神效。败龟板（盐水炙七次，黄脆为度）、金银花（晒研）等分，研末，炼蜜丸芡实大，空心白滚水吞四十九，以面食压之四两效。一方用龟胶炖化金银花末为丸，服一斤，痔漏亦效。

小儿头软节：皂麻仁两，白松炙二两，共捣成膏，摊贴患上，愈后发生疔疮、对口发背毒、一切大小热毒。甜瓜蒂、沉香、丁香、广木香、炙乳、炙没、连翘、巴霜、独活各末，各一钱，真蟾酥四分，血竭四分，共末，炼蜜丸亦可，或用末，每服四分，好酒送下，尽量醉，每服四分，取大汗，重者二服，轻者散。

收口生肉丹：海螵蛸、赤石脂、炉甘石（煅）、水龙骨（炒）、血竭、儿茶各钱，轻粉二分，枯矾钱，冰片、龙骨五分，滑石钱，共细末粉效。

肠风痔漏大肠头痛不可忍者：黑猪左悬蹄瓜廿个，刺猬皮一两二钱，败棕八钱，槐角八钱，乱发六钱，白雷四钱，苎麻四钱，苦楝根六钱，黄牛角笋一两二钱，各锉碎，入罐，盐泥固济，煅五炷香，上加炙乳二钱，麝香钱，共研细，炼蜜丸梧桐子大。每饮廿丸，先嚼胡椒一个，以温酒下，早晚二次，甚者三服，忌用别药，此方神效。

痔漏并肠风下血：胡连两，大粉草（长者七段）一寸，入好酒五碗，入砂罐浸一夜，慢火煎至碗去渣，另入小瓷器内，隔汤煮成膏一小杯，每早用好酒调一茶匙，复尽愈，或用百药煎，烧存性，为末，每服一钱，酒下。

一切大小毒：大黄（半生熟）五两，龟板（煅存性）三两，真僵蚕（炒黄）十条，当归（焙）三两，贝母三两，炙乳三两，炙没三两，大蜈蚣（焙去头）四十条，共研细末，每饮二三钱，上下食前后服。

疔疮：芫花（醋伴炒半黄），如末，壮人服钱，弱人服五分，冷水下，先行后汗，忌荤七日。

漏方：亦有西瓜藤通肠分管，箭血脱肛，一切内分周身等漏。黄牛角笋一个，小羊角笋（俱煅酥）二个，文蛤（碎炒）一两，雄鸡胵（焙）三钱，干姜节（存性）十个，雄黄二钱，共末，用大乌梅廿个，水泡取肉，捣烂，和面糊丸桐子大，每服三丸，空心白汤下，五六日水干，十日后退管，一月痊愈。

漏疮肿痛难忍：皂矾七钱，盐五钱，水二碗，先煎，后洗二贴愈。

诸漏上下等处煎效：硫一、砂二、汞三，加四两石黄，配打铅根十六两，三香火候无差，药分清浊二品，每服六厘休加，不拘痔漏一齐拿，但服黄（酒）送下，随身一味遍天涯，胜似金丹来点化，每用新银罐入药，上合一罐，铁条扎住，盐泥封口，三丁架文武火三香，取上灵丹服，七日愈后不出水，特收活虾蟆皮，剥一块贴上收口，其蟆用生肌散搽，放去，其丹六厘，分六丸，以黄占为衣，掇成丸服。

内消闭管丸：治诸毒成漏生管者。胡连（净末）一两，石决明（煅，童便淬）五钱，大山甲（麻油炒脆）五钱，赤石脂（醋煅九次）一两，槐花（炒焦净末）二两，刺猬皮（制净）二两，木耳（黑细灰）三两，白矾两，雄黄一两五钱，女贞子两，龟板（白占制）二两，大黄三两，共末，炼蜜丸梧子大，每服七钱，日进三服，米汤下、夜酒下，重者四十日愈。如身上有块者，加蚕壳廿个，炒末和入丸服。

麻药：此药搽毒上，不知疼痛，始可用刀剪腐，针缝合。川乌、草乌、干姜、花椒、胡椒、荜茇、吴萸、细辛、苦果（此是土木鳖），共细末用，用过再收生肌药掺上，务宜静坐，慎勿喧笑，勿吃硬物，忌十日，口自收。

生肌收口方：真赤石脂（醋煅七次）、生大黄各钱五，炙乳、炙没、血竭、珍珠、片脑各一钱，儿茶、轻粉各五分，共研极细，湿干掺，干用香油调搽。

定痛生肌散：下疳便毒。冰片、珍珠各一分，轻粉、宫粉（煅）各二分，蚕茧灰、血竭、龙骨、柳絮花（煅灰）各三分，红褐（烧灰）五分，儿茶五分，共研末，先用浓茶洗净，后掺上末。

止痛生肌散：治诸毒。宫粉（煅黄）二钱，川连（焙）、柏（焙）、儿茶、炙乳、没药五钱，用箬垫铜锅内焙干，研极细，掺患上。

瘰疬：鸡蛋（蛋煮老，去白留黄，用铁铫煎油去渣）六个，银珠二钱，黄占二钱，共入蛋油熬，滴水成珠听用，再用砒五钱，入豆腐中，缓缓炙腐干为度，又用白面五分，和合如丸，为麦子形大，亦如之收前膏，用油纸摊，将丸一粒放膏中，贴疬上，以烂尽病核，若痛，为毒，然后将珍珠煅黄为末，敷之效。

血痔：占米、绿豆、槐实、芝麻、白糖等份，将米、豆、槐各炒熟，收贮，芝麻炒熟，另研，贮，白糖亦另贮，勿出气。每日早，用酒半斤，冲滚开水服。

紫金锭：一治中风，到不省人事，痰涎涌塞，牙关紧急，姜汤磨服。二治岚瘴气候晒途行，其心感触秽恶，用少许噙嚼，即邪毒不侵。一治因瘫闭，用薄荷汤下。一治膨胀嗝噎，麦芽汤下。一治邪毒疟，温酒下。一治绞肠痧腹痛、霍乱吐泻，姜汤下。一治蛊毒及诸药毒，虽使恶菌死，生口肉，用滚水，妊勿服。一治痈疽及无名恶毒，好酒磨服，取汗效，外用凉水涂磨，已溃勿敷。一治蛇蝎、疯犬、毒虫伤，酒磨服。一治中阴阳二毒，狂言烦闷，躁乱不能，凉水磨服。一治小儿痰涎涌盛，急慢惊风，薄荷汤磨服。一治女人经闭，红花汤下。一治缢溺魇气未绝者，姜汤磨灌。一治时行疫气，常用焚熏，不致传染。凡服此药，忌甜物数日，急则研末亦可。真山慈菇（去毛）、上沉香、草河车、檀香、炙乳、青木香、广木香、莪术（酒炒）、白蔻仁、尖槟椰、千金子仁（去油）各一两，川倍子、明雄黄各两五钱，炙没药、川山甲（土炒）、自然铜（醋淬七次）各一两六钱，红牙大戟八钱，麝香二钱。以上要分量足，制极细末，每药一两，入朱砂五钱，研匀，用占米、神曲为末，米醋打糊，干掺下，每丸重五分，金箔为衣，拣天医黄道吉日合，忌女人鸡犬见。

遍身风癣：用皂角煎汤，日洗三次，半月效。

蛇伤：白芷钱，胆矾钱，先用头发扎紧患处，用水洗净，药敷效。

小儿头上肥疮：东丹、黄柏、松香各五钱，用猪油四两，和药杵，纸裹为条，点滴下油搽疮上，如痒，加枯矾少许不拘，脓窠亦效。

至宝灵丹：专治一切无名肿毒恶疮，得此丹二三厘，放膏药中贴上，未破者内消，已破者即愈。水银二两，火硝两钱，枯矾两，用厚擂钵一个，将矾、硝二味共研末，铺钵底，用鸡翎刷平，以竺在硝、矾上插些稀眼，再用茶匙挑水银入稀眼内，再用没药末（五钱）、乳香末（五钱）、白净珍珠末（钱）三味和匀，盖在水银之上，再用白宋碗一个，以陈墨磨脓汁涂碗内，赤金箔十张贴遍，盖钵上，用盐拌细黄土杵稠，做条封碗口，勿使泄气，其碗外亦用泥厚涂，日干得砖，搭成三角条，以文武火炼三炷香为度，退火候冷，以碗中灵药再加大冰片三分，同研细末，瓷瓶收固，其钵中之药另收，研末，醋调敷、鲜麻油敷肿毒皆效。若医痔疮，用发面研末，对药捻成粗线条，插入疮孔内，外用膏贴之。若成管者，收灰面，调成圈围，围住四边，中间用槐树皮、白及盖口，上面用艾圆灸三炷，内必作痒，即入药条插入疮内，外以膏贴之，效极。

一切无名肿毒：金银花四两，蒲公英一两，当归二两，元参两，水五碗，煎八分，服一剂，尽化为无有矣，切勿减去分量，致不收效。此方善诸毒，又不耗散气血，多服久服无碍。凡痈疽发背，以及头项、胸腹、手足、腰腿、脐前阴后，不拘阴阳二度，毒肺肠肉痈俱效，未溃即消，已溃即散。

敷一切阳毒：生明矾、石膏（半生熟）、生半夏等分，研末。未破，醋敷；已破，麻油敷。

敷一切阴毒：川芎、肉桂、胡椒、飞面等分，研末，姜汁、葱汁各半调敷，须臾烟起，干再掺，烟尽为度。

退漏管：蟹壳一个，蟹头骨一个，俱焙干，研末，炼蜜丸梧子大，共酒下二丸，勿间断，自退。

搽去肿：白芷、赤小豆，共末，水调立效。

河白：榆根皮（切片）三个，水煎洗浴，随用香油一盅、元寸一分，调涂虚肿处，必以手挤之，有烂肉应手而出。

冻疮痒痛：蟹壳（煅）研末，菜油调敷，或用酒、鹿角胶搽。

苋菜子：焙研细末，能开毒疮口，能去腐肉，能涂漏管。此作极难，入此作烂药神效，抵降丹而不痛，要白苋。

鹿角霜：研细，抵天灵盖，能生肌收口。

杨梅漏：轻粉毒，流注，瘰疬。皂角树皮（外去粗皮，要向东南者）二斤，青盐三两，水洗过，陈老酒二斤半，米醋二斤，青紫灰（罗净）三两，砂锅煮干，瓷瓶盛，每用：土茯苓四两，精肉（切作三块）六两，姜皮一两，用水六大碗煎至三碗，早中晚三次吃下，连用八服，过三日又吃八服，忌牛、羊、鹅、茶、酒色，破者用后膏贴之。

杨梅膏方：归尾二两，麻油四两，煎枯滤净，再下铅粉两，血竭、龙骨、东丹各五钱，儿茶、海螵蛸各一钱，共极细末，入油丹煎一沸，倾入瓶内，竹篦枝之令匀，冷水去火性，用油以甘草水洗煮过，摊贴之，如不收口，用收口药：红血香、龙骨、血竭各三分，归尾二钱，枯矾钱，螵蛸二分，象皮（煅枯）、百草霜（煅枯）各五钱，共研极细末，收口。

李廷选跌打损伤散：川乌（酒晒干切焙）、草乌各两五钱，滴龙香、上上肉桂、蟹石各一两，粉草五钱，麝香二分，共研末，每服三分，酒调。重者三服愈。

跌打内伤散：五加皮四两，灵仙两，羌活八钱，姜黄五钱，五灵脂（醋炒）五钱，刘寄奴二钱，延胡二钱，共末，每服钱，砂糖调酒下三服。

跌打内伤煎方：灵仙、川断、乌药、红花、广木香、归尾、赤芍、刘寄奴、玄胡、加皮、桃仁、乳香、没药各四分，苏木硝钱。打重者，加大黄钱。伤腰，加杜仲五钱。伤背，加川芎、独活五钱。伤胁，加柴胡、青皮。伤脑，加桔梗。伤膀，加桂枝。伤腿，加牛膝。生酒服尽醉。

跌打心胸血胀将危者：大黄、归尾等分，末，每服七钱，酒下尽量，少睡解愈，产后血胀，服下即通。

外科金箍散：五倍子（炒黑）四两，陈川粉（炒糊末）四两，人中白两半，共研末。

跌打损伤散：土鳖虫（焙干）二两，炙乳、炙没、归尾、血竭、大黄各一两，自然铜（煅醋焙九次），共研细末，每服五钱，好酒调下立效。

瘰疬丸：连翘、沙参各八钱，射干、泽泻、胆草各五钱，白及、昆布各五钱，海藻、白蔹各四钱，漏炉、牙皂各二钱，核桃肉、夏枯草各两，共末，米糊丸，加酒一盅，每日酒下五十丸。

搽癣药：五倍子四两，硫黄一两，白矾两，共细末，滴醋调，爬去鲜皮，从外擦渐渐入内，其虫聚于中心自毙矣。

搽癣方：樟冰两，白矾两半，硝两半，升丹一料，再用后药三钱，共研匀，滴醋调搽。

搽癣方：白砒钱，雷丸五钱，银砂（煅存性）、芦荟二钱，苦楝根白皮（煅存性）五钱，硫黄两，共细末和匀，每杵三钱，加升药和匀搽之。

抄四腕疮方：一日伴伸筋，二日痒，三日结尾花。鸡子（倾去）一个，入白砒末三分，将草包四十九层，煅至药内无声即住，剥出研匀，以纱包之，每痒时，将药烘油，趁热按上，如此数日，一脱光矣。

抄脓疥疮饮：归尾、红花各一钱，五角刺、木通各钱五，土茯苓五钱，水煎三碗，连服三剂，其疮发起，一服渐消矣。

外科止痛：不拘肿毒痛甚者。滑石、半夏研匀，葱汁、蜜同和，搽上立止。

小儿赤游丹：前胡、干葛、黄芩、黄柏各两，甘草一两二钱，川连一钱，共末，每服一钱，水煎服，渣敷赤上，立效。

杨梅疮：凡不拘何经络所发，久治不愈，并生产男女，形如剥鼠，女人秃发落眉，滑不堪者。槐花蕊（阴干，磨细末），用蜜汤和丸绿豆大，晒干，每朝空心白汤吞一钱，重者一两，痊愈。汪公验方。

抄发背疔肿流注，边便毒鱼口散：当归（炒）、僵蚕（同山甲炒）、全蝎（炒）、番木鳖（去毛炒）各五钱，穿山甲（陈土炒）两，蝉蜕（炒）、蜈蚣（炒）各二钱，炙乳、没药钱，雄黄钱，共末，每服二钱，好酒下，当日效。

肺虫鼻塞，香臭不闻：白薇、贝母、冬花各一两，百部二两，每服钱，米汤下，研末立效。

发背，无名肿毒，已溃未溃，化血而下：槐子（炒黑）两，核桃肉（布包煅）七个，明矾二钱，共末，生酒热服五钱，勿多。

杨梅疮结毒一切恶疮：枯矾五钱，杏仁粉、胆矾、铜绿各钱，铜绿用猪胆汁、金汁煮过。即痛，共研末，猪胆汁调搽二日，结痂效。

涂龙第一方：真蟾酥、鸦片各六钱，胡椒、急性子、山栀各二钱，肉桂钱，麝香三分，先将蟾酥、鸦片好酒浸烂，三支炒黑二味，研末，再同急性子捣烂，入麝研，匀作条阴干，午后津磨厘许，抹龟头上，晚洗行之。

鱼骨梗方：樟脑钱，白糖人（即响糖），共捣一丸，吞下即效。

解颐脱血方：南星末、生姜汁、肉桂，酒磨调涂两颊上，一夜即上。

立止牙痛：朱砂钱，生白矾一钱，皮硝二钱，共研如面，蘸搽痛处，已经药涎浸湿刻许，然后任流去涎，立止。

抄流火方：蓖麻肉，用青布包百粒捣烂，烧存性，熏患处。

马蔺子汤：洗患上立效。醋磨月黄，敷患上，内服龟板（煅末），每服七分，发灰二钱和研，酒下效。

流火饮：牛膝、秦艽、木通、防风、金银花、木瓜、当归、马蔺子，每用一粒捣碎，酒水同煎服。又方：白酒糟、生姜、大葱、盐、菊花叶，共捣如酱，涂患上，三次愈。

又敷方：用灰坯（即炉底）研如面，同滴醋调搽患上。

抄通肠痔漏丸：治一切恶疮。贯众（酒炒）四两，川萆薢八两，槐角子（酒炒）四两，明皮药（去油）两，共研细末，炼蜜丸梧子大，每服一钱，盐酒送下，日进二服，二至三日后，其漏内痒，脓水干，七日退出硬管愈，隔日洗一次，二三年服一斤，必然断根。倘漏不收口，用白芷末，以蝉腹板捣烂为丸，大小不等，眼大用大丸，小用小丸，送入眼内，立能生肌收口。

疔疮发背收口，一切肿毒丸：甜瓜蒂、沉香、丁香、广木香、炙乳、炙没、连翘、巴霜、独活（俱为细末）各钱，真蟾酥四分，血竭四分，共末，炼蜜丸，每重四分，好酒送下，尽量饮醉，厚盖取汗待方起，重者二服愈，轻者散，重者脓，脓者收口。

夺命饮：内消疔疽，对口发背乳痈，一切肿毒。乳香、山甲（土炒）、白及、知母、贝母、半夏、银花、角刺、花粉各钱，水酒各一碗煎服，渣加秋芙蓉叶两，捣烂，加蜜水和敷，水湿一夜，消化黑水，下药勿减少，忌一切发物。

抄乳痈乳岩乳力丹：胡芦巴（盐水炒，末煎服）三钱，酒下三服效，有脓自少，有二日自退。

抄杨梅疮方：猪胰子一个，土茯苓四两，水六碗煎三碗，去苓食胰。一药：一帖在汤中煎至两碗，不时服。防风、防己、木通、木瓜、当归、牛膝、苡仁、白芷，连服十帖，永无后患，忌牛、鹅、面、房事。

抄升炼金霜：汞两，压硝两二钱，白矾两二钱，共研，入锅封，升之。淡黄者治发背、梅毒、粉毒、痈疽重症。深黄者，治梅癣疳痔漏。红黄者，治疔疮臁疮，下部之症。深红者，治顽烂恶症，流注之症。

抄白云膏：金霜两，铅粉五钱，白占五钱，陀星一钱，童便（浸煅七次）、乳香二钱，炙没二钱，熟石膏二钱，血竭钱，儿茶钱，牛黄三分，冰片三分，各为末，香油一酒杯，入药拌匀，用厚棉布裁成条，摊药油一匙于布上，小火熨之，开候冷，掺牛黄诸末于上，贴时烘之，外用绢包，专贴要烂发背、疔疽顽疮臁疮，神效。

眼科杂方

疳积丸：芦荟、白术（土炒）、茯苓各五钱，灰夷、夜明砂各两，使君子两半，甘草二钱，共末，砂糖丸桐大，每一丸，绢袋煮雄猪肝二两，空心服。

布袋丸：白术、茯苓、神曲、五谷虫（新瓦焙干）各两，使君子七钱，胡连、芦荟、灰夷、甘草各三钱，夜明砂、川连各五钱，共末，神曲糊丸弹子大，每用一丸，布袋盛，同猪肝煮四两，食肝去汤，每服加人参二三分。

抄黄金条：治一切肿毒恶疮初起，用水磨搽。点眼目昏花，赤肿火眼，研点两大眦内。治乳蛾点喉闭，口中含化五分。治蛇蝎伤，磨搽涂，止痛。治黄水疮、漆疮、绞肠痧、心急痛，研点两大角。焰硝八两，东丹两，皂矾（明白）一两，雄黄五分，朱砂三分，共细末，糁上，待在铁锅内化成一家，和极匀，灌在小竹管内，过夜剖条听用。

抄三十汤：治四时风热肿痛，火眼一服即愈。全归、生地、青柏、蒙花、赤芍、木贼（有翳多用）、桑皮、蔓荆（太阳痛多用）、菊花、连翘（多用）、蝉蜕（翳多）、黑栀仁、白蒺（肿胀翳多）、川连、黄芩、草决、白芍、谷精（翳多）、荆芥、薄荷、羌活、防风、陈皮、川芎（太阳病多）、枳壳、白芷、桔梗、灯草卅节　水四碗，煎二碗，合成磨煎，以上多味服之消。

小儿疳积目：木贼、石决各五钱，黑丑钱，谷精草一钱，量大少用，重者五服，轻者三服，汤下效。

瞳人反眦，目看不明，如神。川连、广连、谷精草、黄菊、芦荟、使君子（一生一熟）、蛤蜊壳（煅粉），共研细末，用生鸡肝一付，研烂作七丸，每朝用半丸，米汤调下，分十四日服完。

痘疳二积坏目方：轻粉钱，朱砂钱，滑石钱，甘草四钱，共研细末，每服三分，用鸡腿二只同捣烂，酒拌半盅于饭上，蒸熟，服三次效。

洗烂眼方：铜青钱，杏仁七粒，桑条七支，乌梅一个，淡水一碗，隔水煮熟，露一夜，温服效。

点烂眼弦：白砒入生姜内扎定，煨熟取出，入硼砂廿分，共研如面，点弦效。

目生白障星翳丸：白芍、当归、菊花各两，菟丝子二两。为末，米糊丸，每饮五六十丸，米汤下。

目痛吹药：黄芩、白芷、防风、川芎、木通、牙皂、薄荷叶各钱，麝香二分，细辛钱，共末，令患人舍水收末，吹鼻中吐出，水泪出，愈。

小儿五疳五积丸：三棱、莪术（俱醋炒）、贯众、赤石脂各两，尖槟榔五钱，雷丸、神曲三两，共末，醋绿豆大，每日用五分，五日加至钱止，须先服小金丹五七粒，十五粒立止，一泻之后再服此丸，瘫病得愈。再用参苓白术散补之。

洗烂眼皮：痘风眼、迎风眼、偷针眼、时气眼。乌梅廿个，白果廿个，青盐、胆矾二钱，共捣匀，作八十丸，每用一丸，清水一盅，露一夜听洗。

疳积丸：三棱、莪术、山楂、麦芽、神曲、川连、使君子、谷精、木贼、决明（煅）、望月沙、夜明砂、五灵脂各三钱，得药同煮雄猪肝八两，要煮二三时辰，透熟为美，吃肝并汤，如子小者，肝汤要服。

点眼膏：七十二症。川连（去毛）一两，麦冬（去心）二两，归尾三两，蔓荆子（去衣）二两，青盐三钱，白蒺（去刺）二两，杏仁（去皮尖）二十粒，大肥山东黑枣（去皮核）二十四枚，木贼（去节）一两，用清水六碗，新瓦实煎至一碗取汁，又入水煎三次，共绞取汁三碗，须滤去渣，用铜勺熬至一茶盅，入麝香末六分，细搅匀，瓷瓶盛，勿走气，此秘方也。

吹鼻丹：雄黄（水飞）五钱，朱砂三钱，火硝五钱，炙乳、炙没、青黛各三钱，木贼（细末）钱，共研如面，发吹用。一吹迎风冷泪，一吹火眼，初起吹三次，红肿者即白。一吹年久翳障，七八次效，一吹咽喉肿痛、口内生疮、牙龈肿痛、牙痛舌疮、耳鸣，每临吹时，口含水一口，用芦管挑药五六厘，入鼻吹之。

小儿疳积红黑丸：黑丑头（勿炒）十四两，净青黛二两，熟石膏两，神曲五钱，滑石两，胡连一钱，癫蛤蟆（煅存性）一双，共研极细末，清水和成丸小米大，名曰黑丸。白丑头末一两，明雄（水飞）二两，神曲五钱，生大黄二两，黄连二钱，胆星五钱，共研极细末，清水丸芥子大，名曰红丸，俱晒干另贮，勿走气，每治小儿疳积用些，用红黑丸各一丸，不拘粥饭糕饼内皆可同食，亦不忌口，轻十日，重一月，其药常晒勿霉，霉即无用，蛤蟆用活者，必端阳午泥团，炼出青烟为度，予舍不忍方，金氏秘方卖三千两。

疳积：石燕一对（泥泡，炼存性，研）二分，谷精草（瓦焙存性）二两，鸡肫皮（瓦焙存性，研末）五钱，蛤蜊（连壳炼，存性）二钱，共研细末，用一钱，下水雄鸡肝一具入药，线扎口，用好酒米半杯，饭上蒸熟，要月头上吃，三服效。

秘效五疳丹：杏仁（去皮尖）、三棱（醋煅）、莪术（醋煅）、广木香（晒）、尖槟榔、砂仁、青皮各五钱，代赭石（煅，醋淬）、赤石脂（醋淬）各一两，使君子（半生半熟）一两，巴豆（四十九粒，去油）重一钱五分，各研细末，和极匀，用上上净黄占一两八钱烊化，入末搅匀成丸，每丸重二钱，每服钱半，不拘粥饭中吃，下服一丸，还即好一半，二丸痊愈，至重不过三丸，此仙方也。尚有白术、枳实各一钱。

烂去顽癣恶痣、面上斑点、疮疙瘩。砒末一两（放瓦上摊匀）。上用甘草末（两）盖砒上，又用白矾末盖甘草上，下用火烧之，化成一家，待枯冷取下，研细，冷水调搽患上，五七日自落。

疳积方：苍术（米泔浸三日，去皮咀片）七八两，分皿制，荷叶（同炒去叶）、漆（同炒去渣）、鹤风（同炒去虱）、菖蒲（同炒）、鸡内金、雷丸、芦荟、使君子、五谷虫、芜夷各五钱，共末，配一两，每用一钱，先将猪肝花四两煮，将汤和药上服，肝亦吃之，重者吃肝廿两，药五服，痊愈。

痔疮、痔漏、秘结、脾泄、大肠一切病。川连五钱，当归一两，黄芩、来年感槐花（炒）一两，败龟板（煅）一个，猬皮（醋酒煅九次）、棕子（炒）一两，陈棕（儿榻上者，煨存性）二两，共末，用雄猪脏头尺许煮烂，入药和捣，加藕粉糊丸梧子大，空心白汤下，服三钱。再用白糖六斤炼熟，白滚汤冲，当茶吃，忌房事。

化骨灵符（略）

《秘传要书》

清·撰人不详（崇葛仙翁）

十八反歌、六陈歌、十九畏歌、药性歌、跌打秘诀、验伤生死可医歌、各穴医理而断生死、看症知伤何处穴法、打伤各穴用药法。（注：以上内容详载《伤科集成》一书，以下为《秘传要书》续记）

黄蜂耳：又名开空穴，受伤通于脚筋之管，晕死在地，要那沟子穴拿活。服灵仙一钱，虎骨一钱，当归一钱五分，木通一钱五分，山药一钱五分，木香一分，云苓一钱五分，腹皮一钱，川芎一钱，白芷一钱，甘草一钱，矮脚樟一钱五分，童便引，酒煨服。

太阳穴：此穴受伤，昏死在地中，目中出血，服七厘散。猻骨一钱，神砂二钱，山七一钱，山羊血一钱，或土鳖六个，琥珀一钱，然铜一钱五分，人中黄一钱，血竭一钱，沉香一钱，红花一钱，用好酒化服。

又点眼药八保丹：珍珠一钱，玛瑙一钱，滑石一钱，炉甘石一钱，寸香一分，硼砂一钱，乳香一钱，轻粉一钱，一同制过，点之即愈。

双燕入洞：此穴在于胁下，须要分其左右。受伤必主四肢无力，黄瘦吐血。如伤在右，则半身不遂，血气走于七孔，听其造化，急宜服。桂枝一钱，羌活八分，青皮一钱五分，陈皮一钱，半夏一钱，云苓一钱五分，桑白皮一钱五分，大腹皮一钱，木通一钱，柴胡一钱五分，赤芍一钱，甘草一钱，生姜为引，酒煎，童便一小杯，冲服。又方：官桂六分，橘红一钱，丹皮一钱，木香六分，红花一钱五分，桃仁十粒，青皮一钱，赤芍一钱，云苓一钱五分，桂枝一钱，鳖甲一钱，陈皮一钱，乳香一钱，没药一钱，半夏一钱，秦艽一钱，腹皮一钱，柴胡一钱，莲子为引，酒煎服。又方：人参一钱，云苓一钱，山七一钱，银花一钱，苍术一钱，香附一钱，红花一钱，藕节引，酒煎。

若伤右胁，宜服药：当归一钱五分，白芷一钱，栀子一钱，赤芍一钱，红曲一钱，川芎一钱，沉香一钱，秦艽一钱，桔梗一钱，朱砂一钱五分，桃仁四粒，木香六分，甘草一钱，童便引，好酒煎。

仙人夺印穴：此穴在双燕入洞之下，受伤必主呼吸疼痛，宜急服药。青皮一钱，鳖甲一钱，槟榔一钱，当归一钱，生地一钱，陈皮一钱，半夏五分，藕节为引，酒煎，再服猻骨七厘散，重二服，轻一服，痊愈。

七厘散：血竭一钱五分，山七一钱五分，朱砂一钱，人中白一钱，生地一钱五分，柏叶一钱五分，乳香一钱五分，没药一钱五分，苓皮一钱，当归一钱五分，木香一钱五分，狲骨一钱五分，然铜一钱五分，紫草绒一钱，上共为末，肉汤化服之后，再看若何。如身有热，又再服药。紫河车六分，乌药一钱，白芷一钱，神曲三钱，枳实一钱，连翘一钱五分，官桂一钱五分，橘红一钱，熟地二钱，茜草三钱，砂仁一钱五分，云苓一钱，云皮一钱，三七一钱，青皮一钱，上共为末，肉汤化服，痊愈。

排骨穴：此穴或拳伤，或棍伤断者，服药。木香六分，灵砂一钱，茯神二钱，花粉一钱，龙骨一钱，红花一钱，川芎一钱，独活一钱，牛膝一钱，丹皮一钱，然铜一钱，乳香一钱，没药一钱，甘草一钱，桃仁（去皮）七粒，上五味为引，酒煎服，又敷药用。栀子仁八分，花榭一钱，葱地上蚯片，土鳖五钱，寸香一分，酒药七个，上共为细末，用酒酿并麻油调敷。

挂榜穴：此乃大穴，伤主通身麻痹，作寒作热，积血成块，四肢无力，必须服药。大黄八分，红花一钱，苏木一钱，木香一钱，泽兰一钱，陈皮一钱，桃仁（去皮）七粒，当归一钱五分，土鳖一钱，寄生一钱，寻骨风一钱，木通一钱，川乌一钱，甘草一钱，生姜引，好酒煎。

再服方：黄芪一钱五分，赤芍一钱，红花一钱，肉桂八分，云苓一钱五分，山药一钱，乳香一钱五分，没药一钱五分，甘草一钱，生地一钱五分，砂仁一钱五分，福圆肉五个为引，好酒煎。

凤尾左、右穴：此乃大穴，伤主气血不行，腰眼疼痛，又肿又黄，必定打断凤尾翅，如若打断，大便不通，身髀不和，急宜服药。寄生一钱，寻骨风二钱，干葛八分，故纸一钱，加皮一钱，半夏八分，红花一钱，木香一钱，虎骨一钱五分，升麻四分，肉桂六分，川甲一钱，木通八分，土鳖三对，红曲一钱，乳香一钱，没药一钱，五瓦草一把，藕节为引，酒煎。

再用敷药：乳香一钱，没药一钱，红曲一钱，土鳖一钱，五瓦草一把，姜葱根、糯米饭，同捣敷之。

再服药方：秦艽一钱五分，土鳖一钱，红花一钱，麻骨一钱，续断一钱，木香一钱，肉桂八分，生地一钱，加皮一钱，琥珀一钱，甘草一钱，童便引，酒煎服。

鼻梁桥空穴：又名架梁穴，受伤药服。当归一钱，白芍一钱，茯神一钱，黄芪一钱，香附一钱，杜仲一钱，红花一钱五分，青木香一钱，白芷一钱，甘草八分，用灯心引，好酒煎。

鼻上名大中穴：此处受伤，乃死穴也，药用：香附一钱，红花八分，桂枝一钱，苏梗一钱，半夏一钱，泽兰叶一钱五分，升麻一钱，白芷二钱，陈皮一钱，甘草八分，葱引，酒煎服。

咽空穴：此穴在鼻梁之下，受伤血出不住，药用：血竭二钱，茜草二钱，桔梗一钱，独活一钱，杜仲一钱五分，白术一钱五分，红花一钱，生柏一钱，连翘一钱，葱引，酒煎服。

舌咽穴： 此乃小穴，受伤，用平胃汤。苍术一钱，陈皮一钱，厚朴一钱，甘草一钱，加皮一钱，香附一钱，砂仁一钱五分，酒煎服。

牙背牙腮二穴： 此是小穴，受伤，看其左右，在左移掇右，在右移掇左，药用：铁马鞭二把，碎补、加皮、刘寄奴、七叶一枝花、八棱麻、金不换、麻骨、活血丹、矮脚樟、牛膝、泽兰、白牙丹，生酒煎服。

咽喉穴： 此系正穴，受伤，不但饮食不能得下，且血气尤关，急服。寸香二分，玄明一钱，每竹根一钱，青木香一钱五分，半夏一钱，山楂一钱五分，上共为细末，好酒化服，药后看他轻重如何？倘服之受纳，再用千金分气散：木通一钱三分，青皮一钱，白皮一钱，乳香一钱五分，茯苓二钱，羌活八分，陈皮一钱，茯皮一钱，没药一钱五分，红花一钱五分，半夏一钱，桂枝一钱，赤芍一钱，紫苏八分，甘草一钱五分，用好酒服，再看他血气，如不行，再服此方：寸香二分，木香一钱，独活一钱，羌活一钱，桃仁二钱，云苓一钱五分，藕节引，酒煎。

血气血仓二穴： 受伤后三年必定衄血，衄血者，看他伤于胃口、胃脘之气，此为三焦不足，用服药：官桂一钱，橘红一钱五分，沉香一钱，苓皮一钱五分，郁金一钱，青皮一钱，红花一钱，木香一钱五分，砂仁一钱五分，朱砂一钱五分，甘草八分，童便为引，好酒煎，服之轻否？若轻，再服：朱砂一钱，红花一钱五分，神曲一钱，七厘一钱，乌药一钱，枳实一钱五分，三七一钱，厚朴一钱，川芎一钱，菟丝饼一钱五分，没药一钱，好酒煎，姜汁三匙为引；若伤重未好，再服沉香顺气丸。沉香、木香、赤芍、乌药、熟地、血竭、云苓、红花、三七、木通、神砂、乳香、没药、白芍、白芷、紫草绒，早糯米一合，炒熟为末，炼蜜为丸，桐子大，早晚服三钱。

胃脘穴： 又名人空穴，受伤，为死穴也。血气止滞，晕死在地，看他血吐不住，气往上逼，须用擒那，服药：灵仙、三七、青皮、木香、橘红、血竭、山羊血、陈皮、黑羊干、赤石、赤芍、半夏、桂皮、甘草，童便引，好酒煎。此药消红肿，可用一钱，跌打都是此方，无名肿俱效。细辛、三黄末、红花、乳香、泽兰，上共为细末，酒调服之，即好。

心窝穴： 此乃大穴，又名天平穴，受伤主口吐血，心中刀割，不食不饮，冷汗淋漓，夜间烦躁，命在旦夕，医者切勿包活，以免自误，药用：金砂、银砂、虎骨、血竭、山羊血、然铜、人中白、三七、甘草，灶心土引，好酒煨，服之后，若无效，心苦痛束毛，再服药；如有效，不要歇，又服三方：当归、朱砂、沉香、红花、三棱一钱，莪术、桂枝、麦冬、枳壳、龙骨、神曲、橘红，老姜为引，好酒煨服，再服：当归、生地、半夏、茯皮、甘草、良姜、杜仲、木香，好酒服，马蓼豆五粒为引。

中管穴： 此穴在心窝之下，乃大穴也。受伤着于肠肚，饮食不纳，气往上逼，用药。朱砂、乳香、枳壳、厚朴、砂仁、白芷、云苓、云皮、故纸、黄芪、甘草、红枣为引，酒煎，服后，看他呕否。如效，再服：黄芪、木香、粟壳、附子、云苓、桔梗、龙骨、枳实、甘草，酒煎服，好了不呕，再服：香附、木香、连翘、加皮、广皮、乳香、没药、故纸、甘草，童便为引，好酒煎服。

肚脐六宫穴：此处受伤，看其轻重，汗出如雨，腹中疼痛，伤于五脏六腑，重者，上吐下泄，不可乱医，急宜服药：人参、生地、白芷、龙骨、甘草、红花、薄荷、桔梗、乌药、故纸、乳香、没药、槐角、云前胡、当归、云苓、地榆、小茴，姜引，水煎服，伤重，再服：灵砂、白芷、小茴、血竭、紫荆皮、乳香、三七、龙骨、寸香、丁香、然铜、红花、茯苓、人中白，藕节引，水煎。

气门血海二穴：在左为气门，在右为血海，均在两乳之下，受伤必主三朝一七而亡。血乃养命之源，四肢不足，上下不接，又名左血腕，右血痰，宜服：苍术、厚朴、陈皮、甘草、枳壳、菟丝、香附、砂仁、木香、神曲、加皮，灯心为酒引，煎服。又用银花煨肉吃，再服通行血打血散：大黄、朴硝、苏木、红花、桃仁七粒、小茴、牛膝、甘草、寄生、巡骨风、砂仁，好酒煎，服药后，须看他，血紫血黑，如紫色，再服：人参、赤芍、白芍、上桂、山药、乌药、熟地、当归、黄芪、甘草，福圆肉十枚为引，好酒煎服。

右气门穴：此乃大穴，受伤，闭死在地，用拿讲子穴，药服：木通、桂枝、赤芍、云苓、半夏、甘草、红花、青皮、羌活、苏叶、茯皮，葱引，好酒煎服，再服：桃仁、红花、乳香、没药、当归、半夏、川仁、木通、甘草，姜四片，好酒煎服。

净瓶穴：此乃大穴，受伤，作寒作热，或一或半，咳嗽不住，血吐不安，服药：三七、木香、桃仁（去皮）七粒、红花、乳香、川仁、甘草、生地、血竭、苍术、升麻、矮脚樟、紫草绒，藕节葱引，好酒煨服。外用敷药：水根、栀子、红花、加皮，共研细末，用小鸡一只，同捣烂敷上。再服此方：木香、云苓、白术、肉桂、地黄、七厘、干葛、生地、桑白皮、莪术、甘草，藕节为引，好酒煎服。

膀胱穴：此穴在肚脐之下，受伤即肚胀不调，小便不通，要用服药：猪苓、泽泻、槟榔、小茴、桔梗、甘草、广皮、良姜、木通、寄生、半夏、杜仲、庄黄，灯心引，生姜引，水酒煨服。

肚角穴：此乃大穴，受伤，则饮食不进，血往上攻，腹中疼痛，冷汗不止，伤于大肠，急宜服药：小茴、附子、石乳、肉桂、木香、良姜、白芍、故纸、紫草、杏仁七粒、枳实、红花、甘草，扣花蒂为引，酒煎服。再服：官桂、云苓、柴胡、伏毛、枳壳、厚朴、熟地、丹皮、木香，姜为引，酒煎。服后，再看如何。若重，再加黄芩、赤芍、白芍、乳香、五味、没药、乌药、山药、红花、甘草，藕节为引，酒煨服。

左右命空穴：此乃大穴也，受伤，呼吸疼痛，咳嗽带血，吐血而死。必须服药：枳壳、厚朴、红花、麦冬、菟丝、血竭、细辛、沙参、当归、然铜、七厘、灵脂、生姜、童便引，好酒煎服，再服：川芎、七厘、独活、白芷、瓜蒌（去油）、栀子、桔梗、升麻、附子、红花、甘草、白蜡，生姜引，酒煎服，再服：黄芪、云苓、当归、故纸、砂仁、桔梗、黄柏、木香、连翘，童便引，酒煎。

童子骨穴：此穴在手肘之上，须看他断与未断。若断，肿连骨接，疼痛难忍，胁如刀割。或伤上中下，如在上者，失了腕了膊；在中，失了骨节；在下，失了腕。如打断者，先用移掇，后即服药：土鳖、红花、酒药、然铜、耳香、没药、小鸡一只，糯米饭一把，共捣烂敷上。发热骨节上，又服接骨丹：然铜、当归、虎骨、小茴、白芷、羌活、独活、白芍、厚朴、土鳖、寸香、乳香、没药、上桂、血竭、淮乌、狲骨、粉草，共为细末，每服二钱，切忌牛肉，不论猪肉生冷，吃了牛肉，即缩筋。

膝盖膝眼穴：此穴或打伤，或跌伤，皆用移掇，即服药，并敷药，服药方：加皮、牛膝、升麻、苍术、过江龙、土鳖、木通、红花、沙参、矮脚樟、独活、木瓜、甘草，白加根为引，酒煎服。

敷药方：加皮、红曲、栀子、蕃榭、花榭、韭菜根、土爪龙、子鸡，共捣烂敷上。

打伤膝眼疼痛难忍方：土鳖、红曲、子仁、乳香、没药、胡桃、香葱，姜汁一匙，共捣烂敷上。

服药方：当归、牛膝、乳香、虎骨、南蛇、木瓜、赤芍、槟榔、生地、矮脚樟，白加根为引，酒煎服。

脚背穴：此乃大穴，受伤，肿痛，不宜用针，只用敷药：红花、肥皂、乳香、没药，共为细末，用鸡蛋白调敷，再服药方。服药方：当归、乳香、没药、苏木、加皮、红花、乌药、血竭、牛蒡、木通、升麻、玄胡、灵仙、甘草、矮脚樟，藕节为引，酒煎服。

凤翅盆选阙穴：此乃大穴，受伤三朝一七死。服药：羌活、乌药、半夏、红花、石乳香、槟榔、血竭、桃仁、木通、丹皮、小茴、木香、升麻、红曲、苦参，童便姜引，酒煎服。再服此方：肉桂、三七、红花、陈皮、青皮、枳壳、厚朴、加皮、杏仁、牛膝、使君子，红枣为引，酒煎，服后再看他轻重如何，再服：木香、连翘、桔梗、黄芪、当归、故纸、砂仁、黄柏、云苓，童便引，好酒煎。

对口穴：此穴受伤，重者舌尖噜出在外，饮食不能进，言语不清，抬头不起，伤于筋骨，推拿封门穴，服药：肉桂、云苓、白芷、云皮、红花、熟地、寸香、枳实、木香、甘草，用福圆肉为引，好酒煎服，之后舌不能收，再服萝卜子，即愈。

背漏人空穴：此处受伤，黄肿，四肢无力。当归、泽兰、碎补、寄生、川芎、地黄、梁阳、槟榔、金毛狗、红花、乳香、没药、苍术、菟丝子、甘草，圆肉五枚为引，好酒煎，服后看他轻重若何，如重，再服：梁阳、桃仁七粒、归身、红花、秦艽、紫草、乳香、没药、续断，黑枣为引，好酒煎服。再服平安胃散方：苍术、厚朴、砂仁、枸杞、加皮、菟丝、黄芪、陈皮，炼蜜为丸，如梧桐子，每服三分。

背脊颈梁穴：颈梁受伤，此乃大穴，肺占于此，身体无力，头晕不起，疼痛难当，咳嗽吐血，伤于肺经，药用：虎骨、寄奴、桃仁、地黄、红花、乳香、没药、粟壳、木香、梁阳、青皮、土鳖、碎补、甘草、龙骨、狲骨、红枣五枚，童便引，酒煎服，外敷药。敷方：金毛狗、地黄、乳香、没药、韭菜根，共捣烂，敷上。服方：云苓、白芷、秦艽、桔梗、羌活、杜仲、枳实、龙骨、熟地、泽兰，木贼骨引，酒服。

上部方：羌活二钱，防风二钱，白芷二钱，归尾二钱，玄胡二钱，豆蔻一钱五分，熟地二钱，当归二钱，附片二钱，碎补二钱，制乳香二钱，甘草五分，木香三分，上研末，另冲沉香一钱五分，酒煎服。

中部方：故纸三钱，枳壳二钱，川芎二钱，归身二钱，活血二钱，陈皮一钱五分，桔梗二钱，碎补二钱，乳香二钱，制没药二钱，附片二钱，甘草五分，木香（另包）三分，酒煎服。左，加柴胡三钱，胆草三钱；上，加芡实三钱，赤芍三钱。

下部方：归尾三钱，小茴二钱，生地二钱，牛膝二钱，木瓜二钱，槟榔一钱，赤芍二钱，碎补二钱，伏毛二钱，附片二钱，粉草五分，制乳香二钱，制没药二钱，酒煎服，小肚受伤，加吴萸、栀子、附子；小便不通，加车前、木通、丑牛、滑石。

头上方：羌活三钱，防风二钱，白芷二钱，藁本二钱，当归二钱，生地一钱五分，京子二钱，碎补二钱，附片二钱，甘草五分，制乳香二钱，制没药二钱，酒煎服。后服又方：独活三钱，寄生二钱，升麻二钱，伸藤二钱，生地一钱五分，当归二钱，制乳香一钱五分，碎补二钱，附片二钱，甘草五分，酒煎服。

背上方：乌药二钱，灵仙二钱，贝母二钱，厚朴二钱，龟版二钱，生地一钱五分，归尾二钱，制乳香二钱，制没药二钱，附片二钱，粉草五分，酒煎服。

腰上方：杜仲二钱，故纸三钱，菟丝二钱，大茴二钱，伏毛、续断二钱，附片二钱五分，千年健二钱，生地一钱五分，归身二钱，碎补三钱，制乳香二钱，制没药二钱，甘草五分，酒煎服。

胸前方：柴胡三钱，桔梗三钱，石菖蒲二钱，木香（另包）三分，陈皮一钱五分，生地二钱，归尾二钱，碎补二钱，红花二钱，制乳香二钱，制没药二钱，甘草五分，酒煎服。

心头受伤方：神曲一钱五分，朱砂一钱，丁香一钱五分，沉香一钱五分，木香（另包）三分，豆蔻一钱五分，熟地二钱，当归二钱，附片二钱，碎补二钱，制乳香二钱，甘草五分，酒煎服。

左胁下方：柴胡二钱，胆草二钱，青皮一钱五分，龟版二钱，归尾二钱，红花二钱，碎补二钱，制乳香二钱，制没药二钱，木香（另包）三分，附片二钱，甘草五分，酒煎，饱服。

右胁下方：赤芍三钱，芡实二钱，青皮一钱五分，乌药二钱，木香（另包）三分，归身二钱，生地一钱五分，红花一钱五分，碎补二钱，制乳香二钱，制没药二钱，附片二钱，甘草五分，酒煎，空心服。

左右肚角方：桑皮二钱，伏毛一钱，青皮一钱五分，陈皮一钱五分，决明子二个，生地一钱五分，归尾二钱，红花二钱，碎补二钱，制乳香二钱，制没药二钱，附片二钱，甘草五分，酒煎，空心服。

两手方：桂枝二钱，加皮三钱，独活二钱，钩藤二钱，秦艽一钱五分，续断二钱，生地二钱，碎补二钱，制乳香二钱，甘草五分，酒煎服，加羌活一钱五分，归尾二钱。

两腿方：木瓜二钱，牛膝三钱，生地二钱，秦艽二钱，制乳香二钱，制没药二钱，加皮三钱，伸藤三钱，归尾二钱，碎补二钱，附片二钱，甘草五分，酒煎服。

两脚方：防己二钱，苡仁二钱，牛膝二钱，萆薢二钱，八楞麻三钱，苍术二钱，归尾二钱，生地一钱五分，碎补二钱，加皮三钱，制乳香二钱，制没药二钱，附片二钱，甘草五分，酒煎，空心服。

两脚肿痛方：归尾三钱，木瓜二钱，槟榔二钱，苡仁二钱，加皮三钱，八楞麻三钱，内红硝三钱，防己二钱，萆薢二钱，制乳香二钱，制没药二钱，泽兰二钱，附片二钱，甘草五分，酒煎，空心服。

接骨服药方：虎骨五钱，狮骨五钱，龟版五钱，加皮五钱，续断五钱，土鳖十个，然铜五钱，碎补五钱，制乳香五钱。共为细末，每三分，酒送下。头上加羌活、寄生、伸藤各三钱；背上加灵仙、贝母、乌药各三钱；腰上加杜仲、故纸、小茴各三钱；两手加朴、桂、钩藤、五加皮各三钱；左胁加柴胡、胆草各三钱；右胁加芡实、赤芍各三钱；两脚加苡仁、牛膝、八楞麻各三钱；两腿加牛膝、木瓜各三钱。又方：大黄一钱，砂仁一钱五分，黄芪一钱，赤芍一钱，肉桂五分，红花八分，茯苓一钱，山药一钱，碎补一钱，制乳香一钱，当归一钱，甘草五分，福圆肉为引，酒煎服。

手损消肿方：桂枝一钱，桔梗一钱，灵仙一钱，羌活一钱，风藤一钱，赤芍一钱，香附一钱，荆芥一钱，薄荷一钱，广皮一钱，全皮一钱，北辛一钱，枳壳一钱，制乳香一钱，制没药一钱，内红硝一钱，共药十八味，以酒为引。

打损脚末药：杜仲一钱，小茴一钱，牛膝一钱，当归一钱，秦艽一钱，大活一钱，加皮一钱，防己一钱，南藤一钱，苡仁一钱，熟地一钱，乌药一钱，然铜一钱，北辛一钱，茯苓一钱，六汗一钱。共为细末，以酒调服，用麝香少许引，酒下。

脚损消肿方：木瓜一钱，桃仁一钱，加皮一钱，防风一钱，北辛一钱，苍术一钱，牛膝一钱，苡仁一钱，麝香二分，归尾一钱，猪苓一钱，泽泻一钱，防己一钱，荆芥一钱，桐皮一钱，虎骨一钱，红花一钱，槟榔一钱，秦艽一钱，大活一钱，寄生一钱，内红硝一钱。共为细末，每服四分，调酒送下。

活伤重者秘方：将草槁铺地烧灰，烧至地热，将小尿淋于槁灰，即用槁席一床铺上，将人好好抬放席上，用絮一床，盖在身上，取汗，之后勿令受风，后再服药，方列后：三棱三钱，莪术二钱，赤芍二钱，三七（烧尽烟）一钱五分，红花一钱，苏木一钱五分，槟榔一钱五分，枳壳一钱五分，归尾二钱，赤苓三钱，香附三钱，乌药二钱，制乳香一钱五分，水煎，以童便一杯为引。

力气自出方：当归二钱，茯苓二钱，山药三钱，巴戟二钱，制虎骨二钱，制狮骨二钱，血竭二钱，制然铜二钱，制龟版二钱，南星二钱，加皮四钱，羌活二钱，千年健二钱，独活二钱，桂枝四钱，苡仁二钱，川膝二钱，三七一钱，上桂五钱，辰砂煅二钱，杜仲三钱，故纸三钱，神金五张，木香五分，陈皮一钱。共为细末，早晚服，酒送二钱。

止血方：侧柏三钱，蒲黄三钱，当归三钱，熟地二钱，白芍二钱，水煎服。

补血方：人参三分，黄芪一钱五分，熟地二钱，当归二钱，山药二钱，白芷三分，肉桂五分，甘草五分。

十三太保方：专治一切跌打，无论上中下三部，加引，神效。乳香、没药、朱砂、神砂、土鳖、红花、细辛、田三七、海马、寸香、上桂、然铜、血竭，共研细末，磁罐收贮，每用再加引经之药。

十八学士方：龙骨一两，虎骨一两，狮骨一两，月石（即硼砂）一两，云寸一钱，乳香一两，没药一两，朱砂五钱，神砂五钱，丁香三钱，血竭一两，上桂三钱，当归八钱，蒙石八钱，土鳖一两，西香五钱，木香一两，田七五钱。共为细末，磁罐收贮，用加引药。

脚郁气水方：当归二钱，生地二钱，木香一钱，没药一钱，青香一钱，碎补一钱，独活一钱，北辛一钱，法夏一钱，木瓜一钱，土鳖一钱，牛膝一钱，防风二钱，苡米仁二钱，加皮一钱，天花粉二钱，桑寄生一钱，乳香一钱，酒煎服。

风寒入筋骨脚痛方：当归二钱，川仲二钱，川膝一钱，加皮一钱，荆芥一钱，木瓜一钱。

金枪膏药方：寸香、大黄、半夏、上冰片、黄连、银珠、血力、生肌散、广丹、象皮、轻粉、炉甘石、黄虫、白虫、儿茶、乳香、没药、龙骨，用猪油煎乌成膏。

治劳伤吐血方：白术、香苏木、细茶、灯心，水煎服，即好。

治吐血不止方：藕节、柏叶、毛根、白面豆根各二钱，韭菜汁一杯，冲精肉食，即好。

秘传刀枪妙药：血竭五钱，艾灰五钱，降香一两，制乳香二钱，制没药二钱，上四六三分，共研细末，扑上止血，止痛合口，神妙。

［注：以下神咒治病，极不科学，笔者将其收录进来，目的有二：一是考究历史背景，二是探讨道家、佛家伤科之特点］

净口神咒：丹朱口唇，吐秽除氛，舌神正伦，通命养神，罗于齿神，却邪为真，喉神虎贲，充气引津，口神丹元，令我通真，思神炼液，道气常存，急急如律令。

净心神咒：太上召神，应变无停，驱邪缚魅，保命护身，通达先灵，智能明净，心神安宁，三魂永固，魄不丧领，急急如律令。

净身神咒：以日洗身，以月炼形，仙人扶起，玉女随行，二十八宿，与吾合形，千邪万秽，随水而清，急急如律令。

安慰神咒（即净身咒）：灵宝六尊，安慰身形，弟子魂魄，五脏玄明，青龙白虎，队仗纷纭，朱雀玄武，侍卫身形，急急如律令。

后汉太极左宫，葛仙翁治疗三部诸病心法灵符

上部符，治头、目、口、耳、鼻、舌、喉关等病；中部符，治胸膈痰火痞胀、咳嗽、手肘等病；下部符，治脐下膀胱淋浊、经水不调、难产脚疾等症。此符菩萨公用，此咒济人无数，或书竹叶或桑叶上，煎汤服之，或纸书烧服，随人用之，须久学祭炼，至诚体道，方可救病，书符自然灵验。

凡人有病，先诵诸净咒，次诵宝诰及敕纸笔咒，就辰文巽宫嘘气，布纸笔上，方可下笔书。〔又有想取乌鸦口中气，吸吹入将孤敕〕

葛仙翁宝诰

志心皈命礼：天台得道，阁皂成真，昔受东华，复传西蜀，诏命玉京金阙，位登太极仙班，慈怜极授于沉沦，恩念普慈于苦海，葛天氏遇风显着，勾漏令丹砂具存，括苍任游罗浮，乃止休闲玉笋，修理金书，大悲大愿，大圣大慈，大上玉京，东吴太极，左宫先公，雷霆玄省，天机内相，玉虚紫灵，普化玄静，常道冲应，孚佑真君，垂恩广救，慈悲大帝，度人无量天尊。

敕纸笔咒：结空成梵，真气自生，赤书五字，八威龙文，保制劫运，使天良存，治病斩邪，万类安宁，急急如，高上神霄，玉清真王，律令。（须就辰文巽宫人气，布纸笔上，方可下笔书符。）

治上部诸病灵符：下圈入祖气写唐宠；霝，咒曰：上丹明堂，白帝除凶，六宫明净，道化常存，百病速去，使汝长生，上元赤子，守于黄房，摄神归命，保子永昌，急急如律令（嘘气三口）。

治中部诸病灵符：下圈入祖气写葛雍霢，咒曰：中丹赤子，黄帝元仙，头晓吉咎，净肃心元，丹净一液，永命延年，中元太乙，坐镇玉堂，招魂卫身，得见真王，急急如律令（呼气三口）。

治下部诸病灵符：下圈入祖气写周斌霈，咒曰：下府神君，赤帝黑王，六腑流液，百病不伤，金津保命，永符吉昌，下元元主，列在神庭，制魂成身，面生五堂，急急如律令（咽气二口）。

一身有病三符总用（讳咒同前）

总敕符咒：东华元君，韩君降临，玉府真命，保佑生灵，真气到处，永保长存，急急如律令。

凡人有病，或竹叶，或桑叶，黄纸朱书灵符，面东南，念太乙救苦天尊三百声，

将符化灰，枣汤服之，每日三道，不过一七，其病自愈。

咒枣秘诀： 修行者，当澄心洁己，寂静端坐，叩齿二遍，存变法身是天仙，想元辰默朝金阙，上帝俨赐仙丹，将枣七枚，敷排面前几案，嘘呵呼泗，吹五气于枣上，以手引水，书符于枣上，每书枣一敕八字，然后诵经。

咒言： 或七遍，或二七，或三七，或七七，随意行用。天道清明，地道安宁，人道虚宁，三才一体，混合乾坤，百神归命，万将随行，阴阳酒育，水火流通，归根复命，龙虎奔行，心神火帝，运转无停，炼精炼液，一气成真，万魔拱服，百脉调荣，仙传仙枣，仙化仙丹，脾成仙鼎，温饱仙灵，长生不老，果满飞升，急急如太上老君律令，玉皇上帝律令，王林二真人法旨，令我长生，令我神仙，飞升蓬岛，名茗救诸方病患，借书一敕八字讳，投之橘井杏泉竹水，诵咒，加八节蛮王令，解除病毒，以水吞之，退调热除寒，疾退瘟癀，止泻痢，信心奉行，万感万应矣。

行船止风法

行舟如遇大风浪起，即以左掌中书一王字，掐之即止风浪矣。

又法：用天雄末，涂在船头，千里不破风浪。

治诸疮肿痛秘诀

大年五更时，持受仙法，或端午持受，咒曰：日出东方，苍苍皎皎，香香茫茫，金童玉女，委我收疮，一收不要疼与痛，二收不成脓与血，三收不成疮与疖，急散急消，莫待来朝，急消急散，莫待来旦，神笔到处，万病消汗，吾奉太上老君，急急如律令，敕。

1.𧆛；2.𪘏；3.䕞；4.𧿇；5.𧀣；6.𪗆；7.𪔡；8.𪚕；9.𧂒。将此九字书在疮上，即消退矣。

治诸寒热疮毒火丹等症

甲䇓、乙𪘓、丙𧆼、丁𪔡、戊𧀣、己䕞、庚𪘏、辛𪚕、壬𪗆、癸𧿇，男左，女右，叱此随天干日神，每题一字，至验。咒曰：火神火神，三昧真火，火罗火铃神，烧砖化为尘，凡病从风散，气病气余根，瘟疫诸毒气，寒热速离身，万病从此散，男女早安宁，唵叭诸啼贤，嘲哪咤唎急急摄，敕。［上存想取乌鸦口中气，吹人将孤勒］

《跌打损伤验方》

清·程沛云

（注：为探究道家伤科特点，故收录下文。）

甲子日：主吉，男轻女重，头痛、胸筋骨节疼痛轻。

丙子日：小可，痛，转动不得，呕吐、心腹烦闷、脏腑不和。

戊子日：不吉，北方水边，冲着五腑，神水下三圣四野，伤凶。

庚子日：主重，落水鬼家中求食，香火不安，旧愿未还。

壬子日：攀连卯日退吉，全保六畜神，因往西南古墓，杀有姓家先不安，小女死得不明，透引伤亡引去魂魄，因灶司土地不安，送瘟疫，过申酉戌日吉，余过三日，方可好，但过有凶。

乙丑日：难好，丑日得病，男重女轻，腰边甚痛，十死一生，转动不得，小儿寒热五六日变。

丁丑日：有损，南方外姓家先亲眷伤亡，五通神庙前过。

己丑日：小可，家里有古壶内鬼安歇，有怪物入宅。

辛丑日：无事，在家长不安，保过酉日，退病无事。

癸丑日：主凶，小儿病寒热十分沉重，因往东北方冲体脚手病，主夜啼，伤亡落水鬼、五路童子吊魂，揽去魂魄，用瘟家先香火过前愿，死有大人，有件衣服不还完，引鬼啼哭，送退杀神，取还魂魄，保过七日，方可无事。

丙寅日：凶，寅日得病，男重女轻，寒热，转动不得，呕吐心闷。

戊寅日：大困，沉重不思饮食，往西方，在家宅前后冲着灶司。

甲寅日：困，空树下安身，作血光之灾，右小门入房内柜边。

庚寅日：攀连作祸，家先未取魂魄还病，过申酉戌三日，不宜加病。

壬寅日：无事，加病令退送，不退大破，保过寅日，得病主凶难治。小儿主寒热呕吐，日轻夜重，内有邪鬼入身，因往东北方大树下惊吓起，保过申酉戌日，外姓家先作血光之灾，引瘟气入内，木下神在房。

丁卯日：小可，卯日得病，男轻女重，寒热头痛，有鬼入宅，土地有古墓姐妹兄弟惊吓，病人不安，宜作福保安。

己卯日：主凶，白虎作炒，急送日下三圣瘟神落水鬼。

辛卯日：主凶，鬼及人宅，病人日夜不安。

壬卯日：攀连，咒咀鬼在门内，空门右边安身，灶司不安。

癸卯日：无事，破树下木门柜架上，力有厘杀用，过戌日，不宜加病，无事大破才则吉，小用作福五猖伤亡，保过申酉戌日，不宜加病，因往东方取魂则吉安，香火未日进退，星辰夜下则吉之兆。

戊辰日：凶，辰日得病，男重女轻，腰痛无力，十死一生，转动不得。

庚辰日：无事，十分沉重，日轻夜重不思饮食，东南逢下神，吉。

壬辰日：难好，三圣四野伤亡，揽去魂魄，西北桥下水边作福。

甲辰日：攀连，灶司不安，用退二车杀五日不退，忌戌日不宜加病。

丙辰日：小可，进因取魂，瘟小鬼作病，头痛十分，潮热瘟气入内，血光之鬼、木神在房间柜铁器作怪，解咒咀送土杀，取魂还愿，吉。

乙巳日：小可，腰背脑筋浑身痛，不食，应往西北方求神。

己巳日：有损，方外姓家先伤亡，引五通神庙前冲撞。

癸巳日：攀连，马头揽去魂魄，修造砌桥，有犯土杀。

辛巳日：小可，犯水神、火神、土神，杀送，吉。

丁巳日：大凶，因怪物入宅，三幺尊神同鬼在门前水边，九头神己巳日向东北方，请山司精、落水鬼刀具伤亡，归来用。路头保过丑酉日，方可无事。

庚午日：有旧愿，午日得病，心腹胀痛，朦然不知，寒热，应往西北方，冲撞五猖白虎神求送。

甲午日：小可，五路童子伤亡，暗身鬼门外，送之应亲家。

丙午日：太阴，酒中得病，有咒咀求解取魂，保过戌亥日，吉。

戊午日：大凶，日渐难好。

壬午日：攀连，马头揽去魂魄，修造墙园有杀，白色怪物入宅，三幺同鬼在门前水边，保过酉丑日作福，吉。

辛未日：主凶，未日得病，男轻女重，腰背骨节疼痛、寒热。

癸未日：主因烧热、心闷不定、不思饮食、不省人事，西方逢着，颠倒起。

乙未日：小可，先兄弟鬼引半天，午酉日自缢鬼、落水鬼求解送。

己未日：攀连，主小儿寒热、啼哭沉重，西北方墙边冲着惊吓。

壬申日：难好，申日得病，男轻女重，寒热，往西南方求神。

甲申日：小可，痛不思饮食，主有浓血之灾，东南方素神保佑，得病冲着攀猎五猖。

丙申日：大凶，因病犯木下之鬼伤亡，土地不安，家先大人身死不甘。

戊申日：主凶，孤魂无依入宅，不时无人祭祀，求食，送白虎，吉。

庚申日：无事架力破古树，木有古杀大破财。无事送吉申酉日，不加病作福即吉。小儿寒热惊风，骨节伤损，南方住居房门，父母求食，过甲申日不加病，送星即愈。

妙诀，尽此方千变万化，病眼不能出其范围，切勿轻传以示于人，违戒量自送钵，记之，记之。要戒房事。

第一方，不论红肿痛，黑白眼珠风泪流，初宜散风邪养血，宜发散升提，亦可初用开手服，服三剂。

羌活五分，当归一钱，生地一钱，防风六分，荆芥六分，白芷六分，薄荷六分，菊花六分，黄芩六分，连翘六分，枳壳六分，黑山栀六分，草决明八分，蔓荆子八分，要禁油，加灯心为引。

第二方，红肿不退，痛如前，黑珠两边翳不退，时气流行太阳，服此药自愈。

当归尾、生地、白蒺藜、蔓荆子、红花各六分，桃仁粉、枳壳、玄参、牛蒡子、槟榔、黄芩各八分，连翘一钱。

第三方，红肿已消，痛减，惟白珠红不退，红者热结于肺，要散除翳、清心火为上。

熟地、麦冬、枳壳、苏木、红花、郁金各五分，草决明、黄芩、蝉蜕、玄参各八分，连翘、知母、黄柏各一钱，加灯心为引。

第四方，红亦渐退，痛亦减，但见日羞明，翳不退，黑珠白膜几点，目昏不明，胬肉点攀睛法，养心退火，清肺平肝。

当归、生地、熟地、密蒙花各一钱，黄芩（酒炒用，二剂除去）三分，青葙子（炒研）一钱五分，茯苓、谷精草、桑白皮、连翘各六分，五味子、蔓荆子、丹皮、黄芩各六分，蝉蜕五分，知母六分，白蒺藜八分，蛇退（炙黄）五分，胆草（酒炒，一剂除去）三分，水煎服。

第五方，肿痛已消，白珠红筋带白珠红退，胬肉平，惟黑珠有翳，及瞳人上有障不清，目昏。法宜滋肾水，以至阳光，四剂后，除青皮、柴胡，加青葙子。

生地、熟地、麦冬、桑白皮、牛膝各八分，儿粪一钱，当归、密蒙花一钱，木贼、苏仁（去壳）各六分，青皮四分，知母（酒炒）六分，柴胡（酒炙）四分，黄柏（酒炒）六分。

第六方，带翳膜等症，惟目不明如炎，炎中如杨朦睛一为二，时见黑花自目而落，又如蚁虫黑物而飞，夜不安神或梦遗，虚火炎上，此方主之。

熟地、当归一钱，白茯、山药、牛膝、杜仲、菟丝饼各八分，破故纸一钱，芡实、麦冬、枸杞、密蒙花各一钱，蒺藜八分。如梦遗，加龙骨、牡蛎八分，水煎服，忌物。

第七方，别带难症，只耳鸣，眼昏渐渐不见，视物不明，头眩疼，四肢倦总，此障来之甚速，若不急治，青盲随了，变成瞳仁上如小扇掩之，火盖住瞳仁，细看带绿色，神医莫救。治法，煎药用第六方，丸药日各一服，一以治之，此大症也，只可救转八分而已。

服丸药方：熟地一两，丹皮六钱，山药（炒）一两，白茯一两，山萸肉（蒸）一两，麦冬八钱，当归、牛膝、杜仲（酒炒）、枸杞、菟丝饼、破故纸（炒）、石斛（蒸）各一两，若瞳仁为晬，加人参、黄芪五钱，制阴子三钱，不晬不加，炼蜜为丸，随汤吞下百丸。

已成内障，诸物不见，惟略见之光红色，即是神手治之，只救五分而已。大约此眼不红不痛，乃是大病后成，及酒色过度，劳心过度，脑怒伤，使其肿加痛，初宜升提，第一方用之四剂，可以止疼，使之不痛者，引出活路，方可治之。

此方药用：当归、熟地、枸杞各一两，肉苁蓉一两五钱，菟丝饼、牛膝、破故纸（醋炒）、石斛（蒸）各一两，肉桂、党参各三钱，车前子八分，制附子、甘草各三钱，大症要治子、寅、丑三时，不传之秘。

其一：当归、生地、防风、荆芥、白芷、薄荷、菊花、蔓荆子、黄芩、连翘、枳壳、黑山栀、草决明。神手用之，有上效。

其二：当归、生地、白蒺藜、蔓荆子、草决明、红花、桃仁粉、枳壳、牛蒡子、蝉蜕、槟榔、玄参、山栀、黄芩、连翘，入君臣佐使要分明。

其三：麦冬、生地、熟地、当归、苏木、红花、知母、蔓荆子、草决明、枳壳、黄柏、黄芩、蝉蜕、玄参、郁金。

金疮药：人参二分，蝗蜨一钱，冰片二分，绵父黄二钱，白蜡五分。

上绘反正图格（图略），书载各部穴道间段，务自细察，不使归症有误，志于道者，莫谓不劳一番之精力也。至于各穴方引药开列于后，尤当选阅，道地炮制得宜，分两多寡不得混施，亦勿谓予缘者效祝驼之俊，实欲与同道辈，共呈一片之婆心焉。

大岭穴：羌活、川朴、碎补、三七、广木香、乳香、当归、柴胡、土鳖。共为细末，酒下，葱引。

凤翅穴：左右二伤。桂枝、当归、三七各一钱，独活二钱，川乌、草乌、生地、血丹、甘草各一钱。共为末，酒送下。

架梁穴：藁本一钱，当归五钱，白芷、升麻、天麻、羌活、茜草、草乌、甘草各等分，姜引，酒下。

三年三穴：乌药一钱，灵仙一钱，大茴、三七二钱，上桂一钱，土鳖、陈皮三钱，川乌、草乌、甘草五分，童便引酒下。

背心穴：生地、五味、桂枝、防己、独活、广木香、乳香、没药、甘草各一钱。共为细末，生酒送下三八分，葱引陈皮。

气眼左右二穴：三七一钱，矮脚樟、杜仲、故纸各二钱，灵仙、大茴、青皮、胆草、乌药、甘草，服七分，童便引。

乔空穴：藁本、天麻、白芷、羌活各三钱，荆芥一钱，寸香一分，三七、血竭、红花各一钱，甘草五分，酒下，葱引。

肾扁穴：生地、苏梗一钱，小茴、细辛、桂枝、茴香、茜草、草乌、甘草，酒下葱引。

扁池穴：牛膝、木瓜、苡仁、加皮、虎骨各一钱，乳香、没药、当归、车前、甘草，酒下，葱引。

粪门穴：当归、大黄、五味、独活、三七、上桂、灵芝、生地、甘草，服五分，酒下，姜引。

命关穴：寸香、上桂、三七、血竭各一钱，青皮、丹皮、白术、细辛、甘草，服五分，酒下，姜引。

兔眼穴：牛膝、当归、熟地各三钱，矮脚樟、桂皮、土鳖、八棱麻、金毛狗二钱，白芷、加皮、甘草各一钱，服七分，姜引。

侧足穴：淮膝、归尾各五分，大黄三钱，木通五分，车前三钱，五味、三七、细辛、白芷、红花、甘草各三钱，酒下，绵毛根为引。

昆人、童肚二穴：桂皮、归尾、生地五钱，白芷、苏梗、然铜二钱，淮膝二钱，加皮一钱，酒下五分，姜引。

囟门、囟门二穴：天麻、白芷、藁本、羌活、木香、青木香、碎补、赤芍、红花、川乌各一钱，甘草五分，服五分，酒下，葱引。

架、梁二穴：当归三钱，生地二钱，防风五钱，天麻三钱，白芷五分，川芎二钱，三七二钱，上桂一钱，白芍一钱，甘草五分，服三分，葱引。

人中穴：白芷五钱，升麻五钱，血竭、然铜、上桂一钱，土鳖三个，寸香一分，冰片一分，甘草一钱，服三分，葱引。

山根二穴：川芎二钱，白及、细辛一钱，陈皮、生地五两，茯苓、虎骨三两，当归五钱，甘草一钱，酒下三分，葱引。

眼角穴：天麻、白芷四钱，柴胡二钱，桔梗、三棱、莪术各三钱，川芎、儿茶、独活、甘草一钱，酒下五分，葱引。

牙关唇口四穴：白芷、山药、连翘、神曲、门冬、槟榔、五味、细辛、陈皮各三钱，赤苓二钱，酒下五分。

牙关口角四穴：寸香、防风、荆芥、活血丹、半夏、南星、续断、秦艽、甘草各一钱，酒下三分，葱引。

咽喉穴：雄胆、三七、广木香、陈皮、白芷、当归、寸香、上桂、土鳖、甘草各一钱，酒下五分，葱引。

左右气眼二穴：三七一钱，矮脚樟、杜仲、故纸、灵仙、大茴、青皮、胆草、乌药、甘草各二钱，服七分，童便引。

井栏穴：独活、生地、胡椒、马前子一两，上桂、当归，酒下，为末，葱引。

将台穴：当归、川芎、秦艽、寻骨风、白术、续断、黄花、甘草各五钱，为末，服五分，葱引。

眉肩二穴：加皮、桂枝、五味、细辛、灵仙、寸香、柴胡、胆草、广木香各三钱，共为末，酒下五分。

　　眉尖二穴：羌活、陈皮、加皮、桂枝、荆芥、薄荷、胆草、柴胡、甘草，研末，酒下五分，葱引。

　　曲池二穴：加皮、桂枝、胆草、牛膝、柴胡、细辛、红花、生地、丁香、三七各一钱，酒下五分。

　　脉门二穴：桔梗、川芎、三七、木香、五味、细辛、桂枝、胆草、淮膝、陈皮、丁香各一钱，桂皮，酒下一钱，葱引。

　　精灵虎口四穴：柴胡、胆草、加皮、桂枝、淮膝、羌活、细辛、五味、川芎、木香、陈皮、丁香、红花、虎骨、土鳖、甘草，酒下五分，葱引。

　　窝红穴：矮脚樟、柴胡、胆草、川芎、牛膝、加皮、细辛、血丹、木香，酒下八分，葱引。

　　中高穴：生地、熟地一两，川芎五钱，三七一钱，木香五钱，续断五钱，白芷一两，当归五钱，甘草，酒下五分，葱引。

　　岐鲁穴：羌活三钱，生地一两，故纸五钱，川芎五钱，红花三钱，当归五钱，木香三钱，沉香三钱，白术五钱，甘草，酒下五分，葱引。

　　肚角穴：当归、茯苓五钱，川乌三钱，草乌一钱，土鳖五个，上桂、三七一钱，青木香三钱，茜草五钱，酒下三分，葱引。

　　龙泉穴：寸香二分，琥珀、血竭三分，三七二分，上桂五分，人参二分，广木香三分，沉香五钱，当归五钱，共末，酒下三分。

　　气海穴：杜仲、故纸、川芎、泽泻五钱，熟地一两，白术五钱，川朴五钱，细辛二钱，红花、甘草一钱，酒下五分，葱引。

　　气门穴：木香、乳没三钱，杜仲、故纸、白术、川芎五钱，生地一两，赤苓五钱，红花，酒下五分，葱引。

　　内盆二穴：当归、陈皮、生地、虎骨各五钱，乳香一钱，没药二钱，寻骨风五钱，续断五钱，上桂、三七各一钱，酒下五分，葱引。

　　肚角二穴：当归五钱，血竭二钱，上桂一钱，三七一钱，五味三钱，丁香一个，白术三钱，矮脚樟五钱，川芎、生地五钱，酒下七分，马边草引。

　　丹田穴：青皮、丹皮三钱，当归五分，车前一两，木通五钱，丁香一个，寸香二分，三七二钱，上桂五钱，山药三钱，酒下五分，马边草引。

　　栏马穴：归尾、丹皮五钱，三七、上桂一钱，八棱麻五钱，加皮一两，过江龙五钱，苡仁、川牛膝、淮膝各五钱，酒下三分。

　　五寸二穴：桂枝、加皮三钱，川芎二钱，归尾二钱，槟榔五钱，红花三钱，生地、熟地一两，甘草一钱，酒下八分，葱引。

子母穴：加皮五钱，青皮三钱，活血五钱，内照消、红内硝各四钱，牛膝四钱，木瓜四钱，甘草，酒下八分，葱引。

内臁二穴：牛膝、木瓜、苡仁、加皮、青皮、陈皮、丹皮、桂枝、红花、羌活、生地、白芷各五钱。

涌泉二穴：牛膝、木瓜、苡仁、加皮、丹皮、硼砂、大黄、归尾、车前、细辛、羌活、独活、矮脚樟、八棱麻各五钱，酒下八分。

看症伤在何穴

两目朝天，伤在脑鼎穴；舌尖出血，伤在牙关穴；两手不起，伤在耳从穴；吃饮作寒，伤在拔山穴；脑胎不起，伤在大岭穴；气不相接，伤在成扁穴；两手无力，伤在风池穴；咳嗽不止，伤在气眼穴；面带黄色，伤在上三穴；咳嗽不转，伤在背心穴；移步难行，伤在扁地穴；呕吐不止，伤在粪门大穴；两足作闭，伤在鬼眼穴；两足作烧，伤在童肚穴；单脚作闭，伤在侧足穴；单脚作烧，伤在明鬼穴；闷死在地，伤在囟门穴；主死不专，伤在架梁穴；因死不专，伤在人中穴；眼目昏花，伤在山根穴；两目不明，伤在眼角穴；牙关作闭，伤在唇口穴；打伤笑样死，伤在肾门穴；吃饭不下，伤在咽喉穴；气不伤接，伤在气海大穴；全身作烧、不思饮食，伤在鲁岐穴；吐血不止，伤在闭门穴；不知人事，伤在中高穴；天昏地黑，伤在粪门穴；五时主死，伤在丹田穴。

治跌打损伤总仙丹：三十六天将。当归、生地、防风、五味、胆草、柴胡、青皮、天麻、白芷、藁本、桂枝、羌活、川芎、桔梗、细辛各一钱，杜仲、故纸、乌药各二钱，牛膝、木瓜、砂仁、加皮、陈皮、归尾各三钱，丁香三分，硼砂、续断、丹皮各三钱，灵仙、大茴、茜草、三七、独活、白术、乳香、没药、甘草。共为末，酒下，名为神仙一把抓。

还阳接气丹（一服）：打死，心头热有气，服祀命药。寸香一分，土狗（用酒炒）七个，上桂三分，血竭一分，陈皮、神曲、土鳖（用酒炒）一个，麦冬各一钱。共为细末，酒下一分。

还阳正医丹（二服）：陈皮三钱，三七一钱，上桂一钱，红花五钱，广木香、乳香、没药、神曲各三钱，白腊五钱，然铜（醋煅）一两，金箔百张，生地五钱，桔梗三钱。为末，酒下，葱引。

还阳保命丹（三服）：川芎、当归各五钱，马前子一钱，人中白、香芷、赤芍、朱砂各三钱，辰砂、附子、上桂、川三七、香附各一钱。在上部，加天麻、白芷各一钱；在下部，加牛膝、木瓜一钱，当归三钱；在手上，加桂枝四钱，细辛一钱，马边草三钱；伤疼痛，加木香、乳香各三钱，没药、碎补、葛蒲各一钱。共为末，每服四分，酒下葱引。

万应药酒：专治跌打损伤。当归、生地一两，熟地二两，枳壳、云桂五钱，加皮一两，八棱麻四钱，寻骨风、兔骨各一两，共煮，好酒进养，酒浸七日再服。上部加葱引，中部加姜引，下部加绵毛根引。

太乙灵仪丹：专治跌打损伤。羌活、独活一钱，麦冬五钱，赤苓、芍药、神曲、五灵脂各五钱，灵仙一两，白芷五钱，三七二钱，加皮一两，黄芪二钱，党参、血丹各五钱，细辛、红花各三钱。为末，生酒下，服五分。

太乙救命丹：神曲、川芎、当归、熟地、茯苓一两，橘红一钱，地龙五钱，广皮、上桂、紫河车、白头翁、黑牵牛、常山、滑石、牛膝、甘草，为末，酒下五分，童便引。

太乙保命丹：琥珀、玛瑙一分，血竭二分，人中白二分，上桂、寸香三分，神金三分，三七三分，土鳖一个，蒺藜二分。共为末，不拘凉水，开水亦可，或用家酒下，童便引。

太乙灵骨专治跌打损伤方：虎骨、龙骨、狲骨、然铜、乳香、没药、当归、杜仲、故纸、牛膝、马前、白马骨、熟地、白朱砂、茯苓、木香、上桂、羌活、寸香，为末，好蚝油、烧酒送下。

太乙紫金丹：专治跌打损伤，断骨即效。朱砂三钱，金箔三张，紫草五钱，红花、上桂、三七各一钱，然铜、土鳖一两，山羊血三钱，雄胆一钱。共为末，生酒送下，童便引。

七十二味总药：治金器全身受伤穴之伤丹方。当归一分（头、尾、身，上部归头，中部归身，下部归尾），山桃仁二钱，车前三钱，羌活、天麻、白芷、藁本、柴胡、胆草各三钱，陈皮五钱，青皮、川芎、防风、生地、荆芥、白术、乌药各三钱，三七二钱，土鳖一两，红花三钱，细辛二钱，独活二钱，杜仲、故纸各四钱，大茴、秦艽各二钱，寻骨风三钱，然铜、麦冬、神曲、白蔹一钱，南星、续断各二钱，加皮、猴骨二钱，虎骨、龙骨、茜草各五钱，上桂一钱，乳香、没药各五钱，首乌一钱，川乌二钱，寸香三分，碎补、菖蒲、熟地、遂竟各二钱，桔梗一钱，琥珀、桂皮各三钱，丹皮三钱，升麻三钱，木香、青木香各二钱，薄荷、红内硝、五味各二钱，桂枝一钱，丁香七粒，苏梗、牛膝、木瓜、硼砂、苡仁各二钱，木通三钱，血竭四钱，朱砂、甘草、当归另包，共为末，酒送下。

十八罗汉丹：当归、生地、独活、细辛、荆芥、防风、红花、加皮、桂枝、乌药、白芷、广木香、淮膝、青皮、青木香、乳香、没药、杜仲、苡仁、牛膝、木瓜、桂皮、硼砂、丹皮、茯苓、秦艽、赤芍、碎补、甘草，研末，生酒送下，姜引。

夺金保仙丹：冰片、寸香各五分，蚯蚓、上桂各一钱，人参二分，血竭二钱，水晶、蒺藜各一钱，台乌、玛瑙各二钱，白土鳖二个，土狗一个，茯苓二钱，神金一钱。

共为末，酒送下，损可用。

制味金刚丹：三七、官桂各一钱，广木香二钱，当归五钱。共为末，酒下五分。

制五香丸：檀香一钱，沉香一钱五分，降香一钱，乳香一钱五分，没药一钱五分，郁金一钱五分，川江（四十九粒）一两。

军行破血方：当归、陈皮、枳壳各五钱，生蒲黄（炙）五钱，桃仁八钱，苏木香七钱，厚朴八钱，红花一钱，大黄一钱，甘草（另包）一钱。

痛腰行血方：杜仲、故纸各一钱五分，当归一钱五分，炙花二钱，大生地一钱五分，菟丝十二粒，巴戟八分，苁蓉二钱，茜草、红花八分，碎补二钱，大茴一钱，乳香、没药各八分。

治跌打损伤神效方：九曲还魂草、鹿含草、落得打草、麻皮头。上部，加土鳖，各等分；下部，加苎根；内伤，加白头蚯蚓、五味为君。随使加红花、苏木等药，酒煎服汁，发而愈。有一姓沈泥工，屋上跌下，其服此方，三日痊愈。（怀德堂笔记）

跌打损伤方：大路旁边，墙脚下往来便溺处旧碎瓦片，不拘多少，拾来洗净，以柴火焙好，用醋淬五七次，变黄色，以指捻之，自接痛止，不可轻而沸忽之。

跌打损伤，瘀血冲心，从高坠下欲死，仓促取药不及，擘开口，以热小便灌之，或卒被压倒打死，将本人如僧打坐，令一人将头发放低，用半夏末吹入鼻中，醒后以姜汁下三钱真麻油搅匀灌之，再以干荷叶烧灰，热小便调下三钱，日进三服自愈，附刻感应篇注证。

治打断骨头方：愿济堂刊，施传。用金樱子兜，即系金樱子根也，去皮，酒煎熟服，渣敷患处即愈。

打胎方：用寸香三分，韭菜汁半碗，服净坐。

《伤科秘传》

撰人不详

救人生者，药方也，有义之人方可传授，无义之人切莫传。外打表也，内打里也。富贵之家，不可谋害，贫贱之家，不可轻视。英雄豪杰，搭话不可自大，十漂九流，不可不知。凡江湖之人，先拜师傅，后交朋友，眼睛招子要斩，心要小，胆要大，仁厚要义气然交。五湖四海皆兄弟，高低无二分，贫贱一般看，仁义为友，道德为师，小心天下，东南西北，犹我去得，犹你知得，亦犹你之得，切莫强得，一生学得，吾不晓得，又然知得，最要忍得，及其好也。

兹将十三代名医神位详列于次

医祖开方是老君，神农二代历分明，第三却是轩辕帝，岐伯先生第四名，扁鹊秦公归第五，韦火晋记第六名，藻郭先生归第七，徐文李季第八名，华佗先生归第九，叔和长沙第十名，仲景君归十一名，姓巢先生十二名，十三便是孙真人

将人全身穴详录于次：

天定穴：藁本、天麻、白芷、羌活、荆芥、元寸、三七、上力、淮花、甘草。十种，用水酒煎服，葱引，水豆腐对童便服下。

太阳穴：川芎、白芷、羌活、北风、玉活、矮脚樟、灵仙、台乌、国老、当归、三七。共十一种，酒姜为引。

太阴穴：川芎、禾木、紫草、白芷、防风、桃仁、灵仙、山苓、莪术、天麻、荆芥、三七。共十二种，酒葱为引。

乔空穴：天麻、藁本、羌活、防风、寸香、血力、姜灰、安丐、甘草、白芷、三七。共十一种，酒葱为引。

牙腮穴：川芎、生地、五味、独活、乳香、血力、白芷、桂枝、防风、广香、三七。共十一种，酒为引。

耳根穴：羌活、白芷、台乌、甘草、川芎、灵仙、土鳖、赤芍、木香。九种，酒为引。

风门穴：荆芥、防风、山苓、杜仲、大茴、三七、灵仙、矮脚樟、胆草、青皮、莪术、故纸、香附、上力、台乌。共十五种，童便引。

左右气眼穴：生地、五味、台乌、胆草、红花、桂枝、灵仙、香附、三七、桃仁、

甘草。十一种，酒为引。

三年穴：羌活、川乌、山苓、生地、山药、台乌、独活、草乌、寸香、血力、灵仙、甘草。十二种，童便为引。

架梁穴：藁本、当归、天麻、三七、血力、川芎、白芷、台乌、香附、甘草。十种，酒、童便为引。

凤翅穴：橘核、三七、川乌、独活、母丁、当归、血力、草乌、茜草、山苓、甘草。十一种，酒、童便为引。

大岭穴：羌活、荆芥、碎补、山药、当归、防风、川朴、甘药、血力、柴胡。十种，酒、童便为引。

囟门穴：天麻、藁本、防风、碎补、红花、草乌、香附、羌活、木香、赤芍、川乌、甘草。十二种，葱酒引。

昆仁穴：桔梗、然铜、生地、血力、淮膝、骨丰、枳壳、海马、山膝、元寸、加皮、甘草。十二种，酒为引。

命门穴：上寸、血力、丹皮、细辛、枳壳、母丁、安丐、青皮、白术、三七、厚朴、甘草。十二种，酒为引。

则足穴：淮膝、归尾、木通、细辛、六汗、桃仁、加皮、大黄、川膝、苡仁、骨丰、红药。十二种，马鞭草为引。

山根穴：天麻、柴胡、南星、北风、茯神、白芷、法夏、荆芥、广皮、甘草。十种，酒为引。

眼角穴：川芎、三棱、独活、虎骨、儿茶、莪术、山膝、当归、甘草。九种，葱为引。

人中穴：当归、白芷、然铜、白芍、山膝、川芎、升麻、上桂、冰片、土鳖。十种，酒为引。

窝红穴：北胡、淮膝、北辛、三七、木香、白芷、胆草、加皮、上力、寸香、上桂、甘草、矮脚樟。十三种，酒为引。

虎口穴：羌活、胆草、骨丰、广皮、五味、木香、虎骨、独活、丹皮、碎补、北辛、川芎、土鳖。十三种，酒为引。

脉门穴：桔梗、川芎、北辛、北胡、淮膝、丁香、枳壳、木香、桂枝、胆草、上桂、没药、山膝。十三种，酒为引。

神口穴：北辛、土鳖、胆草、川乌、香附、山膝、羌活、桂枝、草乌、丁香、上力。十一种，酒为引。

眉大小穴：淮膝、羌活、木香、胆草、灵仙、桂枝、广皮、薄荷、北胡、台乌、北辛。十一种，酒葱为引。

章门穴：桔梗、厚朴、生地、桂枝、上力、枳壳、然铜、丹皮、山膝、木香、甘草。十一种，姜酒为引。

鬼眼穴： 牛膝、地龙、土鳖、山膝、血力、加皮、矮脚樟、毛犬、丁香、赤芍。十种，酒为引。

粪门穴： 寸香、上桂、红花、灵仙、生地、山膝、归尾、桃仁、大黄、台乌。十种，酒、姜、葱为引。

扁池穴： 牛膝、苡仁、乳香、虎骨、栀子仁、木瓜、加皮、没药、木通、甘草。十种，姜酒为引。

甘扁穴： 生地、小茴、北辛、茜草、禾根、桂枝、藿香、川乌、草乌。九种，姜酒为引。

井栏穴： 独活、上桂、麝香、血力、生地、甘草、古月、母丁、山膝、红花、丹皮。十一种，葱姜为引。

咽喉穴： 雄胆、广香、白芷、寸香、甘草、山膝、广皮、当归、上桂。九种，酒为引。

口角穴： 川芎、台乌、然铜、寸香、母丁、白芷、香附、山膝、上桂、秦艽、甘草。十一种，酒姜为引。

眉井穴： 加皮、细辛、丁香、台乌、上力、桂枝、五味、灵仙、三七、甘草。十种，葱姜引。

将台穴： 归身、人交、六汗、三七、川芎、骨丰、白术、上力、甘草。九种，葱姜为引。

肚痛穴： 生地、上桂、丁香、大白、山膝、丹皮、五味、白术、小茴、甘草。十种，葱姜为引。

内盆穴： 当归、广皮、尔香、山膝、虎骨、川芎、生地、上桂、六汗、甘草。十种，酒为引。

气海穴： 杜仲、灵仙、猪苓、青皮、生地、故纸、没药（先下）、陈皮、山膝。九种，酒为引。

龙泉穴： 琥珀、山膝、上桂、沉香、莪术、血力、土鳖、人参、山苓、甘草。十种，葱酒为引。

曾岐穴： 羌活、川芎、广香、沉香、桃仁、防风、故纸、当归、丁香、粉草。十种，葱姜为引。

中高穴： 生地、川芎、上力、白术、党参、熟地、山膝、广香、北芪、甘草。十种，酒为引。

涌泉穴： 牛膝、木瓜、北辛、然铜、苡仁、丹皮、独活、海马。八种，棕树根为引。

海底穴： 牛膝、苡仁、骨丰、六汗、土鳖、安丐、木瓜、加皮、碎补、山膝、元寸、丁香。十二种，酒为引。

丹田穴：枳实、黄柏、吴萸、白芷、川膝、厚朴、小茴、羌活、山膝、元寸。十种，酒为引。

栏马穴：归尾、丹皮、上力、丁香、加皮、生地、田七、元寸、沉香、牛膝、甘草。十一种，酒为引。

钓子穴：地黄、陈皮、木瓜、莪术、苡仁、山膝、青皮、牛膝、加皮、小茴、宅兰、元寸。十二种，酒为引。

三关穴：红花、朱砂、母丁、川乌、桂枝、槟榔、田七、茯苓、安丐、草乌、上力、桃仁。十二种，酒为引。

内臁穴：独活、苡仁、红硝、月石、北风、六汗、加皮、牛膝、归尾、然铜。十种，酒为引。

五寸穴：南蛇、知母、生地、川芎、莪术、江龙、归尾、桃仁、山苓、甘草。十种，酒为引。

光明穴：牛膝、加皮、三七、丁香、山药、苡仁、六汗、上力、沉香、然铜。十种，酒为引。

绝络穴：大小茴、元寸、海马、牛膝、没药、然铜、骨丰、加皮、甘草。十种，葱酒为引。

委中穴：骨丰、地龙、苡仁、川乌、北风、土鳖、牛膝、加皮、草乌。九种，葱酒为引。

金秋穴：桂枝、菖蒲、台乌、寸香、安丐、枳壳、良姜、山膝、沉香。九种，酒为引。

中人穴：天丁、川芎、丁香、田七、山甲、白芷、吴萸、血力。八种，酒为引。

中元穴：枳壳、青皮、田七、安丐、厚朴、陈皮、血力、丁香、元寸。九种，酒为引。

一人通共三十六根正骨，七十二润关口，共三十六大穴，七十二小穴，总共一百零八穴。八散润以症，九粒润午丸，三岁丹，九仙丹，八仙丹、七雄丹、紫金丹、保命丹。救一人内外治之，方便可算第一。

七十二穴总仙丹列后：当归、川芎、灵仙、台乌、天麻、香附、白及、藁本、防风、青皮、广皮、杜仲、乳香、丁香、山七、沉香、连翘、荆芥、牛膝、故纸、朱砂、苡仁、加皮、桔梗、枳壳、厚朴、六汗、大茴、土鳖、红花、桃仁、虎骨、猴骨、桂枝、月石、骨皮、柴胡、胆草、骨丰、碎补、川乌、草乌、龙骨、海马、田七、上力、琥珀、玛瑙、伏水、牛子、土净麦冬、云苓、升麻、白术、枸杞、菟丝、甘草。共五十九种。

十八罗汉丹：当归、川芎、白芍、熟地、党参、焦术、茯苓、甘草、北辛、红花、灵仙、山药、柴胡、胆草、杜仲、故纸、牛膝。共十七种，研末，酒为引。

人身上部丹：川芎、白芷、北辛、桂枝、天麻、白茯苓、当归、生地、没药、赤芍、丹皮、川三七、上力、泽兰、广香、藁本、甘草。共十七种。

人身中部丹：桔梗、枳壳、厚朴、台乌、北胡、芥子、矮脚樟、杜仲、故纸、北辛、小茴、广皮、青皮、桃仁、红花、田七、元寸、朱砂。共十八种。

人身下部丹：北丰、牛膝、木瓜、苡仁、加皮、骨丰、碎补、广皮、矮脚樟、骨皮、木香、胆草、乳香、丁香、没药、川七、血力、安边。共十八种。

闷药方：西红柿子、闹阳花、翠仙桃、生川乌、生草乌、生南星、生半夏三分为多。共七种，研末，酒对服。

解闷方：用老盐煎水服。

接骨丹：骨断须先服闷药方，将骨扶正。蚯蚓九条，土鳖十只，寄生花、柞花、三七、上力、白蜡钱半，胎石、龙骨。共研末敷，忌吃煎炒，忌犯铁器。其次再用九味仙丹收功方：天麻、白芷、羌活、川芎、灵仙、碎补、故纸、杜仲、牛膝。共九种，葱酒为引。

八仙丹方：田七、血力、元寸、母丁、沉香、朱砂、伏水、上桂。共八种，研末对服。

做伤法：病堂红、红硝椒、古月、阳花、樟脑。共研末，用白水一口吃，吹面上去，即时将手模二手现出。

接骨丹方：生地、白蜡、三七、上力、母丁、虎骨、元寸、广香、尔香、碎补、地龙、海马、然铜、土鳖、川乌、草乌、洋桃花、茜草、辰砂、神金、国老、灵仙、上桂、盆尘。共二十四种，共研末，好酒对服。继而令挪拙骨，洗好麻药，动手挪拽第一敷药，火酒调沙糖、葱姜；第二敷药，瓦炕上、皂角擂烂敷伤外；第三药，糯米饭、月石、光粉、将军口、十凤尾、三七、龙须、黄柏，面、酒调服三次。换第四次敷药方，金不换、活血丹，醋调。

生肌散：接骨破烂用。石脂龙、古血力、寄生、土鳖（要活的）五钱，寸金。共研细末，合油末包好。

看症发伤何方穴

单手指拙关穴，肝青、心赤、肺白、肾黑、脾黄。

两眼朝上，伤在大岭穴；头抬不起，伤在天庭穴；两牙不开，伤在耳根穴；面为黄色，伤在三元穴；两牙无力，伤在风池穴；闷死在地，伤在囟门穴；两手作烧，伤在童肚穴；主死不转，伤在中元穴；两脚作闭，伤在三里穴；闷死在地，伤在架梁穴；两脚不行，伤在鬼眼穴；舌尖在外，伤在枋山穴；气不相接，伤在成扁穴；吃饭作实，伤在拔山穴；咳嗽不止，伤在气眼穴；滞泄不止，伤在粪门穴；咳嗽不转，伤在肺俞穴；眼目昏花，伤在山根穴；呕吐不止，伤在肚角穴；眼目不明，伤在阴阳穴；因死不转，伤在人中穴；打死发笑，伤在川门穴；气不接言，伤在气海穴；吐血不止，伤在关门穴；天昏地黑，伤在心意穴；牙关不开，伤在神口穴；口中出涎，伤在龙泉穴；吃饭不下，伤在咽喉穴；全身作闭，伤在山岐穴；立时在地，伤在丹田穴；不知人事，伤在中高穴；立时吐尿，伤在三焦穴。

合药方：羌活、广皮、当归、川芎、北辛、独活、白芷、辛于、于松、灵草、加皮、丹皮、山奈、良姜、母丁、桂子、小茴、安桂、元寸。五月五日，午时取蟾，午时用。

穴头药：鸭屎调和桐油三五次即好。

收口生肌：山上经过霜雪之干牛屎，研末，搽三五次，即将此药，大有应救，酒酸一夜。治法：石膏、草乌、甘草，放入酒内即甜。

去汗班方：用老姜一斤，入密陀僧共擂烂，用黄泥封过，火煅存性，取姜汁水搽之即愈。

止臭气方：白芷、薄荷、甘松、山奈、北辛。煎水洗，再不臭也。

退酒醋方：枇杷叶、白付、白芷、牡丹花、肥皂。共研末，捣为丸，酒内即去。

颠犬方：斑蝥虫（去头尾）五六只，红良（去头足尾）四只，马前子二个，红花、山苓、莪术。共煎水服下即愈。又方：斑蝥虫（去头足）十只，用糯米炒，研末，酒煎，空心服，如痛，再服即愈。

醒酒仙方：菖花、小豆豆粉、柿霜、豆蔻、生藕汁。同煎服，神效。

火烧烂方：取鲜柯一枝捣烂，香油调敷，七天不可入水。

误吞铜钱：用砂仁一两，水煎浓汁食之，真铜即下。

跌打重伤闷死：旧蒲扇烧灰，沙糖酒送下，或有微气者，用蚯蚓三四条，烧灰为末，酒送下即生，或用古月吹入鼻，用即生。

行人热死：抬在阴凉之地，以路人热土放在死人脐上作一窝，令人屙热尿死人脐上，以上并火蒜捣烂，煎水去渣，随灌下即生，若用冷凉水一灌即死，切记。

解砒霜信毒方：用绿豆粉一两，良朱二钱，蛋白一个，麻油半杯，冷水二杯，即刻连服，砒吐之后，无碍。

蛟咬肿毒方：细辛、雄黄、麝香六分，共研末，水酒调服。

夜梦遗精：雄鸡茎四五个，为末，空心服，用酒调下，效验如神。

流精方：黄柏二钱，车前子二钱，甘草二钱，灵霄花三钱，锁阳钱半，冬葵二钱，瞿末二钱，草薢二钱，化石钱半，益智钱半，草梢钱半，研末，开水冲服。

流精水药方：猪苓、防风、麦冬、泽泻、白芍、枳仁、木通、黄芩、通草、甘草、化石、杷叶、苍术、煨石膏。灯心为引，后用末药收功。

各图概为受伤之穴（图略）

天庭穴：此穴伤者，有血无髓方可治，倘黄水白浆流出者，切不可治，当用刀枪药，后用七宝丹收功。

水药方：藁本、白芷、升麻、桔梗、防风、白菊、川芎。共七种。

太阳穴：此穴伤者，青筋满面，眼泪长流，切不可治；倘青筋未上人中，方可治之。

水药方：京子、蒙花、桔梗、白芷、虫退、升麻、防风、法夏。八种，再用七宝丹收功。

太阴穴：此穴伤者，嘴歪眼斜，面青唇红，切不可治；倘眼不斜归正，方可治之。

水药方：藁本、防风、归身、七厘散、灵仙、升麻。六种，后用十香丸收功。

人中穴：此穴伤者，牙关紧闭，哭不出声，死者定矣，倘开关进药，用承气汤方治之。

水药方：桑皮、郁金、阿胶、麦冬、三七、不拨、白及、全胡、人参。九种，十香丸收功。

咽喉穴：此穴伤者，嘴青舌黑如烟者，双眼流泪，眼番白者死；倘嘴唇红色，倒可治。

水药方：法夏、玉竹、天冬、麦冬、甘草节、阿胶、川莲、全胡。八种，后用一性丹收功。

井栏穴：此穴伤者，两眉不起，心作胀饱，两耳焦者死；倘耳不黑，声音响亮，可治。

水药方：干合、广香、川七、辰砂、桂枝、厚朴、土鳖、三七、兰根。九种，酒煎服，后用九龙丸收功。

气膛穴：此穴伤者，咳嗽不止，声音如哑，作寒作热，每日早迟者死；倘若对时，方可治。

水药方：桔梗、茯苓、当归、法夏、防风、禾一、甘草。七种，酒煎服，后用十香丸收功。

血膛穴：此穴伤者，烦躁不安，鼻为紫色者死；若无伤面不失色，方可救之。

水药方：活血丹、红花、紫草、赤药、川芎、泽兰、郁金。七种，酒引后，用七宝丹。

定针穴：此穴伤者，即节见红，遍身强直，口涎不止，声音如哑，定见死症；或声音不哑，遍牙软弱，可救。

水药方：川芎、碎补、犀角、瓜蒌、泽兰、麦冬。六种，后用十香丸收功。

寸关穴：此穴伤者，遍身软弱，心如刀割，咳不出声，心惊内跳，言语法正者可治。

水药方：人交、升麻、红花、三棱、桂枝、灵仙、淮药、山甲。八种，水煎服，十香丸收功。

三关穴：此穴伤者，人发颠狂，胡言乱语，饭不思，必成重症，言语不乱，方可治之。

水药方：仙茅、槟榔、化石、枳壳、甘草、红花、三棱、莪术。八种，后用八宝丹收功。

虎口穴：此穴伤者，虎口无肉，四肢麻痹，眉剪发落，手足作冷，必成疯症，若眉不落可治。

水药方：橘核、僵虫、红硝、川朴、活血丹、芥子、甘草节。七种，水煎服，七宝丹收功。

龙眉穴：此穴伤者，腰脊不得舒转，腹胁内胀不止，小便清淋可治。

水药方：犀角、龟版、羌活、杜仲、故纸、人交、六汗、虫退。八种，酒引后，用七宝丹。

凤眼穴：此穴伤者，咳不出声，头昏面肿，腰如直，疽耳眼黄，倘两耳红艳，方可治之。

水药方：龟版、灵仙、蚯蚓、泽兰、淮山、腹片。六种，酒炆服，后用七宝丹收功。

盆弦穴：此穴伤者，半步难移，肚腹冷痛，咳嗽不止，死者多矣；倘腹内不作冷胀，方可治之。

水药方：红花、归尾、三棱、首乌、活血丹、桃仁、泽兰、莪术。八种，酒炆服。

九龙穴：此穴伤者，通身作痹，背心胃寒，面青眼黄，死者多矣；倘筋红色，还可治之。

水药方：三七、土鳖、红花、枳壳、独活、寄生、内红硝、活血丹。酒炆服，后用九龙丹。

窝红穴：此穴伤者，耳雷，如腰脊不转弯，冷汗淋漓，十有九死；腰脊落，还能弯转，倒未伤。

水药方：黄窝牛、沉香、北辛、牙皂、没药、百草霜。六种，酒酿糟对服，后田九龙丹收功。

海岸穴：此穴伤者，通身麻木，两手亦挛，半步难移，死者多矣；倘汗不乱撞，立救之。

水药方：没药、桃寄生、燕泥、水洗边、牙皂、灵仙、百草霜、北辛、樟柱。和酒服，后用七宝丹。

肾气穴：此穴伤者，通身筋腹胀，冷汗淋之，必须治手指，合手可治之。

水药方：小茴、六汗、芥子、木通、甘草。五种，煎服，后用十香丸收功。

凤尾穴：此穴伤者，大肠脏即时冷痛，面带忧色，如同死者一般，倘面红色可治。

水药方：金凤草、菊花、佛指兜、海马、雄黄、斗蛮、蚯蚓 七种，后用十香丸收功。

金泉穴：此穴伤者，呕吐不止，哭不出声，疾孔气逼，倘气不逼，须则吐呕，可治之。

水药方：桂枝、活血、槟榔、川七、六汗、三棱、莪术。七种，后用十香丸收功。

银泉穴：此穴伤者，气逼耳闭，作寒热，死者多矣；倘气不逼，可治。

水药方：化血草、打不死、仙毛娘、还魂草、半边莲、落地金。生酒和童便。

黄蜂穴：此穴伤者，十有九死，耳闭血灌，两眼难开难闭，倘面落紫色，还未血灌，可治之。

水药方：寄生、海马、桑皮、化石、蚓蚯、藕节根。六种，后用紫金丹收功。

燕窝穴：此穴伤者，两耳作寒，口角流涎，两泪汪汪，倘口内无涎，还可治之。

水药方：桃寄生、牙皂、乳香、没药、枳壳、麦冬、六汗、红花、桃仁。酒煎服，后可用一性丹。

光明穴：此穴伤者，面黄眼青，九成无治，倘面红色如常，易治。

水药方：加皮、牛膝、南蛇、内红硝、川七、独活、藕节。七种，后用七宝丹收功。

涌泉穴：此穴伤者，两耳闭塞，心如刀割，痛不可忍，倘两耳正，可治之。

水药方：苔耳草、蚯蚓、甘草、寸香、三七。五种，用酒对服，后用一性丹收功。

膀胱穴：此穴伤者，肾袋如灯笼，半步难移，肚如刀割，莫伤惊候，不然一损命。

水药方：土苓、桔梗、良姜、乌头、枳壳、法夏、枸杞、甘草。八种，用十香丸收功。

肚脐穴：此穴伤者，小便淋漓不止，泄泻如水，两脚软弱，十有九死，难治。

水药方：小茴、槟榔、良姜、茯毛、降香、广香、藿香、甘草。八种，后用八宝丹。

委中穴：此穴伤者，足不能舒，汗如水流不收，无治；倘汗不流，还可治之。

水药方：加皮、南蛇、羌活、淮山、乳香、没药、牛膝、川乌、草乌。九种，后用九龙丹收功。

天空穴：此穴伤者，走如云车，昏迷不醒，服闭面赤，切不可治；倘心明，虽乱，可治之。

水药方：加皮、南蛇、川乌、牛膝、海马、乳香。六种，后用十香丸收功。

腰子穴：此穴伤者，面带死笑，闷跌在地，满汗淋漓，不带死笑，倒未曾落腰子，方可治之。

水药方：杜仲、故纸、菖蒲、菟丝、血丹、人中白、黄芪、当归、沉香。酒煎后，用九龙丹。

七星穴：此穴伤者，败血本，压心忍气在内，腰中多软，无点神气，望到还可治，先用通关散。

水药方：牙皂、细辛、乳香、洋参、内红硝、当归、黄芪、腹片。后用一性丹收功。

滴陌穴：此穴伤者，即时番肚带粪者，如嘴黑，十有九死；若不番肚，尚可救之，先用开关散。

水药方：泽兰、前胡、茯毛、槟榔、卜乙、柯乙、红硝。七种，后用七宝丹。

肚门穴：此穴伤者，大小便无得收灌，不等出月粪肠即死，倘有大小便，还可治之。

水药方：车前、桔梗、白蔻、木香、洋参、小茴、瓜蒌霜、腹片、甘草。九种，酒为引。

通脉穴：此穴伤者，遍身软弱，流涎，眼花嘴黄，倘口内无涎，倒还有治。

水药方：百草霜、菖蒲、血丹、黄芪、首乌、甘草、藕节。七种，后用七宝丹。

闭门穴：此穴伤者，遍身气胀，满腹疼痛，气逼，必然断中死；倘气不逼方可治。

水药方：金橘、前子、小茴、良姜、腹片、红花、槟榔。七种，后有九龙丹。

以前图画均为三十六穴

治阴户生疮，或肿、或痛、或痒：当归五钱，栀子钱半，白芍二钱半，茯苓二钱半，柴胡六分，楝树根三分。有痰，加白芥子一钱；有火，加黄芩一钱；有寒，加肉桂六分。灯心引，水煎服。

洗药方：蛇床子、地骨皮、金银花、甘草。有痛有肿加葱白。

五里还阳图（图略）

此穴伤在眉心，闷倒在地，用通关散吹之，后服乳香定痛散。

通关散方：石菖蒲八分，北辛一钱五分，牙皂一钱，明雄一钱，鹅不食、麝香二分。六种研末，男左女右，由鼻吹入。

乳香定痛散方：羌活二钱，当归二钱，白芷二钱，川芎钱半，的尔钱二分，赤芍一钱，木香一钱，茜草一钱。共八种，酒炖服，生姜引。

打伤鼻梁为三更穴，鼻流鲜血，用吹药方止之。小儿胎发（烧灰）一钱，乌梅炭三个。二种研末，吹入鼻内。北辛、元枝，研末为丸，梧桐子大，服十粒。

一点尾脊骨：川乌、红花、白芷、内红硝、甘草、桔梗、三七、元枝、木瓜、然铜、荆皮、虎骨、归尾、大活、碎补、前胡、尔香、菖蒲、土鳖、白苓、淮山、广皮、羊血、杜仲、母丁、火麻仁、寸香。二十七种，研末为丸弹子大。

一点脚背：加皮、碎补、乳香、木瓜、川膝、白芷、木通、故纸、功劳、六汗、灵仙、仲藤、红花、内红硝、上桂、虎骨、三七、土鳖、母丁、当归、山羊血、大活、麝香、白茄根。二十四种，研末，酒为丸，弹子大。

一点小肚水药：香附、大香、上桂、茯苓、郁金、灵芝、泽兰、乳香、槟榔、年久、羌活、碎补、小茴、台乌、青皮、花蕊石。酒煎童便为引。

泰山压顶图（图略）

抠手之药，一应投齐，上方配合丸药，随身发用，可保周身之推惟命，久则潮热咳嗽没尽，有图形查看。此穴在脑顶，或打肿未破者，头脑昏闷，当用敷药以消其肿，次用服药以止其痛。

敷药方：龙骨一两，北芥一两。二种研末，葱头糊糟烂上敷之。

住痛散：羌活钱半，防风一钱，藁本二钱，川芎二钱，白芷钱半，泽兰二钱，内红硝二钱，乳没二钱，甘草八分。十种，生姜引，酒炒服，八剂。

金疮丹：古墓灰（瓦上焙干，红色为佳）钱半，白芷三钱，赤石脂五钱，泽兰三钱，生半夏一钱，花蕊石五钱，青台五钱，龙骨一两，土鳖、象皮（壁上土炒）一两，短发（烧灰）一斤。十一种，研细末，效验如神。或杀伤眉心，即上金疮丹，次服补血汤，切忌伤风。

补血汤：蜜芪一钱，党参钱半，当归钱半，白芷二钱，茯苓二钱，白芍钱半，熟地二钱，羌活八分，甘草八分。九种，圆肉为引，水炆服。

此伤在头发额，左为太阳，右为太阴，受伤者重血灌眼珠，脑头痛，用活血住痛散安之。

活血住痛散方：羌活钱半，白芷二钱，白菊二钱，川芎二钱，活血二钱，槟榔钱半，酌耳一钱，防风一钱，京子二钱，洋没二钱，甘草八分，生姜酒煎服。

倘或杀伤通于血路，金疮药不能止血，即用子戎毛按之，子戎毛便是戎带下，或正身用手取来，其色黄的，按伤口即住，千金不传此方。此药闲日采取，急则应用。若未取有此药，用银簪烧红灼之即止，金疮药自能止之，再服补血汤，加入人参在内，前图批有。或又打肿眼珠，用神圣散敷之。

神圣散方：淮花三两，白芷一两，赤芍一两，枇杷叶半斤，白及三两，韭菜兜和根（不必洗洒干）、研末，姜汁调敷。如若有肿，加用螺蛳一点，此药不但杀伤，如有打伤跌肿接骨等，敷之三夜。

二仙传道图（图略）

此穴伤二耳背，受伤重者，鼻流鲜血，牙关紧闭。此症今列一方，以救万一，名曰活血通鸣散，次为五仙丹。

活血通鸣散方：当归钱半，白芷二钱，赤芍一钱，活血钱半，通花二钱，桃仁一钱，石菖蒲八分，红花一钱，土鳖二钱，乳没二钱，酒炆服。

五仙丹方：镜砂（擂烂水飞过，入乳耳）一两，上四六五分，当门子三分，蓝田七五钱，上安丐（去皮）一两，共研末。此丹兼治劳伤，刀枪杀伤，刀口深者，难得济事。

金鹅取血图（图略）

此穴颈下一指，抠上即时吐血，一得此症，半月为亡，若吐于手内，随手服之，可保性命，或抠破鹅子，饮食难进，喉声闭，痛难过，一七为亡，若伤鹅子，列回生夺命丹，在后可查。

水药方： 川芎一钱，北栗八分，羌活八分，桔梗一钱，安桂一钱，香附钱半，的尔一钱，洋没一钱，甘草八分，酒煎炒，萝卜子为引。

又有杀伤一症，左为气口出入，右为饮食进路，二者割断其一还可粘连，咽喉均被割断，治之何用。杀伤或左边或右边，伤口甚重，或用丝线缝之，夏秋用鲢鱼皮封口，春冬用雄鸡皮封口，有喉咙饮食泛伤口出，难救。一金枪方内加神金些许，蚂蝗几条，瓦上焙干，研烂放在内，按伤需外用，封固紧扎，勿使病摇动，恐伤顶窝，名为金鳅下海。伤重，气不能上，饮食难以吞下，即用通关散吹之，次用水药一方。

水药方： 石菖蒲一钱，香附钱半，川芎一钱，桔梗一钱，安丐一钱，土鳖一钱，北辛八分，茴草一钱，酒煎服，再用一药完功。

活血顺气散： 蓝田七二钱，安丐桂三钱，查沉香一钱，降香一钱，豆砂二钱，血力二钱，广皮二钱，麝香二分，共研末，酒对童便为引。

顺手撑篙图（图略）

此伤若在右将台受伤重者，气不能上，服药可安，久则咳嗽劳伤，今立此方为上。

水药方： 归尾钱半，生地钱半，桃仁一钱，红花钱半，槟榔一钱，羌活一钱，川芎五分，桔梗钱半，田七一钱，甘草五分，酒煎服，后用八仙丹。

八仙丹方： 草乌三两（甘草、姜、酒糟共制四次），白及（姜汁、酒醋共制三次）一两五钱，礞朱一两（饭上蒸过，火上焙干），田七三钱，大红袍钱半，广皮一钱，安丐三钱，元寸三分。研末，每服五分，酒对。倘金疮杀伤，急用金枪药。

顺手牵牛图（图略）

此伤在两手，或打伤又断肘骨，须要掇归原，然后用药，或打伤筋，手不能举起，当用水药桂枝横行散，次服十三太保末药。

桂枝横行散方： 归尾一钱，原枝钱半，淮山钱半，南藤一钱，碎补钱半，北辛一钱，柴胡一钱，内红硝一钱，茜草二钱，泽兰二钱，乳香二钱。酒煎服，生姜引。

十三太保丹： 马前子（童便浸过十九日，刮去皮，水漂七日，切片，壁土炒）四两，白及一两（姜汁、酒醋共制三次），枳壳（水浸去囊，焙干）、草乌（甘草、水、姜、酒、醋共制四次）二两，虎骨（炙制）一两，薄荷、羌活、防风、荆芥、桂枝、麻黄、玉竹、甘草、然铜（醋制七次）、田七五钱，安丐二钱，土鳖三钱，的尔二钱，洋没二钱，血力二钱，原麝三分。研末，应验如神。

或刀枪杀伤掌心通于经，血不能止，用子戎丹上之，后上金枪药，内服住痛补血汤。

住痛补血汤：桂枝三钱，淮膝三钱，热地二钱，茯苓三钱，洋参一钱，乳没钱半，功劳二钱，白芷二钱，白蜜二钱，当归三钱，内红硝二钱，土鳖一钱，蜜党二钱，灵草八分，生姜酒煎服。蛇胆一个，老姜四块。上将刀破开姜，中间割一孔，将胆藏在内，饭上蒸过，去胆上之皮晒干，应验如神，每逢损伤切一片，当时止痛。

飞燕入洞图（图略）

此伤在二胁或小手，抠伤抠于左边，三日吐血，抠于右边，即时吐血，速进水搽末药。伤左，先用水药之后，次用黑铅丹，右用回生夺命丹。

右边水药方：归尾一钱，桔梗一钱，白芍钱半，柴胡一钱，安桂一钱，香附一钱，田七一钱，元支一钱，槟榔一钱，土鳖一钱，桃仁七分。

左边水药方：柴胡二钱，赤芍钱半，莪术一钱，槟榔一钱，碎补二钱，香附一钱，生地一钱，胆草二钱，山苓钱半，归尾钱半，红硝六钱，台乌一钱，菖蒲八分，土鳖一钱，茜草二钱，用水煎服，生姜为引。

箭射天平针图（图略）

此伤在胸前心窝中，一指点开人字骨，此伤难治，轻者，按列水药一方。

水药方：川芎一钱，土鳖八分，良姜一钱，郁金二钱，桔梗三钱，玄胡一钱，香附钱半，归尾一钱，上桂一钱，边七二钱，乳没一钱，菖蒲钱半。酒煎服，后服五仙丹。倘心神恍惚，身惊肉跳，次用乌金丹，刀枪杀伤者无治。

乌金丹方：甲珠钱半，白蜡三钱，朱砂八分，草乌三钱，神金十张，僵虫钱半，琥珀钱半，盆尘三钱，母丁一钱。共研末，酒送下。

金钩挂玉瓶图（图略）

此伤双掇盆弦掇肚肠，定能呕屎，须用推拿掇转还原，小手掇伤，肠内胀痛，今立水药方在上，次用罗汉丸。

水药方：青皮二钱，归尾二钱，白厚朴一钱，桃仁一钱，枳壳二钱，边七一钱，香附一钱，小茴一钱，赤芍二钱，槟榔一钱，元支一钱，红花一钱，土鳖二钱。酒煎服。

罗汉丸方：马前子（尿浸四十九天，用水浸七日，刮去粗皮切片）四两，土五钱，朱砂（火煅醋淬七次即嫩）五钱，无名异（火煅醋炒七次）四钱，牙皂三钱，然铜（火煅醋淬七次）五钱，川乌五钱，熊胆一钱，广香一钱，南藤二钱，神金十片，沙参二钱，琥珀二钱，白灵砂（内人中白）三钱，血力二钱，当归二钱，元寸三钱，镜砂五钱。共研末，酒为引，丸弹子大，童便为引。

铜壶滴漏图（图略）

此伤在小便，打伤肾子，闷倒在地，小腹胀痛，淋痢尿症，立一方，若打破肾子，无治。

水药方：当归一钱，升麻钱半，川楝子一钱，小茴钱半，枝核二钱，猪苓二钱，泽兰二钱，安桂一钱，芥子一钱，西风竹一钱，乳没一钱，汉木通一钱，土鳖一钱。共十三种，酒煎服，次用罗汉丸。

大鹏展翅图（图略）

此伤在饭匙骨，名为凤翅穴，手不能举起，如针痛，久则咳嗽兼血，今立水药方，次服八仙丹。

水药方：上桂一钱，来伏钱半，生地一钱，桃仁一钱，骨丰一钱，土鳖一钱，山甲一钱，边七一钱，当归一钱，灵仙二钱，红花一钱，石菖蒲一钱，香附一钱，乳没一钱。酒煎服，棕麻烧灰为引。

或打伤背心窝，食饭作呕，另服水药，次服镇心丹。

水药方：川芎二钱，白茯苓钱半，大梗三钱，公丁八分，台乌一钱，边七一钱，桔梗二钱，菖蒲八分，砂仁一钱，土鳖一钱，上桂一钱，寸香八分。十二种，酒煎，煨姜为引。

镇心丹：辰砂八分，神金三十张，降香二钱，丁香三钱，血力三钱，田膝五钱，安桂五钱，大红袍钱半，洋参五钱。共研细末，对酒服，棉花烧灰为引。

梅庄插柳图（图略）

此伤在腰上，打伤腰间不能伸曲，立一水药方，便服八仙丹，打落腰子发笑，无治。

腰子水药方：当归一钱，川芎一钱，小茴一钱，故纸二钱，碎补二钱，槟榔三钱，内红硝二钱，杜仲二钱，台乌一钱，赤芍一钱，上桂一钱，边七一钱，海咀二钱，北辛一钱。绿豆壳烧灰引，酒煎服。

滴水番连图（图略）

此伤在尾际骨，若屁打落屯尿，百无治，立水药方，次用黑铅丹。

水药方：归尾二钱，赤芍二钱，牵牛钱半，槟榔一钱，生地二钱，禾木二钱，庄癀一钱，红花二钱，茜草一钱，木香一钱，陈皮一钱。沙糖为引。

膈篱扮笋图（图略）

此伤在脚上，或肿，用神圣散敷之，水药方为独活寄生汤，次服九宝丹。

独活寄生汤：当归三钱，独活二钱，桑寄生一钱，川膝一钱，加皮一钱，碎补一钱，年久一钱，仲藤一钱，活血一钱，原枝一钱，防风一钱，苡仁二钱，人薬一钱，六汗一钱，乳没三钱，上桂一钱，边七一钱，南藤一钱，甘草八分。十九种，酒煎服。

九宝丹：血力二钱，煅然铜一两，虎骨（油炙）三两，猴骨三两，田七五钱，龙骨一两，乳没四钱，土鳖三钱，豆砂五钱，上桂五钱，牛膝五钱，寄生五钱，木瓜五钱，人中白五钱，甲珠四钱，月石五钱，南藤五钱，人薬五钱，苡仁五钱，寸香三钱，生草乌三钱，二十二种，煎服。

余前各图概已注明过，细查看，今又将推拿图形再列于后，在此千金易得，一块难求，但能救人生死。

推拿即救全图（图略）

猛跌闭气回生图（图略）

推拿秘诀序

一推拿开天庭：即并额在眉，推起两推后，两边连推四次。

二推拿两颈筋：每逢颈项抠拿一下。

三推拿胸膛：将手在胸前轻轻运动，血能得散。

四推拿两胁下：在两胁下每边抠筋一手，血脉相通。

五推拿气血门：左边奶下推往背心，按推右边奶下，连推数次。

六推拿两腰弦：两边腰上，每边抠拿一手。

七推拿腿筋：在两边大腿，每边抠拿一手。

八推拿六宫穴：即两并额在眉推起，两手推往两边，连推数次。

九推拿番连穴：将手在尾脊骨上连推数次，节节相连。

十推拿两手脚：寸节拿动，中指爪内放一针。

十一推拿沟手穴：在总筋之下，手指往上一挺，即时回生。

推拿药水方：川芎钱半，桔梗钱半，茯神二钱，远志二钱，南星一钱，玄胡一钱，香附一钱，广香八分，安桂一钱。辰砂为引，酒煎服。

神仙化酒丹：藕节二钱，麻花五分，小豆一钱，甘草三钱，银花二钱，绿豆半斤。水煎服。

夺命丹：治喉如神。青黛一钱，儿茶一钱，僵虫一钱，薄荷三钱，硼砂三钱，枯矾五分，元寸一钱，上（冰）片五分。共研末，吹入喉内即愈。

兹将一人十二时辰详图（图略）

子时心意丑井泉　寅在井中卯三更　辰走天心凤头巳　未分蟾宫午中元　申归凤尾酉屈井　亥在六宫戌丹田

子时伤心意方：枳壳、厚朴、连翘、生冬、桃仁、莪术、三七、急性子、查玉、槟榔、乳没。

丑时伤井泉方：枳壳、桔梗、青香、三七、桃仁、莪术、菖蒲、泽兰、神砂、元寸、乳没。

寅时伤井口方：天麻、山慈菇、川芎、白芷、三七、上桂、乳没、元寸、漆渣、青香、归尾、生地、秦艽、台乌、莪术。

辰时伤天心方：莪术、藁本、天麻、安边、虫退、白芷、青皮、当归、生地、漆渣、乳没。

巳时伤凤头方：枳壳、桔梗、台乌、秦艽、碎补、六汗、青香、三棱、莪术、寸香、安边、内红硝、菖蒲、泽兰、乳没、三七。

午时伤中元方： 枳壳、槟榔、台乌、三棱、莪术、当归、青香、泽兰根、急性子、桃仁、生地、元寸、安桂、山药、赤芍、乳没。

未时左蟾宫方： 柴胡、白芍、青皮、乳没、胆草、广香、桃仁、莪术、三七、安桂、急性子、漆渣、红硝、台乌、泽兰、茯苓。

未时右蟾宫方： 枳壳、杏仁、桑皮、葶苈、薄荷、芥子、三棱、莪术、沉香、归尾、生地、红硝、菖蒲、赤芍、川三七、槟榔、漆渣、台乌、川庄、乳没。若肿，加马兜铃。

申时伤凤尾方： 川芎、桔梗核、慈菇、猪苓、泽兰、苡仁、山楂、山苓、莪术、内红硝、麝香、青皮、小茴、漆渣、化石、台乌、乳没。

酉时伤屈井方： 猪苓、泽兰、苡仁、山楂、三七、山苓、莪术、安桂、青皮、台乌、乳没。

戌时伤丹田方： 猪苓、泽兰、木通、苡仁、青皮、小茴、台乌、红硝、三七、莪术、青香、漆渣。

亥时伤六宫肝气方： 荷叶、来茯、姜黄、藿香、广香、木通、禾木、紫草、桃仁、安桂、柴胡、白芍、泽兰、三七、青香、胆草、台乌、公英、红硝、当归、生地、宅夏、血力。

七宝丹： 枳壳、细辛、雄胆、牙皂、马前子、川七、麝香。

八宝丹： 乳没、血力、然铜、碎补、当归、羌活、虎骨、朱砂、生地、龙骨、玄砂。

紫金丹： 大黄、辰砂、土鳖、生地、猴骨。共研细末。

洗肿方： 山树椒、高龙藤、门冬、防己、茄树。煎水洗洗不痛。

洗手为住痒方： 铜绿、松香、陀僧、白蜡、骨丰、无名异　金钱可日收。

人身骨根详下

凡人通身，只有益于六根正骨，分为两边二脉骨，分左气右血，左脉破里骨二根，隔乳傍二分，阴阳手法进此，气脉血路以闭，三日可见，此乃是小打方。闭脉，离奶旁五分，阳手押进，一日可见，此乃抠拿左边，离奶旁四分，第二根骨；将二指孔进第三根，两乳傍五分；将手指孔进第四根，将中间手一掌横托第五根，离肚角五寸，将手一点第六根，离盆弦一分，用手一捣第七根，伤盆弦穴，双手一捣，即时可见，第六根四十日可见，第五根三十日可见，第四根十五日可见，第三根七日可见，第二根三日可见，第一根上午拿，下午见，拿小手孔进口根，进即时可见倒地，用双手捣进，下两边盆弦，即时两眼翻白，离寸边一分名为铜壶滴漏，用翻庄打进。此书切不可乱传，至紧至紧。

焚香及誓礼

凡左边受伤，先要补其肝，右边受伤，先要补其肺，腰上受伤，先要补其肾，左右受伤，先要通往关节，然后破血跌打，下气不转，须用人参五六分，无人参即死，人不伤心不死。凡人通身只有六枝血箭，若伤一枝，流血为亡，此六枝血箭是宝珠，上血伤于丹田在后。凡跌打，有山苓、莪术破通身之血，六汗行通身亡血气、补损接骨，秦艽行通身之关节疼痛。凡人通身血海，每随十二时辰行走，或对其血，若对时受伤，一七不医，九死无一生。打伤挂傍之血，横骨不移，四肢麻痹，共服一大血，身体疼痛，四肢无力，要伤血，用四指到挂傍血上一点下手，必主潮热，病名为四子登抬。打伤左右井一小穴，伤此穴，用手掌到肩井上一把，用大指一点，血气不行，四肢麻木即发，名为读仙出朝门。打伤肚脐上一大穴，用四指脐上一拳，回手横下两指一点穴下，手重者，只不过五个月死，手轻者，一年之内则汗出如水，四肢麻痹，肚内疼痛，伤其五脏，重者上呕下泄，气血不和热行，即圣名为空殿，取穴打一手，牙腮一小穴，伤右者左横掇，若下手左右头腮穴，用一指小穴掇正，牙腮穴名为二龙戏珠。一伤环跳穴，若伤此穴，用指盆弦四七一点，重者一月为死，轻者半年亡，必主潮热为亡，名为猛虎拜社，旧老身瘦天生穴，七十二穴各症分明。凡人全身尺寸，抠拿点插法，血路图形，一身血路尺寸，难得分明。人受拿打，有十三症无治。凡人论骨节小穴二十六，论治病伤头有一百单八，论关口九十九，论午丸八散，论已瘰症死、肺烂症死、肉干症死、肝黄肿症死、心脾干穴症死，此乃已正者是问路，名有摁图形，只把头点四路，左右饭匙骨内下三寸间，三关五寸穴，直下五寸为腰子腔，横过五寸为肚穴，下五寸为阴血膀胱穴，下半寸为铜壶滴漏连，下三寸为粪门，移过五寸为龙尾穴，前五寸海上琵琶穴，九龙下三寸咽喉穴，左右三分为井背穴，眉心下一寸五分为鼻孔穴，眉心掠过一寸为耳海穴，左耳明右耳海底穴，直下一寸为把空穴，鼻孔二分为鱼口漏腮，下地即死，气门下五寸为加根照下，五寸气海穴，中堂下五寸为养心穴，侧五寸为心里穴，侧五寸为养精穴，下五寸凤尾穴，左乳傍下五分为分水穴，血气不和，人身青肿，死不活血。

生死手法迟早

用手二指一插阳手点进，一月有零死；一插阳手九龙穴，百日死；四指一插阳手进七星穴，九十日死；铁器阳手进心大穴，当日死；一手一打阳手进天针穴，当日亡；一手一拍阳手进太阳穴，三日亡；一指一抹则手进太阳穴，不语死；一撑一打阳手进天针穴，七日亡；一手一打阳手进鼻孔穴，当日亡；一手一打气门穴，三日亡；打伤净手之穴，左右伤过得潮热咳嗽，气经息一年为亡；用手三指一点，名为龙现爪，打伤背梁之穴，名为燥梁之大穴，若伤此穴，八个月必出此病，四肢无力，左右胁痛难当；此穴打一掌，回手二指一点，重者难过半年而亡，名为二位取穴，一打伤胃脘穴，要伤此穴，当胸一掌，回手二指一点穴，一点重者难过百日，出有黑筋不可治，名为八宝取穴；一打伤左右此肩转一大穴，主两手骨节麻痹，胁下疼痛，要伤此穴，将手肩井穴上打一巴掌，用大指头伤骨，关此气穴，三接不行即死，名为八挂取穴；一打左右命门穴，肚角内疼痛难当，下手到命门穴上，左右一掌打去，回手一点，一指此穴，眼粪没有血出，红色有治，黑色无治，名为凤仙取桃；一打伤桥空之穴，总筋损于内子，若伤重者，难过三日即死，若脚踢时必死，若用手擒拿，大指头节筋上下，小便出血即死，名为仙人踢子。桔梗、枳壳、厚朴、庄癀、童便为引。

太乙保命丹：玛瑙、琥珀、血竭、人中白、上桂、木香、三七、丁香、沉香、土鳖、七厘、漆渣，开京水可用五分。

太乙紫金丹：朱砂、神金、紫草、红花、三七、然铜、海马、土鳖、山羊血、熊胆、童便。酒为引。

太乙灵骨丹：龙骨五钱，虎骨一两，孩儿骨、猴骨、然铜、伏水、朱砂、马骨五钱，当归五钱，杜仲、牛膝、茯苓、广香、上桂、麝香、羌活。共研末，猪油送下。

还阳节气丹：打死，心头有热，有救。寸香、土狗、上桂、血竭、土鳖、广皮、神曲、青冬，酒为引。

回阳宝命丹：归身、川芎、全仁、冬花、白芍、赤苓、朱辰砂、上桂、三七、肘子、杜仲、故纸、台乌。在上部，加桂枝、北辛、丁香、桔梗、枳壳、厚朴、天麻、藁本、升麻；有痛，加乳没、碎补、泽兰，生酒送下；在下部，加牛膝、木瓜、归尾、六汗、苡仁、人藁。

太乙灵义丹：独活、川芎、白芷、赤芍、赤苓、六曲、灵仙、甘草、党参、北芪、北辛、红花、归尾、生地、杜仲、故纸、台乌、香附，酒为引。

太乙救命丹：六曲、川芎、全归、熟地、茯苓、橘红、党参、滑石、牛膝、甘草。

大凡救人生死，在乎忠厚为人之本，无义之人不可交好，有义之人方可传授。富贵之家不可希求，贫贱之人不可轻视，英雄豪杰可以奉承，高低无二等，贫贱一般看。气勇之人不可救他，江湖之人不可轻视，至谨至谨。

十二时诀歌及十二时行往血路计对其穴

子心意　丑井栏　寅眉口　卯山根　辰天庭　巳凤头　午中元　未蟾宫　申尾际　西栏马　戌丹田　亥枅空。

凡人通身血路枢拿闭法总方

为人不知上下，只有天庭为主，下五寸为眉心穴，横过三寸为太阳穴，右三寸为太阴穴，眉心穴下五寸为九龙穴，又下五寸为心意穴，又下五寸为桔筋穴，心大横过三寸为气门穴，横过一寸三分为气海穴，气心大横过五寸为七星穴，气门穴下五寸为盆弦穴，下过一寸为五虎下西川，西川下五寸为核蜂穴，核蜂下五寸为三关，天庭皆七十二沙根穴，过三寸为左右井栏，下五寸为中骨、沙骨，横过五寸为养身穴，横下五寸为接龙穴，横过五寸为天生穴，男为阳女为阴，阴者身黄。

十二时辰血路序

子时血路序

子时血气正朝心　人睡如同去归阴　肺乃大肠相表里　已引诸脏之气精

但人身之血脉转流走动，是你时辰，血走于你处，倘对时辰，血路受此症者，最是发病之时，必有子牛潮九热相对，如子时受伤却少，或和衣而睡，钮扣撞伤，或二人同睡，脚失撞伤，三日咳嗽吐血，胸脏必痛相对。

水药方： 朱砂五钱，神砂三钱，安丐三钱，红花三钱，菖蒲八分，田七三钱，川尖钱半，郁金二钱，茜草二钱，玄胡一钱，柯玉钱半，藿香一钱，紫金皮三钱，寸香二钱。研末，酒、童便对服。

丑时血路序

天庭穴在正逢中　只怕头破受伤风　若能伤风身寒冷　纵然妙药难收功

血走天庭头破者，伤风定然发肿，到未时潮热，若惊肿脑髓，加用安髓散。

水药方： 干姜三钱，泽泻二钱，僵虫一钱，茜草三钱，当归二钱，藁本一钱，明三七三钱，金蚁一钱，川芎二钱，北芪三钱，川羌钱半，石斛三钱，白芷二钱。共研末，开水服。

安髓散： 川芎一钱，云附子二钱，香附一钱，甘草八分。共研末，惊动脑髓，开水对服。

寅时血路序

架梁血在眉心中　受伤不宜寅时宫　血似长彪如箭射　心惊肉跳要归宗

血在眉心中，申时潮热。

水药方： 香附一钱，天麻二钱，川芎三钱，香芷三钱，桃草二钱，灵草一钱，人参一钱，土鳖一钱，北芪二钱，碎补二钱，血茸一钱，紫金皮二钱。共研细末，开水对服。

卯时血路序

血海转流在卯里　头上破劳不相当　人似昏迷血似箭　烧红金丹即可医

血走太阳阴，酉时潮热，用金精退烧热贴伤处。

水药方： 香芷二钱，川芎二钱，羌活一钱，北辛一钱，碎补一钱，北芪二钱，玉活钱半，甘草八分。共研末，开水冲服。

辰时血路序

井泉血在耳丛中　辰时受伤七孔通　鼻流鲜血牙关闭　任用妙药要归宗

血走两耳，受伤即聋，戌时潮热。

吹鼻方： 朱砂二钱，青代一钱分，硼砂三钱，四六三分，元寸二分，菖蒲一钱。共研末，吹耳鼻内。次用五仙丹：豆砂（擂烂乳汁制）一两，安桂（刮去粗皮）五钱，四六三分，田七五钱，元寸二分。共研末，酒对五钱，童便引。

巳时血路序

井栏血上气节关　彪手打得咽喉翻　手重妙药却难救　手轻要用回生丹

血走于脑顶，气不能进出，亥时潮热。

水药方： 甘草五分，左羊（醋制三次）三钱，海马（醋制，瓦上烧三次）四钱，石燕（火煅醋制）三钱，小茴二钱，土鳖一钱，谷虫（猪油涂和七次）三钱，然铜（醋制七次）三钱，伸藤一钱，寸香三分。共研末，酒炆引。

午时血路序

血脉轮流在午时　不宜掌心破伤皮　人似昏迷血似箭　血落蓬花不可医

血走掌心通于心弦，火曹住血手肿者，子时潮热。

水药方： 当归钱半，香芷钱半，桂枝一钱，淮膝二钱，血茸二钱，土鳖一钱，川芎一钱，南藤一钱，六汗二钱，三七二钱，紫草二钱，菖蒲五钱，木香一钱，安桂二钱，虎骨二钱，然铜一钱，紫金皮二钱，内红硝二钱。共研末，水酒对服。

未时血路序

未时血海在胰臁　内与蟾宫两相连　此处若还受伤者　纵有妙药难保全

血走于两胁伤重者，当时吐血，未时潮热，即用回生丹。

回生夺命丹： 草乌（甘草、水姜、酒醋，共制四次）二两，大红袍二钱，豆砂（研末乳制）八钱，广皮一钱，上四六（将锅火内烧热，用酒喷上，又将纸托四六放砖上，茶杯盖定闭，黄色佳）三分，樟朱（用碗装朱，加水些微，放在饭锅上蒸热，去水，另将木炭火烧干）二钱，又用香白及（姜酒制一次），田七四钱，元射三钱，赤金十张，安桂（去粗皮）一钱。共研末，童便为引。

申时血路序

申时血在路尾通　二十一节气皆通　受伤两腿俱难坐　通气下血大便中

血走尾际骨，腹内血胀，寅时潮热。

水药方： 三棱钱半，夕水钱半，桃仁一钱，红花一钱，枳壳二钱，庄癀钱半，通玉一钱，茜草一钱，禾术钱半，元支一钱，三七二钱，木香一钱，归尾一钱，漆渣（烧灰）钱半。用水炆服，次用黑铅丹方。

黑铅丹方： 犀癀三钱，黑铅（二味共享锅炒）三钱，牙硝一钱，蒙石（二味用沙罐醋制）三钱，田七二钱，月石钱半，盉尘一钱，西香二钱，安桂四钱，豆砂，乳没一钱，红花钱半，母丁一钱，江子（去油）八钱，天雄一钱，广香一钱，原麝三分，草乌（甘草、水、姜、酒、醋共制四次）一两，血力二钱，山羊血二钱，海马（用醋瓦焙七次）五钱，砂仁一钱，细辛一钱，金箔十张，酌尔钱半，洋没钱半，虎骨四钱，地骨风（醋制瓦焙七次）五钱，金灵桔，然铜（醋制七次）二钱。共研末，每服五分。

酉时血路序

酉时血海在丹田　涌上血箭不知疼　患处莫把药即救　只要金精烧得红

血走脚下作胀，卯时潮热，金银精烧红，均贴伤处，内服保命丹。

还魂保命丹方：豆砂（水飞过乳制）一两，田七二钱，安桂三钱，血茸三钱，人参三钱，血灵砂一钱，大红袍二钱，四六二钱，原麝三分。共研末，酒对三分，童便为引。

戌时血路序

铜壶滴漏在戌时　犹如小肠精麻滴　受伤不宜先服药　炒热早谷暖小阴

血走小便，尿泡闭塞，辰时潮热。

水药方：猪苓二钱，故纸钱半，宅夏二钱，车前钱半，桂枝一钱，丹皮一钱，小茴钱半，滑石钱半，川铜一钱，泽兰二钱，盔尘一钱，寸香二钱，白腊一钱，台乌二钱，甘草八分。用酒炆服，红枣为引。

亥时血路序

亥时血上麻石撞　受伤之人面带黄　路行一步都难过　十二经内用妙方

血走脚板心通于心经，四肢作软，巳时潮热。

水药方：紫荆皮二钱，川七一钱，木瓜一钱，郁金二钱，菖蒲一钱，细辛一钱，加皮二钱，桑寄生钱半，毛大钱半，海马一钱，牙皂一钱，活血一钱，内红硝一钱。共研末，白茄根引，次用七宝丹。

七宝丹：马前子（童便浸四十九天，刮去皮，切片，土炒，为君），田七四钱，雄胆一钱，原麝三分，牙皂一钱，桔梗三两，麻黄，桂枝，羌活，防风，荆芥，薄荷，玉竹。上将此药炆，水浸枳壳十四日，取起去内囊，切片焙干，甘草、细辛共研为末。

十二时辰图（图略）

周身血路图（图略）

十二时辰按例精详，此乃小手抠拿，今批定期抠拿，观之安全，各穴药方在上，只可用药，不可用手，紧记在心。小手抠拿，三寸一小穴，五寸一大穴序。

一点人字骨口乃心胸，又名天平针，骨开者即时可见，无治。左右第四根筋骨离乳傍五寸，阴手插进，一日可见，此乃是秘离心窝三寸，当时即倒地，须要推拿即好。

一点左边乳傍下，膝头对定背心窝，打一膝即时回生。

一点两乳傍贲路，离心窝二寸，标手插进，即时吐血。

一点两盆弦，双手推进，即时两眼翻白。

道家伤科

一点小肚虎口，接进即时倒地，口出屎，须要推转肚腹，迟则无救矣。

一点铜壶滴漏，离小肚一分，斑庄打进，大便不收，小便长流。

一点两耳朵孔内，当时即聋。

一点左边筋骨，一根离乳傍下二分，滚水插则气血有闭，三日见伤。

水药方：香芷、木通、红花、三七、碎补、木香、丹皮、元枝、羌活、淮山、虎骨、故纸、南星、上桂、母丁、桔梗、然铜、荆皮、内红硝。共十九种，研末，酒为丸弹子大，酒对服。

一点第二根，离乳傍五寸三，抠进七日可见。

水药方：木通、杜仲、红花、归尾、故纸、南星、木香、土鳖、加皮、槟榔、虎骨、元枝、三七、桔梗、木瓜、碎补、功劳、然铜、灵仙、川乌、桃仁、血力、没药、青皮、禾木、活血、羌活、玄胡、山药、石菖蒲、内红硝、原麝、荆皮。共研末为丸。

一点第三根，大指插进，十五日可见。

水药方：北风、木通、桔梗、香芷、槟榔、川膝、乳香、红花、秦艽、广香、羌活、六汗、血力、归尾、灵仙、丹皮、川乌、元枝、杜仲、虎骨、木瓜、茜草、然铜、土鳖、桃仁、故纸、母丁、三七、功劳、石菖蒲、内红硝、木香。三十二种，共研末，酒为丸弹子大。

一点第四根，离腰答五寸，中指插进，五十日可见。

水药方：青皮、安边、禾木、枣皮、然铜、桃仁、红花、秦艽、木通、内红硝、归尾、淮山、母丁、土鳖、伸筋藤、独活、功劳、杜仲、灵仙、甘草、木瓜、萝卜子、元寸。共研末，酒为丸弹子大。

一点第五根，横掌托进，三十日可见。

水药方：红花、故纸、上桂、虎骨、杜仲、加皮、桃仁、丹皮、川膝、木通、土鳖、归尾、桂枝、灵仙、广皮、母丁、乳没、川活、然铜、六汗、田七、槟榔、禾木、青皮、前胡、功劳、川乌、香芷、石菖蒲、红硝、荆皮、麝香。共研末，酒为丸弹子大。

一点第六根，离小肚五寸，用手一点，四十日可见。

水药方：乳香、虎骨、石菖蒲、火麻仁、当归、北辛、桃仁、木香、血力、功劳、荆皮、灵仙、川膝、香芷、红花、木通、然铜、土鳖、三七、母丁、禾木、独活、上桂、玄胡、故纸、草乌、甘草、青皮、龙骨、元寸。共研末，酒糊为丸弹子大。

一点第七根，离盆弦一分，四指一按，即时可见。

水药方：上桂、木通、北辛、红花、川膝、三七、红硝、功劳、归尾、然铜、陈皮、虎骨、丹皮、杜仲、故纸、碎补、南星、木香、乳香、六汗、淮山、川乌、丁香、土鳖、山羊角、荆皮、八棱麻、禾木、加皮、青皮、槟榔、枣皮、原麝、棕子（烧灰）五个。研末为丸，弹子大。

一点乳傍可见。

水药方： 禾木、归尾、羌活、内红硝、山羊角、血力、红花、碎补、山药、故纸、川朴、杜仲、紫荆皮、虎骨、然铜、母丁、川芎、桃仁、青皮、功劳、玄胡、郁金、麝香。研末，酒为丸

一点盆弦，即时可见，只要推拿。

水药方： 禾木、羌活、红花、桔梗、乳香、菖蒲、田七、灵仙、归尾、内红硝、木香、杜仲、川膝、香芷、六汗、血力、荆皮、故纸、虎骨、土鳖、上桂、母丁、元枝、北辛、儿骨、山羊血。寸香

一点肩臂，七日可见。

水药方： 玉活、桔梗、归尾、桂枝、红花、杜仲、桃仁、香芷、木瓜、荆皮、南星、红硝、碎补、虎骨、然铜、禾木、故纸、血力、乳香、元支、三七、土鳖、山羊血、槟榔、山甲、活血丹。研末，酒为丸。

一点尾脊骨，当时出屎。

水药方： 然铜、功劳、杜仲、桃仁、安桂、石菖蒲、乳香、山羊血、故纸、草乌、青皮、内红硝、血力、川药、木香、归尾、元支、三七、土鳖、碎补、母丁、禾木、虎骨、元寸。研末，酒为丸。

一脚顿一下在大弦穴，此乃是秘。

水药方： 木通、木香、川药、槟榔、香芷、加皮、内红硝、乳香、桃仁、山膝、荆皮、广香、虎骨、功劳、石菖蒲、洋没、熟地、故纸、归尾、血力、丹皮。白茄根为引，研末为丸。

一点左边筋骨第一根。

水药方： 红花、木瓜、元支、川乌、草乌、川七、碎补、虎骨、功劳、母丁、丹皮、故纸、归尾、血力、土鳖、桃仁、六汗、香芍、荆皮、桔梗、元寸、安桂、木通、广皮、山膝、内红硝、然铜、山羊血、槟榔、禾木、甘草、木香、灵仙、北辛、大活。研末，酒为丸。

一点第二根。

水药方： 木通、红花、木香、菖蒲、元支、木瓜、然铜、尔没、山药、荆皮、川膝、麝香、羊血、土鳖、灵仙、内红硝、桃仁、杜仲、香芷、桔梗、虎骨、香附、母丁、故纸、青皮、川三七、南星、禾木。研末，酒为丸。

一点第三根。

水药方： 木香、红花、归尾、内红硝、杜仲、土鳖、血力、川膝、桃仁、川乌、功劳、荆皮、元寸、虎骨、然铜、故纸、桔梗、六汗、碎补、母丁、丹皮、田七、大活、菖蒲、广皮、安桂、槟榔、禾木、尔香、枣皮、云苓、北辛、木瓜。研末，酒为丸弹子大。

一点第四五根，同用一方。

水药方：内红硝、杜仲、木通、加皮、川芎、香芷、山羊血、荆皮、安桂、桔梗、红花、山药、乳香、槟榔、灵仙、羌活、故纸、然铜、虎骨、元支、血力、石菖蒲、土鳖、木香、母丁、桃仁、洋没、北辛、伸藤、功劳、甲珠。研末，酒为丸。

一点第六根。

水药方：虎骨、乳香、木通、安桂、南星、川膝、六汗、功劳、荆皮、红硝、土鳖、碎补、加皮、母丁、桔梗、然铜、北辛、桃仁、当归、寸香、红花、山羊血、血力、故纸、禾木、大白。研末，酒为丸。

一点第七根。

水药方：归尾、虎骨、红花、杜仲、乳没、木香、石蒲、青皮、桔梗、淮山、丹皮、土鳖、木通、功劳、荆皮、北辛、香芷、故纸、独活、母丁、寸香、六汗、禾木、参须、猴骨、上桂、地龙、八棱麻。二十九种，研末，酒为丸。

一点朋傍。

水药方：白芷、红花、归尾、元支、公英、川乌、桃仁、木通、羊血、杜仲、故纸、槟榔、桔梗、木香、荆皮、六汗、南星、玉活、丹皮、内红硝、乳香、菖蒲、碎补、功劳、虎骨、然铜、木瓜、土鳖、母丁、元寸。共卅种，研末，酒为丸，弹子大。

一点盆弦。

水药方：田七、乳香、莪术、川膝、寸香、红花、杜仲、然铜、洋没、土鳖、北辛、槟榔、虎骨、元支、藁本、木香、母丁、羊血、八棱麻、甘草、上桂、伸藤。廿二种，研末，酒为丸，弹子大。

一点肩臂。

水药方：归尾、川乌、然铜、故纸、木通、红花、功劳、桔梗、内红硝、荆皮、青皮、桃仁、桂枝、乳香、香附、羊血、杜仲、甘草、川朴、土鳖、寸香、虎骨。

消风散：南星，芷梢三钱，北辛一钱，荆芥一钱，羌活钱半，川乌钱半，交本二钱，泽兰二钱，北辛一钱，甘草一钱，薄荷一钱，北胡钱半。水煎，生姜为引，四剂。伤口日久臭烂生蛆，以及牙关紧闭，用辛香散。洗伤口又加僵虫、全虫消风散内，煎服洗伤之后，用生肌散安之。

辛香散方：羌活、独活、赤芍、荆芥、防风、大香、甘草、苍术、白矾、苦香、梧桐子、半夏、寄奴、青梅叶、当归、香白及、忍冬藤、苍耳子、泽兰、葱。净水煎洗，洗之后上生肌散。

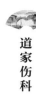
《伤科验方》

（增补跌打损伤）

清·著者不详

药王神咒

志心皈命礼药王，虔诚会上孙真人，三千门下炼丹诚。丙寅丙寅，黄班饿虎伴我行，身骑黑虎闻风袭，世界调和，妙药不离身。头顶乌纱称帝王，腰悬金印号真人。示亦貌堂恭，垂宝相衣冠，蔼蔼显鬼神。人来相请随吾去，扶持弟子救良民，屋宇化作黄金殿，人口化作殿下仙。栏前断后随吾去，交财接勾护吾身。一十三代名医师，二十八宿药金刚。妙药曾医老龙眼，针回枯骨作健人。扶持救急济世人，安民吞瘟食鬼神。扫净蔼邪请大悲，大愿大圣大慈唐朝得道孙氏真人，菩涯摩阿萨。

跌打损伤总论

跌打损伤必须求其原，看其病之轻重，审其伤之浅深。凡人一身之间，自头顶至足，有碾伤、跌伤及诸般伤皆有云。凡迹影此数论各有其说，有先表里而后服损药者。为医者当循其理治之。然医者，意也，不知其意，非良医也，或者秉性愚昧，不能观其证之轻重，明其损之浅深，杀经表里而即，宜先服损药，救人必灵。如有因此痰涎上攻，反则别生它症，差之毫厘，即失之远矣。所谓医不三世，有不服其药者，古人之立法说，诚其谬之美也。然用药，故不可差之分毫，而整顿手法尤不可误，手到病源除。询良医，观其面色，看人身体骨骼，方可用药无误，要从急紧而是矣。天机不过一秘诀，学后谨记勿乱说。纵有儿孙堪清眼，不出二代定消灭。

头前正面歌

头督唇任五中行，皆旁足太观手阳。侧上足少绕耳手，鼻旁手阳唇足方。

注：头云正面分五行，上嘴人中穴以上属督脉，下嘴唇承浆穴以下属任脉，此为中行也。其土行目丙皆旁上属足阳明经，鼻旁下属手阳明经，为二行也。其三行唇旁

属足阳明经，此为三行也。其于行面观骨外旁属于太阳经，头侧上属足少阳经，绕耳前后属手少阳经，此为四行血穴也。

跌打经：景德镇传说，经一老师邹鹏程（奉新），洪内除又泰秘传，前贤于人身之经络部分重见叠出，华佗虽有照图，然亦有难辨，别分脏腑，泌清别浊，前后左右皆统而相连者也。前自气管以下，联络皆脏也；后食管以下，联络皆腑也。口之上下谓之唇，名曰飞门，言其重运开张，如物之飞也。口内居中者为舌，舌乃心之苗，其舌本又属脾、肾二经，舌下有二隐窍，取名曰廉泉，动而津液涌出，下通于肾。如肾水枯涸，津液不能上潮，使口干燥矣。其上不齿牙为户门，虽属手足阳明二经，而其本又属于肾，以其肾主骨也，故曰齿乃骨之余。其喉间如小舌之垂下者，名曰悬壅，乃发声之肌也。再下又有会厌，居吸门之上，其大如钱，为声音之关，薄而易起者快而便，厚而迟起者慢而重。项前硬管谓之喉咙，经由喉下气即为气管也，管有十二节，长有七寸，下连于肺经曰肺，为相传之官，形如美盏，肺叶两耳上有二十四孔，主藏魄。心居肺下，形如未开莲花，其位居中而前经田，心为君主之官，上有七窍三支，主藏神。周旁者脂膜裹之，是为心包，结延下又有膈膜一层，周围张大，粘连胸脊之前后，以遮腹下之浊气，不使上冲心肺也。其膈膜之上谓之槽中，为气之海，乃清气所居之地，而为上焦，主呼吸而条贯百脉者也。心发四系，一系上连于肺。一系从左透膈膜而下通于肝，肝如春水，折用之象。经曰：肝为将军之官，主藏魂。肝凡七叶，三大四小，而胆附于肝之短叶。胆为满事之腑，有上口而无下口，又谓之青肠，系从右透膈膜而下通于脾。脾如马蹄掩于太仓之上，太仓即胃也。经曰：脾胃为仓廪之官，主磨水食，其位居中，主藏意。一系透膈膜右脊直下，同通于肾，七眉七支，形为红豆，色紫黑，裕着脊十四也，两旁膂筋间。经曰：肾为作强之官，主藏精，与脊左一支阴水居焉，右一支相火居焉，其正中谓之命门。经曰：七节之旁蒂中有小心者是也，乃人身立命之根本，此言五脏皆绕而相连者也。

喉咙线管名曰咽门，咽以咽物也。咽下为胃，管长二尺三寸，下连喷门，即胃之上口也。下以透膜乃太仓之胃也。胃又谓之黄肠，与脾相为表里，脾为运化之原，胃为藏谷之腑，主腐水谷变化，乃为中焦。胃之下口为幽门，为幽衙隐秘之处，水谷由此而传入小肠，小肠承受化物。经曰：小肠为受盛之官，化物出焉，又谓之赤肠。其下口谓之阑门，谓围位水谷、泌清别浊而分，入大肠、膀胱也。其泌清者前以渗膀胱，膀胱与小肠脂膜相连，无上口而有下口。小肠泌之清者从而渗入之，其中空虚善受湿水气，故津液藏化而为溺。经曰：膀胱为州都之官，气化则作出，又谓之里肠，下口有管，直透前明而溺出焉。未泌之浊者，后以转入大肠而为粪。大肠积叠十六曲，故又名回肠，又名为由肠。二脏咸禀下焦决都渎之气，传道事秽泽从直肠而出肛门。直肠在肛门之上，长七寸，肛门又名魄门，入所魄从此而去，此言亦膀胱继而相连者也。

神农皇帝尝百草，一日而七十。备药分三品，味别五行。本草从此以兴。济世之道莫先于医，痘病之功劳莫先于药，医者九流，魁首药者百根苗，丸散于修药惟先识。凡学医者，熟几首本草，次明经络，讲解脉理，详悉看气运，乃可为医也。

五脏六腑呕血，分明五色五味，伤何经血。

此伤心之血：紫红色，苦味，亦属火。

此伤肝之血：紫黑色，酸味，赤属木。

此伤脾之血：紫黑红色，甜味，黄属土。

此伤肺之血：花红杂色，淡味，白属金。

此伤肾之血：桃红水色，咸味，黑属水。

子时血路：到中心穴。子时血气正潮心，入睡如同去归阴。肺与大肠相表里，以行诸脏之气精。

子时受伤末药：朱砂（剉过）四分，安面二钱，母丁一钱半，菖蒲钱半，田七钱二，川芎钱半，茜草钱半，元胡钱三，藿香钱三，红花钱二，紫荆皮钱半，柏子仁一钱四分。服童便为引。

丑时血路：到头顶上。天心血在正逢中，只怕破头受伤风。若然伤风身寒冷，纵是妙药难收功。

丑时受伤妙药：干姜八分，藁本钱五，黄芪钱五，泽兰一钱，三七一钱，羌活钱五，僵虫一钱，石斛一钱，茜草一钱，川芎八分，白芷一钱，当归钱五。共研细末，开水对服。如惊动脑髓，加安髓散：天麻一钱，白茯钱三，川芎一钱，白芷一钱，力莆一钱，人参三钱，黄芪二钱，鹿茸钱八分，泽兰一钱，碎补一钱，土鳖一钱，当归钱五，谷精草钱五，炙草八分。共研为细末，开水对服。

寅时血路：到眉心上。架梁穴在眉心中，受伤不宜寅刻宫。血似长标如射箭，心惊肉跳要送终。虽然能医要妙药，勿误时刻枉费功。

寅时受伤末药方：白附子一钱，天麻一钱，川芎一钱，白芷一钱，排草八分，灵芝草八分，紫皮一钱五分，明党三钱，蜜芪二钱，骨碎补一钱，土鳖八分，鹿耳一钱，高丽参一钱。共研细末，开水对服。

卯时血路：到两耳丛下。血海轮流在卯时，只怕此时破伤皮，人似昏迷血如箭，烧红金银即可医，治伤药有千变化。

卯时受伤水药：金精、银精，敷贴伤处；羌活一钱，防风一钱五，川芎一钱，白芷一钱，黄芪一钱，碎补八分，土鳖（酒制）四分，面香八分，洋参五分，炙草五钱，泽兰一钱，思木一钱，白菊一钱。水温服数剂，去羌活、防风，加枣皮、当归、茯苓、白术，二剂，去思木，散剂，全愈。

辰时血路：到两耳丛。辰时血走耳丛中，对眼受伤七孔通，鼻流鲜血牙开闭，任是妙药要归宗，病症一真化为陈。

辰时受伤次鼻耳内药：上海片三分，元寸二分，青黛一钱，硼砂一钱，要七制一只，朱砂一钱。共研细末，用此药吹入鼻内、耳口内，即能活，后服五山丹，再服回生夺命丹。

巳时血路：到咽喉上。光兰穴上气节关，彪手打得咽喉翻，手重妙药都难救，轻则要用回生丹，用药要看伤不可乱方帖。

巳时受伤回生丹末药：甘草六分，牛膝二钱，桔梗一钱五分。水温服，后进末药：海马（水酒制）一钱，锁阳一钱，石燕（制）一钱五分，小茴一钱，谷虫八分，伸行一钱，土鳖（酒制）一钱五分，甘草五分，虎骨（制）一钱五分，自然铜（制）一钱，寄生一钱五分。共研细末，水酒对服三四次。

午时血路：到巴掌心。午时血在掌心里，最怕此时伤破皮，血似长江如射箭，羌红金银即可医，伤侥药更妙。

午时受伤水药：归尾一钱半，生地一钱，白芷八分，槟榔一两，桂枝一钱，淮牛膝二钱，赤芍八分，乳没二两，升麻五分，独活一钱半，灵仙一钱，甘草一两。水温服，不用引。

未时血路：到协下腱贴相近。未时血海在胀腱，人在蟾宫两相连，此时若还受伤打，从是药效不能，后有恶伤自有妙。

未时受伤末药：大红袍一钱五，朱砂（飞过）一钱，漆渣（烧灰）六发，大冬一钱五，茯苓一钱，枣皮一钱，五味一钱，云皮一钱，川尖八分，木香一钱，田七一钱，紫荆皮一钱五。共研为细末，水酒对服，后回生夺命丹。

申时血路：至背脊中节。申时血海在尾通，二十一节气皆可通，受伤两肋俱难坐，通气下血大便中，灵药匠假病，酒不解真悉。

申时受伤水药：熟军一钱五，枳壳一钱，三棱八分，文木钱一，桃仁七粒，通草八分，茜草八分，思木八分，元麦一钱，川牛膝钱五，木香一钱，归尾一钱五，漆渣（烧灰）一钱五分。水温服，后服黑铅丹。

酉时受血路：到肚子下。酉时血海在丹田，勇上血箭不知疼，思处莫把药急救，只怕金银烧得红，伤药一迟多难救。

酉时受伤方贴散：金精、银精均烧红贴于患处，内服还魂保命丹。

还魂保命丹水药：台乌一钱二分，三七一钱五分，青木香（醋炒）三钱，续断（去骨）一钱五分，蒲黄（生用）一两，栗香一钱五分，丹参（酒拌）一两，赤芍一钱，灵仙（酒浸）一钱，三棱（醋炒）二钱，莪术（醋炒）二钱，丹皮（忌灼）一两五，当归三钱，枳壳二钱，羌活一钱五，紫荆皮一钱五，儿茶一钱，乳香一钱二，没药一钱二（小儿一钱），枣仁一钱，山羊血一钱半，牡蛎一钱，龙骨一钱五。水温研用服之，神方。

戌时血路：到小肚下。铜壶滴漏在戌时，犹如小肠经淋滴，受伤不宜先服药，炒熟早壳暖小阴，自有神打必有仙方。

戌时受伤水药：故纸一钱，猪苓一钱，泽泻一钱，车前一钱五，桂枝一钱，丹皮一钱，川芎一钱，泽兰一钱五，滑石一钱，沉香一钱，木香八分，白蜡五钱，台乌钱五，甘草三分。水酒温服，红枣三枝为引。

亥时血路：到始掘边。涌泉穴上麻石床，受伤之人面带黄，点行一步都难进，十二经络用妙药，人有千变症药有万化功劳。

亥时受伤水药：子东皮钱五，川牛膝二钱一，木瓜一钱五，郁金一钱，桑寄三钱，石菖蒲一钱，上川芎一钱，大海马（酒制）一个，北细辛五分，活血丹一钱五，五加皮二钱，内红硝一钱五，牙皂五分，金毛狗（去毛）一钱三分。水酒对服，后服十三太保散。

打药回生丹：有气能治，不论男女。闹杨花四钱，然铜七钱，枳壳十两，肉桂二钱，血竭一钱，虎骨五钱，上三七四钱，土鳖五分，朱砂三钱，麝香五分，乳香五钱，没药五钱，马钱子四钱，千金子五钱。共研细末，为丸，水酒送下。

上部跌打损伤水药：羌活一钱，虎骨一钱，青皮一钱，红花一钱，生地一钱半，归尾一钱半，陈皮一钱半，川芎一钱半，寄奴一钱，白芷一钱，细辛一钱，肉桂一钱一分，姜黄一钱，砂仁八分，甘草八分。依分，不用引，水酒间服之，二次。

下部跌打损伤水药：归尾一钱，灵仙一钱半，秦艽一钱二，牛膝一钱二，独活一钱，生地一钱半，防风一钱二，续断一钱二，地南挹一钱，木瓜一钱半，加皮二钱，苡仁一钱，甘草一钱。不用引，服之。

左右手跌打损伤水药：西香一钱二，秦艽一钱，赤芍一钱二分，丹皮一钱二，续断一钱，枳壳一钱，台乌药一钱半，丹参一钱，桂枝一钱五分，蒲黄一钱，灵仙一钱，乳香一钱二，没药一钱二，独活一钱，白芷五分，甘草六分，红曲一钱。水温水酒斗服，不用引。又方：麦冬一钱一，加皮一钱二，厚朴一钱，枳壳一钱五，台乌一钱，赤芍一钱，青皮八分，青香一钱八，台乌一钱，蒲黄（生的）一钱二，三棱（醋）一钱，炙莪术一钱，续断一钱五，牛膝一钱，归尾（酒洗）一钱，防风五分。水温酒开服之方。

手上伤损水药丹：西香一钱二，丹皮一钱二，枳壳一钱，台乌一钱，桂枝一钱五分，秦艽一钱，赤芍一钱二分，丹参一钱二分，独活一钱，乳香（去油）二分，没药（去油）二分，灵仙一钱，生蒲黄一钱，白芷五分。水温酒开红曲引。

前肚脑前受伤药单：灵仙一钱二分，加皮一钱，厚朴一钱二分，枳壳一钱五分，台乌一钱，赤芍一钱，三棱（醋炒）一钱，莪术（醋炒）一钱，蒲黄（生的）一钱，续断一钱五，归尾（酒洗）一钱，牛膝一钱，青皮一钱七。藕节为引，年老之人加香菰脚为引，水温水酒引服之方。

周身跌打引药单方：金银灯心汤磨琥珀，或五月收金银花煎汤为引，真金银和灯心温汗汤引。

头上肿痛：藁本、蚕蜕、羌活、升麻、白芷。煎水酒引。眼上青肿：生地黄、白菊花。捣烂成饼，贴上，用鸡蛋滚。手上酸痛：桂枝、西香、灵仙、禾仙藤。水酒顿服引。脑前受伤：灵皮、厚朴、枳壳、青香、台乌、骨断方、骨碎补、自然铜、土鳖、灵仙、百节、箭黄、升麻、当归、川芎、白头翁、童仙、鞭草。用水酒放服。小便伤肿：禾水郁金、玄胡、桃仁、茯苓、车前、黑豆、红曲、赤芍、台乌、枳壳；或腰并非跌打忽然腰痛：沉香、小茴（盐水炒）、白芷、杜仲、故纸、牛膝、灵仙、六汗、木香、菟丝饼、丹参、续断、杜仲、藕节、加皮。腰酸痛：杜仲、灵仙、香茗（醋炒）。背心受伤：桃仁、木香、丹参、六汗、灵芝；右肋受伤：台乌、木香、菖蒲；左胁受伤：桃仁、木香、青皮、归尾、赤芍。心头伤痛：犀角、山羊血、苡姜、佛片、荔枝、藕节。俱水酒温服，患处用琵琶草、紫荆皮捣烂，童便调敷。红肿不消，用三棱、莪术、台乌、枳壳、归尾，用栀子炒麦麸，同敷上即消。左胁，加防手、青皮。右胁，香附（醋炒）、郁金。心上，枣仁、山羊血。腰上，杜仲、故纸、小茴（炒）。脚上，牛膝、苡仁、松节。手上，桂枝、灵仙（去油，另包）。杀见伤者，肠未破，加砂仁，患处用桑树皮把线缝正，用小鸡一只捣烂敷上，肠管翻出者亦可治。血来涌者、嘴唇黑者不能救。眼上青肿、各处伤损通如前方。吐血不止：紫金锭、灯心、金银汁，同公血（即龙公血）、白酒温服。

接骨仙方：骨断粉碎者用。五加皮四两，黑雄鸡一只重六两，去毛，连皮、骨、血，用五加皮捣烂敷患处，用布包在患处，准帖一周时揭去，切不可大过时刻，内自完好，神效无比，再用五加皮五两，酒煎服，尽量饮醉，睡着为妙。

接骨开经单方：土鳖四十个，自然铜（煅）一两，上力七钱，乳香一两五，没药一两五，五味三分，玉荆子（要炒退潮）五钱，苎麻皮（退潮能散血）五钱，黑狗头（取骨，烧灰）一分，穿山甲五钱。共为细末，照前加引，水酒送下，每服二钱为度。

跌打末药丹：归尾（酒洗）三两，红花（酒次）三两，桃仁三分，灵仙一两五，乳香（去油）四两，没药（去油）三两，木瓜三两，羌活一两，大独活一两，穿山甲二两五，玄胡索一两，钻骨龙一两，青木香一两，炒乌药一两，血竭一两五。无气、不省人事，用童便开水，旧草帽沿烧灰，明吃即用，知人事，亦可服此药，重用三服为止，轻则用药二钱五分，荔枝四分为引。

十三太保末药丹：跌打及老损可用。归尾五钱，鲜红花五钱，上血竭二钱，大上鳖二钱，自然铜（煅过）五钱，郁金五钱，桃仁（去皮尖）五钱，三奈三钱，炒小茴三钱，西木香（忌火）五钱，广三七二钱，真乳香（去油）五钱，没药（去油）五钱。共研细末，朱砂飞过，每包二钱，周身引药，加用上酒送下。

返魂夺命神丹：田三七二两，台乌（醋炒）一两，青木香（酒炒）三两，续断（酒浸去油）五两，蒲黄一两，栗香一两，丹参（酒飞）一两，赤芍一两，灵仙（酒浸）一两，三棱（酒炒）二两五，莪术三两，丹皮（酒浸）一两，羌活（炒）一两，五灵脂二两五，硼砂一两，牡蛎，儿茶五钱，乳香（去油）二两，牛膝（酒洗）二两，没药（去油）三两，龙骨（火煅酒淬，又用酒浸一夕，水飞过二次，黑豆同煮，否则伤人）一两五，金蒙石一两，芒硝（同煅，银罐子盛水飞过）一两，虎骨（鲜猪油酌过）一两，真麝香一两，劈砂（水飞过）一两，琥珀（先包捶碎）二两，同炒芯擂烂，天柚藤（酒洗）四两，奄闾子（酒炒）三两，接骨木（酒浸）三两，土鳖四个，金箔子五十张为衣。共药三十六味，打糊为丸，每个八分，大人每服二丸，小儿每服一丸。此药能治跌打损伤，接气接骨，从高跌下者卒死，心头有微热，可治。不可抬动，先将金银灯心汤磨琥珀汁为引，撬开牙关，用鹅毛管或笔管插入口内，灌得一丸，一点下咽喉，即不至于死地。此药为君臣药品，秘传煅炼，与众不同。关魂定魄，止痛顺气，百众百效。其药用磁罐收住，孕妇切不可吃。或置此药，要拣天得日子方可制，并要诚心诚意为妙，不可大意。

十八罗汉打药丹：天仙藤（酒洗）四两，奄闾子四两，接骨木三两，京赤芍二两五，紫丹皮三两，莪术二两五，三棱二两五，续断三两，三七三两，牡丹皮一两八，枳壳二两四，牛膝二两五，五灵脂二两，五加皮二两，紫荆皮四两，蒲黄一两，青木香一两，威灵仙三两。共研为末，每服二钱，水酒送下。

二十四诸天打药丹：灵仙八钱，儿茶五钱，官砂五钱，白蜡一两，然铜（煅过）八钱，虎骨八钱，郁金六钱，上力一两二，上沉香六钱，青香二两，茜草二两，麝香三分，朱砂（飞过）七钱，土鳖五钱，三七一两五，龙骨（煅过）一两，琥珀一两五，乳香（去油）一两五，没药（去油）一两，礞石（制过）一两半，肉桂八分，紫荆皮一两五，烧金一张。共为细末，红曲打糊为丸，朱砂烧金为衣，每服二丸，每丸一钱重，其周身引药照前同，不得另开，但药必要过细精微煅制，方能应效无误。

胜金散木药丹：上力四钱，然铜（煅过）三钱，归尾（酒洗）五钱，台乌五钱，桃仁（去皮尖）五钱，香附（醋炒）五钱，没药（去油）五钱，大黄（酒蒸）二两，红花（酒拌）四钱，琥珀四钱，寸香三分，碎补（去毛、酒浸）四钱，土鳖一两，官砂五钱，三七四钱。共为细末，加引药，照前引子，每服一钱五分，水酒送下。

急救跌死夺命末药丹：人参一钱，珍珠二钱，琥珀二钱，乳香四钱，没药四钱，血竭四钱，红花四钱，黄柏四钱，当归四钱，虎骨三钱，桃仁二钱，朱砂（飞过）三钱，儿茶四钱，上桂五钱，西香四钱，三七三钱。依分共研细末，上酒送下，每服一钱为度，引子照前。

治下步跌打行路脚痛神方：西香一两五，归尾（酒洗）二钱，滑石二钱，上力二钱，乳香（去油）七钱，土鳖十个，巴豆（去油炒）三个，熟半夏一钱五，净礞石（飞过）五钱，黑铅（打成片）四两，硫黄（炒黑铅）四两，棉花根（酒洗、炒）四两，牛膝三钱。共为细末，水酒送下，每服八九分为度，不可多食，恐泻腹。屡吃应效无误，如无伤痛，不可服之。

治心口受伤水药丹：羌活钱二，枳壳钱五，青香钱五，三棱（醋炒）钱二，莪术钱二，台乌钱二，赤芍钱二，归尾钱二，生地一钱，乳香（去油）钱二，没药（去油）钱二，紫荆皮钱二。如胸前受伤，加川芎钱五，青皮钱五。

混天丸跌打药方：黄柏五钱，三棱五钱，莪术五钱，红花一两，丹皮一两，乌药一两，防风一两，桔梗一两，小茴一两，川羌一两，玄胡一两，木香一两，赤芍一两，乳香一两，没药一两，槟榔八个，归尾（酒洗）一两。共药十七味，定要过细，煅制法为末，每服二钱，上水酒送下为引。

跌打接骨末药住痛丹方：乳香（去油）一两，没药（去油）一两，碎补一两，归尾（酒洗）一两，然铜（煅过）一两，郁金七钱，朱砂（飞过）三钱，土鳖三十个，真湖棉一两，生漆三两。瓦上焙干研末，各药和匀，每服二钱。

大宝红丹跌打末药：琥珀四钱，血竭四钱，朱砂（飞过）五钱，金粉一钱，银粉一钱，然铜（煅）五钱，五味子三钱，明参三钱，乳香（去油）三钱，没药（去油）三钱，儿茶五钱，巴戟草四钱。共为细末，每服三钱。

七将擒拿打药：制马钱子四两，枳壳六两，杨花二两，木香三钱，麝香一钱，琥珀二钱，然铜二钱，虎骨（猪油和）五钱，乳香、没药、土鳖、当归。在人加减可用。

六和丸；丹能壮筋骨，平人四时亦可常吃，要熟糯米酒酿为丸，平人窨早晚服。苍术（漂过）四两，白茯苓三两，山药三两，白莲子（去心）二两，归身（酒洗）三两，杭芍二两，陈皮二两，法半夏一两，枳实一两，楂肉一两，六曲二两，香附（童便炒）二两，党参五两，炙牡蛎六两，白豆蔻（去壳）一两，鱼胶二两，虎骨三钱，土鳖一两。共十八件，或做丸，桂圆汤为丸，水酒送下，早晚空心服之，能壮筋骨行血。

周身壮筋骨窨酒丹方：归身（酒洗）一两，杜仲一两，川芎五钱，白芍八钱，生地一两。

六合四物汤：能治打破头脑，出血不止，起潮起风秘，命在旦夕。当归（酒洗）一钱，生地二钱，赤芍二钱，川芎钱五，羌活钱五，防风一钱，升麻钱五，柴胡钱五，丹皮钱五，黄芪一钱，黄柏一钱，甘草一钱。水温，灯心为引，服之二三帖。

补损药逐瘀大成汤：跌打损伤至重，大小便不通，瘀血不散。肚腹膨胀，血上攻心腹致死者，此药逐下瘀血方可服。论高坠下，恶血流于胁下，痛不可言，可服此方。大黄二钱，枳壳一钱，厚朴一钱，归身一钱，桃仁一钱二，红花八分，苏木一钱，木通一钱，芒硝二钱，乳香一钱，血竭一钱。依分数，占水温酒抖，荔枝引。

复元汤：柴胡二钱，当归一钱，穿山甲钱五，桃仁五个，瓜蒌仁一钱，大黄四钱，木瓜一钱，甘草一钱。水温酒抖服之。

大梁孙都督秘传神效：土鳖（新尾焙干）一个，巴豆（去壳）一个，半夏（生用）一个，乳香一分，没药一分，自然铜（火煅七次）一分。共为细末，每吃一佃，好酒送下，不可多服，多用补得高起，其单妙不可言。重伤可服，恶血攻心，木石压死，跌死气绝，不能言语，聚药末一厘，急撬开牙关，热童便灌下，即活。

跌打水药初服方单：川羌活一钱，大独活一钱，槟榔一钱，炒乌药一钱，归尾钱五，鲜红花一钱，玄胡索一钱，石南藤一钱，钻骨龙一钱，青木香八分。若重伤，宜大破气，加三棱一钱，莪术一钱，苏木一钱，桃仁八分，生大黄一钱，此数件破血。水温酒抖，看病症加引。

新打受伤水药：台乌一钱，枳壳钱五，羌活二钱，灵仙钱二，六汗钱五，丹皮钱五，生地一钱，赤芍钱二，归尾（酒洗）钱五，蒲黄（生用）钱二，灵绿钱二，丹参一钱，青香一钱，三棱（醋炒）一钱。有潮，加柴胡一钱五。水温酒抖，童便为引。

上部手上水药：西香钱二，丹皮钱二，六汗一钱，桂枝钱五，秦艽一钱，赤芍钱二，独活一钱，乳香一钱，灵仙一钱，枳壳一钱，台乌一钱，丹参钱二，白檀六分，蒲黄（生用）钱二。水温酒抖，红曲一钱为引。有潮，加柴胡；小便不适，加车前子。

中部小腹受伤水药：灵仙钱二，加皮钱二，厚朴一钱，枳壳钱五，台乌一钱，赤芍一钱，三棱（醋炒）一钱，莪术（醋炒）一钱，蒲黄（生用）一钱，六汗一钱，归尾（酒洗）一钱，牛膝一钱，青香钱四。水温酒抖，藕节为引，年老人，加香菇菇脚；左胁，加防风八分，青皮八分；右胁，加香附（醋炒）一钱，郁金一钱；心上痛，加枣仁一钱，山羊血钱五；腰上痛，加杜仲一钱，故纸一钱，小茴（炒）钱二；杀见伤肠未破，加砂仁钱五，患处用桑树皮把线缝正，用小鸡子捶烂敷伤处，血住流沫者可治，血涌嘴唇黑者断不能治；眼上青肿用麦冬二钱；口咬碎，敷上即愈；饭食眼受伤加羌活钱五，川芎钱五，生地钱五，桂枝一钱，照前方用药。

下部脚下受伤水药：灵仙一钱，牛膝一钱，木瓜一钱，海皮一钱，槟榔一钱，归尾一钱，赤芍（酒炒）一钱，枳壳钱五，青香钱五，续断钱二，丹参一钱，五加皮一钱，龙骨草钱五。男用白鞭草，女用泽兰兜为引。

七星剑：人头发（烧灰）、旧毡帽（烧灰）、乌龙发（烧灰）、胎发（烧灰），破故纸二钱，千里马（即目）、喜难（烧灰）、神火砂（烧酒煨七次）、金礞石（火煅七次、飞过）、人肥霜（即尿）。用烧酒同制，焙干共研末，自有大用。

洪宝丹：此丹军中可用，刀枪伤药。天花粉三两，白芷二两，赤芍二两，郁金一两，黄柏一两，黄芩一两，大黄一两，生半夏一两，石乳香一两，没药一两，象皮一两，麝香二分，冰片四分。共为细末。或作冷，水酒调敷；或作热，用麻油调敷；如止血，千捶之末药神方。

《救伤秘方》

孙海洋授

朱凤佩　鲍振云并抄

〜〜〜〜〜〜〜〜〜〜〜〜〜〜〜〜〜〜〜〜〜〜〜〜〜〜〜〜〜〜〜

序

　　人生天地之间，此身根本从何而来，禀父之一点虚明，捣女元之内，虚明者乃父精也，故曰属阳，侮者乃母血也，故曰属阴。男女交媾之时，男先行而女后行，血裹精也，干道成男；女先行而男后行，精包血也，坤道成女。阴阳并合，根本始成，结而为胎，受胎之时，先生两目，目内瞳神，所属于肾，肾中一点虚明，绕生百脉形骸、五脏六腑、毫毛孔窍，胎元既就，十月而生。凡人周身，以脐下一寸三分为玄牝，实为天地父母之根原归于此，故人身中以精、气、神为主如三宝，身为之宅，心为之舍，民散则国亡，气衰则身败，故人两目外观于物，内通于心，万事从心所发，故所保者精也，所惜者气也，所养者神也。书云：血气未定，戒之在色，血气方刚，戒之在斗，血气既衰，戒之在得，如少年人之血气盛行，不能举发，到中年血气渐虚，方才病出，耳聋，腰膝疼痛，元气短弱，眼目昏花，饮食少思，精神疲倦之症成耳云。

海洋孙先生授人

公杰江先生复授

敬斋朱凤佩先生　鲍振云先生并抄

穴道损伤死期论

　　凡人周身有一百零八穴（三十六大穴，七十二小穴，伤者命绝，不可不明），前为华盖穴（打中者人事不省，血迷心窍，三日无救，就用药者不妨，又发者，十日死），左边乳上一寸三分为上气穴（打中者三十二日发寒冷而死，服药发者，一百六十日死），乳下一寸三分为下正穴（打中者十二日死，又发，四十八日死），乳下一寸四分为下气穴（打中者三十六日死，复发，六个月死），右乳上一寸三分为上海穴（打中者十六日死，又发，九十日死），乳一分为正海穴（打中者吐血而死，又发，六十四日而亡），乳下一寸四分为下海穴（打中者三十六日下血而亡），乳下一寸两旁偏三分名为一计害三侠（三侠者，肝脾肺受伤，打中者七日死，又发，五十六日死），心口名为黑虎偷心（打中者立刻昏迷，人事不省，拳回气绝，如若救不妨，服药不断根，又发，一百二十日死），下一寸三分为霍肺穴（打中者三日死，就用药不妨，又发，一百二十日死），下一寸三分偏左边一分为翻肚穴（打中者三日死，就服药不妨，又发，一百七十日死），又下一寸三分脐为气海穴（打中者二十八日死），再下一寸三分为丹田精海穴（打中者十九日死），又下一寸三分为分水穴（打中者大小便不通，十三日死，又发，一百六十四日死），又下一寸三分为关元穴（打中者五日死），右边肚脐毛中为血海门穴（点中者五个月死），左边肚脐毛中为气门穴（点中者六个月死），左边脐稍尽软骨为章门穴（点中者一百五十四日死），下一分名气囊穴（打中者四十二日死），头顶心名泥丸宫（打中者二十日死，轻者耳聋头眩，六十四日死），耳下半分名听耳穴（点中者二十四日死），背心第七根骨脊两旁下一分名百凶穴（打中者吐痰血，十个月死），下一寸一分名后气海穴（打中者足一年死），两腰眼中左为肾经（打中者三日死），右为命门（打中者一日半死），尾梢尽下一分名海底穴（点中者七十日死），二小腿中名口穴（打伤者一年死）。

附方解救

加减十三味煎：五加皮（坚筋骨以力行去周身之伤痛）一钱五分，桂枝（行血而疗心痛）一钱，枳壳（宽心下气）一钱，广皮（开胃去痰，导滞之逆气，化痰）一钱五分，香附（去腰背之伤，强筋骨止痛）一钱五分，杜仲（理气血、两肋之刺痛）一钱，蒲黄（去胸前后之伤）一钱，青皮（散瘀血，通经络）一钱，红花（多则破血，少则养血）五分，五灵脂（理血气，止两胁内之刺痛）一钱，刘寄奴（破瘀血，止通，去瘀血）一钱，延胡索（最能通经络，消小便之瘀血，又兼止痛）二钱，当归尾（破行瘀血，而顺肠胃）一钱五分，加砂仁末五分，陈酒煮一半，煎一盅服，渣，河水煎，再服。

七厘散：治跌打损伤，新打拳头，血迷心窍，人事不知，过急之症，如服者行过三次之后，即用冷粥汤止之，多行恐伤其气。硼砂（消心肺之瘀血，亦能去伤血化汗）八钱，朱砂（定心止痛，消瘀血）四分，血竭（去各穴道之伤）八钱，胎骨（能治周身之痛，接骨之用）四钱，地鳖虫（去劳伤，强腰脚，壮筋骨，接骨止痛。附制法：先将三棱、蓬术二味任他食尽，用赤芍、红花、当归、米糟令他食饱，再炙好，去头足）八钱，土狗（行骨肉筋之伤）六钱，赤芍（破瘀血而疗腹痛，烦热）三钱，归尾（破周身之瘀血，而且顺肠胃）五钱，红花（多则能败血，少则活血）五钱，加皮（坚筋骨以力行去周身伤痛）四钱，枳实（宽中下气，行痰）三钱，苏木（去骨内之伤，去痛）四钱，木香（易攻易散，助各药之攻）五钱，生大黄（通大肠，破瘀血）六钱，巴霜（行气血，去伤积）三钱，青皮（快膈除臌胀，下气直达小便）三钱，乌药（顺气消痰）三钱，五灵脂（理血气，止两胁内之气痛）五钱，蒲黄（去胸背前后之痛）三钱，广皮（开胃去痰，导壅滞之症，送气送痰）四钱，三棱（破结聚气滞之症）五钱，蓬术（行大小肠之中瘀血，助药性以成功）五钱，麝香（开窍通经）一钱二分，肉桂（行瘀血，止心痛）三钱。前药各为细末，再称分两，不得多少，择日配合，磁瓶收贮封固，幸勿泄气。此丹专治跌打损伤，重者，陈酒调服二分五厘，轻者一分五厘，再轻者只用五厘。倘打后感冒风寒，发热头痛，有外感者，先用解肌汤，后用小柴胡汤加减治之，去寒热后，用跌打药为妙。

解肌汤：广皮一钱，羌活一钱五分，防风一钱，荆芥一钱五分，木通一钱，桔梗八分，苏叶一钱五分，葛根一钱，前胡八分，加葱白三个，生姜二片，水煎服。

小柴胡汤：柴胡一钱，葛根八分，桔梗一钱二分，花粉一钱，木通一钱，黄芩八分，连翘一钱二分，广皮一钱，加砂仁（炒去衣，研末冲）五分，灯心十根，水煎服。

飞龙夺命丹：专治跌打损伤，新打拳头，远年拳，接骨入骱，神效。赤芍三钱，三棱四钱，麝香二钱，韭菜子三钱，五灵脂三钱，蓬术五钱，青皮三钱，硼砂八钱，川贝母三钱，五加皮八钱，归尾五钱，乌药三钱，木香六钱，地鳖虫八钱，肉桂三钱，广皮三钱，香附四钱，土狗三钱，延胡索四钱，桂枝三钱，羌活三钱，秦艽三钱，前胡三钱，自然铜八钱，葛根三钱，枳实三钱，胎骨五钱，杜仲三钱，刘寄奴三钱。各为细末，称准分两，择日修合，磁瓶收贮，勿令出气，每服陈酒送下一分五厘，重者二分，再重者三分。

膏药方：专治接骨跌打损伤入骱，远年拳泛，筋骨瘀痛，寒热湿气，泄漏肩风，周身各穴道，服之神效。骨碎补、生地各五钱，红花一钱半，桂枝二钱半，羌活五钱，杜仲三钱，赤芍药三钱，木瓜一钱半，香附三钱，独活二钱，灵脂二钱半，熟地、川乌、草乌各五钱，苏木二钱半，桃仁三十粒，丹皮二钱半，当归二钱半，防风二钱半，升麻二钱，延胡索三钱，牛膝二钱半，荆芥一钱半，续断二钱半，威灵仙二钱，乌药一钱半，补骨脂二钱，刘寄奴二钱，虎骨五钱。每药四两，用麻油一斤煎好，后用十味细料，没药、血余三钱，血竭五钱，麝香七分，肉桂（不炙研碎）五钱，丁香（不见火）五钱，附子（不见火）一大片，木香（不见火）五钱，乳香、没药（俱去油）各一两，东丹（淘净）七两半，苏合香候前药煎好，再入收之。

劳伤药方：赤芍一钱半，当归二钱，红花一钱，补骨脂一钱二分，五加皮二钱，青皮一钱，乌药一钱，续断、骨碎补（去皮毛）、枳壳、秦艽一钱二分。酒水各半煎服。

护心丸：受大刑法用之。麻皮灰一钱，木耳灰一钱，自然铜（酒淬七次）一钱二分，乳香（去油）一钱，血竭一钱，胡椒一钱二分，肉桂八分。各为细末，白蜜为丸，约三钱重，临时服之。

杖下敷药方：樟脑八钱，大黄五钱，木通三钱，黄柏五钱，血竭五钱，乳香（去油）三钱，刘寄奴三钱，青黛五分，冰片五分，防风三钱，防己五钱。各为细末，萝葡汁、韭菜汁、藕汁调敷。

洗药方：刘寄奴二钱，木通、甘草、防风、荆芥各三钱，葱白十个。水煎浓洗。

夹棍敷药方：酒药十丸，樟脑、大黄各一两，木香五钱，桂枝、麝香各三钱，自然铜（酒淬七次）八钱，狗油五钱，栀子、木耳灰各三钱。各为细末，用烧酒糯米饭调敷。

跌打损伤，筋骨瘀痛，一切皆可治妙方：用土苏木根（其叶似牛舌草，稍带圆些，其比牛舌草根红些，然土苏木叶冬季亦有，红者亦有），遇伤损时，极重者吃二钱，宽止轻者吃八九分，验过。

跌打药酒方：当归一两半，红花六钱，五加皮、秦艽、牛膝、荆皮、杜仲、川芎各一两，续断一两半，茜草、灵仙各一两，草乌、川乌各二钱，生地、茯苓、山药各一两，虎骨一两，青木香一两半，三七一两，核桃肉四两，前药共袋好，用生酒二十斤，煮三炷香为度，过七日听服。

劳伤药酒方：淮生地五钱，当归六钱，红花、桃仁各三钱，乌药、五加皮、牛膝各五钱，枳壳三钱，秦艽、丹皮、泽泻、杜仲各五钱，香附、桂枝各三钱，远志肉、麦冬、黄芪、茯苓各五钱，枸杞二钱，延胡索四钱，补骨脂三钱，虎骨六钱，加胡桃肉四两，大黑枣三两，白加皮三两。如前法袋好，用生好酒十斤，煮三炷香为度，过七日听用。

跌打损伤没药方（江公杰先生传）：归尾（酒炒）三钱，桃仁（去皮）、红花（炒）各一钱，自然铜（醋淬）一钱五分，乳香（去油）、没药（去油）、儿茶各二钱，骨碎补（去毛皮）三钱，血竭、雄黄、加皮各二钱，麝香五分，大黄（生）六钱，麻皮老根灰四钱，地鳖虫（如多更妙，去头足，制法同前）六钱，古钱（醋淬七次）一个。前各制为末，择吉日修合，磁瓶收贮，勿令泄气，每服四分，多则六分，陈酒送下，被盖睡片时。如临危者，灌入勿令吐，如不服药者不治，服后即思饮食，下血散之验。

又没药方：当归（酒炒）二两，生地、丹皮、杜仲、牛膝各二两，红花五钱，广木香一两，虎骨（醋炙）三两，自然铜（醋炙七次）、骨碎补（去皮毛）各二两，川乌、草乌（姜汁炒）各一两，乳香、没药（俱去油）各二两，苏木一两，细辛一两五钱，地鳖虫四两，麝香五分，大黄酌用。前为细末，磁瓶收贮，每服三四分，治周身瘀血疼痛，新打拳头，活血筋也。

吕祖师仙方：治刀口伤，批上即止痛。真菜油（熬滴水成珠为度）十两，白蜡（去渣）四两，藤有毒，不可入口，用时每药一两，加冰片二分拌匀，批上患处。如治棒疮，先用大葱、蜜糖，将此药批上，即愈。若打见肉骨，用肉汤洗去，将药批上，数日即愈极妙。又出外便带去，每药一两，加热麻油八两，藤衣二钱为丸，用时加冰片二分，热麻油调用。

七厘散：专治金刃跌打损伤，骨断筋折，血流不止者，先以药七厘，冲烧酒服之，量伤之大小服用，烧酒调敷。如金刃伤过重，或食药割断，必须鸡皮包扎，即用此药调敷。此药传自军营，凡打仗受伤，屡有起死回生之功，两粤云贵得此方者，调此治斗殴诸重伤，无不应手立瘥功效，药既平淡，配制顺易而奏功，神验。视铁扇散为更捷，既救人生，且省讼端，愿同志者共实之，以互相传济世焉。朱砂一钱二分，冰片一分二，乳香一钱半，没药二钱半，血竭一两，儿茶二钱四分，一钱半，麝香一分二。共研为细末，磁瓶收贮，黄蜡封口，以五月五日午时制合，贮久更妙，如未先备，临时制合，然不可多服，孕妇忌用。

恶疔药方：元寸（顶好）四分，乳香六分，斑蝥（去头足，糖炒黄色）四钱，前胡二分，没药四分，冰片四分，元参二分。共研细末，凡遇凶险恶疔，先将药抹少许，放在交口上照复，再用银针将疮挑破，再将药上七日，将疔拔出，再用三仙丹，收活鲫鱼一条、活羊屎三钱，此二味炙干，为细末，香油调敷。

《伤科绘图附方》

著者佚名

十八反歌

本草明言十八反，逐一从头说与听。人参沙参与芍药，玄参紫苏及细辛，苦参丹参廿八味，一见藜芦便杀人。白及白蔹并半夏，瓜蒌贝母五般真，莫见乌头与乌啄，逢之一反疾如神。大戟芫花兼海藻，却与甘遂四般并，若与甘草同煎服，纵有良医活不成。外有六般相反物，切须避忌认之真，蜜蜡莫与葱相见，藜芦勿使酒来侵，石决明休见云母，犯了之时祸不轻。

十九畏歌

硫黄原是火中精，朴硝一见便相争，水银莫与砒霜见，狼毒最怕密陀僧，巴豆性烈最为上，偏与牵牛不顺情，丁香莫与郁金见，牙硝难合荆三棱，川乌草乌不顺犀，人参最怕五灵脂，官桂善能调冷气，若逢石脂便相欺，大凡修合看顺逆，炮煎炙煿莫相依。消肿用莪术，散血红花奇，医方须各用，妙用任君移。

功门之师

之一而弗晓，一通而千化，化足变千手，劲乃五指劲，心肝脾肺肾，乃五指劲也。盖人之周身，右传正有七十二穴，主血气生死四门者也，今人谓其穴名甚多，各师传教不同去口，呼唤另异，举动手说便别。如有跌打正穴者，或生或死，皆由度量浅狭之过，故遭此之孽，游在江湖，高师贤友偶遇不测之流，解囊施医，务要于损跌轻重之后，图形仔细慎查，推掇看症其单点药，不然一事有违谨慎。

四身推拿筋总法

胸前肚下胃脘，心口心窝，将乳下气门拔气，左痛提左，右痛提右，先提肺筋，又提全筋锁，又提将台横梁筋下部，筋若不止，又在肚筋一把，又腰凤尾结，鬼眼腰眼共疼痛，损伤先提前骨上筋，又提膀筋，又提外全锁，又提下部琵琶筋，又提囊筋，又提膝脆脚筋，颈大领共疼痛，先提膀筋，又提盆弦筋、囊筋，角提一把手颈，手节指尖共疼痛，先曲尺，麻曲尺。

换骨丹：药味均平分两。木香、巴豆、陈皮、三棱、莪术、五灵脂、大戟、芫花、甘遂、牡蛎、杏仁、豆豉、大黄、皂角、乌梅。计水前尽烟，微醋打面糊作剂，小如菜豆大，茶汤任意为之，每人服为九管，取头爽利，不至膨腹胀满，任意复酒，复脾面黄肌瘦，总皆除根千般蛊气。

跌打药性：归尾并生地，槟榔赤芍宜，四味任为主，加减任迁移，头痛加羌活，防风白芷随，胸前枳壳吉，菖蒲中碗宜，更有良姜佐，两味莫兼施，胁下柴胡进，胆草与青皮，腰间要杜仲，故纸并大茴，背上用乌药，灵仙效不虚，两手桂枝吉，两足五加皮，肚腹如有患，青皮白芍施，若还复了腿，牛膝木瓜皮，清肿宜泽泻，桃仁七粒随，打伤若不久，苎麻烧灰吃，小便取一杯，生酒煎熟对，大便若不通，大黄正相宜，小便若不通，车前不可离，若还伤在骨，木香即便随，止痛用乳香，木药以之培，疼痛提粗筋。喉咙疼痛，在虎口一把即好，如有跌闷在地死，而在颈上筋一把，即时回阳，若不转身，用前所载通千窍散。

通窍散：治打闭气死者，用此药吹入鼻内，方可回生，肚内有血，作痛先。牙皂四分，细辛四分，冰片三分，元寸一分，朱砂三分，乳香三分。以上诸药，共研细末，吹入鼻内通窍，男左女右，上中下三步通关，共计三十六大穴，人面刻真，分两清白，一穴三穴，共一百零八穴。

以下之图全略。

天门穴，在眉毛内尖角三寸，天顶正中。百会穴，在天门后一寸五分，脑顶打伤，头昏眼花。眉心穴，在天门下三寸正，眉中打伤眼昏。

头乃一身之主，打破天门骨难医之症也。或至略破管简平，接骨草药敷上长生骨，皮外用生肌药，要起来怕风吹伤患，去用此推法，将二大指按太阳，往上推九把，前后用槌，一发扯住辫子，往后拔三把，将手撮下颈，又扯后发，往上右左撮三把即解，有方列后：黄柏一钱，生姜一钱，半夏一钱，苍术一钱，青皮一钱，拔仁一钱，花粉一钱，分芷一钱，甘草一钱，庄广一钱，双皮一钱，泽泻一钱，防风一钱，破骨头，加泡桐根皮三钱，研末；破皮，用鸡蛋青调敷。

又头上水药方：当归三钱，生地三钱，藁本三钱，虎骨三钱，三七一钱，龙骨一钱，人中白一钱五分，寄生一钱六分，丁香一钱，陈皮三钱，沉香三钱，元寸二分，川芎一钱，半夏一钱，乳香一钱，神金十张，羌活三钱，琥珀三钱，肉桂三钱，天台一钱五分，连服两付，水煎，三杯酒引。又方：川芎一钱，桂枝一钱，羌活一钱，防风一钱，升麻一钱，藁本一钱，乳香一钱，没药一钱，土鳖一钱，灵仙一钱，官桂一钱，草乌一钱，水煎，酒引。倘有红肿色带廉伤，用服此药方效。天麻一钱，防风一钱，白芷一钱，赤芍一钱，川芎一钱，荆芥一钱，归尾一钱，香附一钱，亨子一钱，羌活一钱，虫蜕一钱，甘草一钱，如精一钱，竹三七一钱，山羊血一钱，泽兰一钱，细辛一钱。如伤破头，加全归三钱，红花一分，用童便为引，水煎服。如有破脑伤风肿，用此药方发散。

发散方：羌活一钱，防风一钱，白芷一钱，川芎一钱，天麻一钱，荆芥一钱，薄荷一钱，桔梗一钱，半夏一钱，前胡一钱，香附一钱，当归一钱，甘草一钱，生芪一钱，姜虫一钱，荷叶一钱，独活一钱。

又服药方：收功。土鳖一钱五分，白芍三钱，川芎三钱，当归三钱，灵仙三钱，乳香一钱，没药一钱，青皮三钱，虎骨三钱，玉丁五分，自然铜（制过末，醋淬七次）一钱，故纸一钱，碎补一钱，藁本三钱，甘草八分，熟地三钱，细辛一钱，肉桂一钱，琥珀一钱，元寸一分，红花一钱，活丹一钱五分，天台一钱，升麻八分，羌活一钱，川乌一钱，草乌一钱。共研细末，水煎，生姜三片为引，米酒冲服。

太阳穴，左右眉外尖上四分，右为太阳，左为太阴。鱼尾穴，在眼外角下，打伤头昏。眼珠穴，在架梁两边内眼角下，打伤者，眼珠空去。打太阳受伤，血面目晕倒在地，目中流血，用七厘散服。眼珠穴点法，用阳摞手顶，上眼必翻转，用阳摞手往上一按，眼复原后，有药方：自然铜三钱，上血竭三钱，山羊血二钱，紫金皮二钱，川三七三钱，人中白二钱，琥珀一钱，红花一钱，辰砂一钱，陈皮一钱，羌活一钱，藁本一钱，川芎一钱，灵仙一钱。看人轻重用，共研细末，每服一钱，酒服。破皮，用八宝生肌散、眼珠架梁方。

八宝生肌散、眼珠架梁方：当归三钱，白芍三钱，茯苓三钱，黄芪三钱，贯众三钱，木香三钱，甘子三钱，乳香三钱，升麻三钱，朱砂三钱，灯心草引，酒之服。桂枝一钱，泽兰一钱，半夏一钱，升麻一钱，薄荷一钱，红花一钱，白芷一钱，陈皮一钱，香附一钱，葱根引。

耳门穴，正小耳唇尖。中耳背穴，在耳后三分，打伤者肿。迎香穴，左鼻旁边五分，四骨打伤者，眼红鼻坏。打伤耳穴为皇风吹耳，通七吼九窍，若闭气不能言语，又通肺肋管，晕在地席，先用手投掇之，后用通关散吹耳，又鼻吼二去可好，或伤耳寸三分，死在旦夕，不可医。用此解法将人生面前，将一指按在耳门之上，往下耳尖推九把，将下耳尖提三下，气必去也。

方

灵脂一钱，甘子一钱，虎炊一钱，当归一钱，木香一钱，山药一钱，茯苓一钱，元寸一分二厘，藁本一钱，白芍一钱，前胡一钱，脚障一钱，童便为引。

架梁穴，五分打伤眼花。人中穴，在鼻水满中。打伤者牙痛不开。承浆穴，正在鼻嘴唇尖，游扭正中打伤，满口牙痛。伤在架梁穴，此死血。若破皮断了梁骨不死，医治十无生一，伤轻者，晕倒在地，宜服此方：当归一钱五分，白芍一钱，茯苓一钱，黄芪一钱，贯众一钱，红花三钱，木香三钱，甘子三钱，乳香一钱，升麻一钱，朱砂一钱，灯心草十根引，酒炊服。桂枝一钱，泽兰一钱，半夏一钱，升麻一钱，荷叶一钱，红花一钱，白芷一钱，楝朴一钱，附香一钱，甘子一钱，葱根为引。

凤翅穴，在鼻旁边对耳尖角五分。夹珠穴，在凤翅下三分，打伤者牙关紧闭。囟门穴，在百会穴后二寸，打伤对口有血者，将二凤翅穴点法，用一指与扇头同此去，伤重者无有解，必定一七而亡。轻者，此推法，用一指往夹珠下连推九把，再往上推九把，将耳尖提三把，再用手掌按耳门揉之必散。有方：续断一钱，茯苓一钱，上桂、虎骨一钱，白芷一钱，红花一钱，熟地一钱，枳实一钱，甘草一钱，广木香一钱，自然铜一钱，土鳖一钱，泽泻一钱，水煎酒引。或耳有肿吹药：通草三钱，排草一钱，石菖蒲一钱，牙皂一钱，共研吹之。

又服药方：排草三钱，细辛三钱，菖蒲三钱，槟榔三钱，防风三钱，元寸一钱，黄芪三钱，赤芍三钱，通草三钱，鹿角一钱，生姜三片引。

喉咙穴，正包上二分。舌本穴，再颈项节喉咙二分，打伤者眼珠，空去不知食味。喉结穴，在颈项正包中，喉管在结下二分，乃饮食进去之间，受伤无救。喉咙穴点法，用二指了上，人必倒地，闭气而亡，将人扶起坐定，用槌往头那颈窝中平三槌，即可回生。若有痛者，将二大指往后推六把，提颈上之中筋三把，又往耳背推三把。喉结必破者，定有血去，饮食不入。

有方：青鱼胆三钱，清凉散三钱，白芷仁三钱，川三七三钱，赤芍三钱，红花三钱，童便小茴三钱，合香三钱，乌药三钱，血竭三钱，甘草三钱，童便引。又方：血竭三钱，剪草三钱，桔梗三钱，独活三钱，杜仲三钱，白术三钱，红花三钱，黄柏三钱，连翘三钱，葱根引。又方：当归一钱，生地一钱，枳壳一钱，羌活一钱，泽兰一钱，魄乳一钱，明没一钱，法半夏一钱，青皮一钱，陈皮一钱，盛灵一钱，木香一钱，葱引。

天器穴，在喉咙穴下三寸，正胸二寸五分，大骨头凹中即是。璇玑穴，在天哭穴一寸，打伤胸肿气痛，何为璇玑穴，如玉石有大之地胸排石，石骨如玉相排也。华盖穴，在璇玑穴下一寸，即是血仓，何为华盖，即是内筋乃肺也，如连累玉，开盖于肝心肾脾，故为华盖。华盖穴点法，即是血疮，肺为华盖，用扇头攒去，或棍头点破血疮，口吐鲜血，一七而亡。轻者有方：菖蒲一钱，桔梗一钱，半夏一钱，海马一钱，陈皮一钱，血竭一钱，三棱一钱，木香一钱，朱砂一钱，木耳一钱，然铜一钱，禾末一钱，红花一钱，砂仁一钱，川芎一钱，良姜一钱，当归一钱，生地一钱，桃仁一钱，生姜，水煎酒引。又方：当归一钱，生地一钱，乳香一钱，尖子一钱，台芎一钱，甘子一钱，枳壳一钱，桔梗一钱，香附一钱，丁香一钱，红花一钱，三七一钱，菖蒲一钱，细辛一钱，面结一钱，穿山甲一钱，童便，水煎酒引。又方：在黄、血竭、花红、灵仙、红花、半夏、然铜、青木香、九节兰、灰三七、母丁、化血砂、马钱子。共研细末，酒冲服。痛加童便一杯。

鸠尾穴，在华盖穴下三分，即是心头与肝尖，居肝于斑鸠雀尾，故为鸠尾之名。鸠尾穴点法，即是心头肝尖如鸠尾，用指与棍头点伤，血涌攻心，主癫狂。重者死，轻者有方，持强好勇者，受遭磨。

方

丁香一钱，龙骨一钱，枳壳一钱，甘草一钱，生姜三片，水煎。又方：香附三钱，木香一钱，连翘八分，红荷一钱，乳香一钱，没药一钱五分，陈皮一钱，故纸一钱，甘草一钱，二付，童便引，酒一杯，水煎。朱砂一钱，枳壳一钱，厚朴一钱，石耳一钱，砂仁一钱，茯苓一钱，云皮一钱，故纸一钱，黄芪八分，甘草一钱，龙眼肉一两，水酒对煎。

左右盆穴，在左右手旁两边大骨内。将台穴，在乳上一寸三分。窝红穴，在乳上一寸左右。气眼气海，在乳下一寸三分。二仙传道穴，在乳下五分。四门穴点法，用一指与棍头点伤，主气痛，用此推法，先推颈上气筋，后用二大指往颈上推九把，登头发又掇下，巴颈在痛处，左痛往右扭，右痛往左扭，左右手往上提三下，又扯手敦三把，气必散也。有方，四门驾打，如何称教师。

窝红将台二穴推法，用手与棍头点去，主气痛，手不能动，吞饭疼痛。用手推法，先用手下力在痛处一揉，用双手往颈上推六把，提颈上气筋往手上掇三把，将手扯顿三下，再提胁下前后筋，提动背筋，又提颈后筋，用膝跪他背，两手扒肩，仰后跪三下，服药方便，复手再照前推法。

方

枳壳三钱，桔梗三钱，没药三钱，耳草三钱，老酒为引。

气眼气海方：五谷虫三钱，半夏三钱，川乌三钱，川朴三钱，草乌一钱，枳壳一钱，桔梗一钱，赤芍一钱，红花一钱，虎骨一钱，槟榔一钱，加皮一钱，续断一钱，陈皮一钱，乳香一钱，甘草一钱，酒、童便为引。又方：羌活一钱五分，半夏一钱五分，薄荷一钱，砂仁一钱，茯苓一钱，川芎一钱，生姜一钱，苡仁一钱，白及一钱五分，五灵脂一钱五分，用水煎服，不用引。又方：羌活一钱，广香一钱，寸香一钱，木香一钱，桂枝一钱，川芎一钱，川乌一钱，半夏一钱，肉桂一钱，虎骨一钱，槟榔一钱，乳没一钱，陈皮一钱，血竭一钱，土鳖一钱，枳壳一钱，三七一钱，白芍一钱，前胡一钱，甲珠一钱，禾木一钱，山羊血一钱，桃仁一钱，泽兰一钱，玄胡一钱，三棱一钱，长老一钱，灵脂一钱，赤芍一钱，丹皮一钱，共研细末，米酒冲服。

打伤血脘，必定早医，若久成积，咳嗽定死不治。当时服药者可保。此穴若逢受伤，主筋骨痛，不能尾肩扭服。事皆宜忍，容人非我愚，此与紫宫药方共用。

正肚子穴，此穴在玉堂穴上，共有推法点法以及药方之法，俱照玉堂所载。

肚子方、消肿方：湿气肿，满肚子胀。熟香附六分，桃仁廿粒，明粉（提净）三钱，法半夏三钱，当归三钱，莪术二钱五分，青皮三钱，胡索三钱，茯苓三钱，陈皮三钱，木香二钱，灵仙三钱，苏薄荷引。

紫宫穴，在鸠下一寸三分即是，正心为一身之主，各为君，称紫宫为君居之所。打伤心窝，实为大穴，以心为主，上吐鲜血，下泄血块，心如刀割，日间不止，夜中烦躁，此伤命在旦夕，即仰下地，震动心痛，不知人事，扶起坐定，在背上对心平打三槌即解。若是柁槌打的，必落主死，往上冲槌打的，心必破，亦主亡，无治之症。

方

云沙一钱，银沙一钱，白结一钱，虎骨一钱，人中白一钱，玄胡一钱，川三七一钱，乳香一钱，柴胡一钱，琥珀一钱，神金一钱（醋炒七次），甘草引，自然铜一钱五分，水煎，童便引，二付，加没药、茯苓、赤芍同小麦、桔梗，便引，姜三片，葱头三枚。不效，可再服一付，有微效，痛用童便引。又方：当归一钱，朱砂八分，沉香一钱，红花三钱，三棱一钱，义木一钱，肉桂一钱，麦冬一钱，枳实一钱，枳壳一钱，龙骨一钱，甘草一钱，生姜三片。又：生地一钱，当归一钱，杜仲一钱，文台一钱，半夏一钱，良姜一钱，甘草一钱。又方：归身一钱，党参一钱，木香一钱，茯苓一钱，陈皮一钱，砂仁一钱，沉香一钱，乌药一钱，肉桂一钱，红花一钱，槟榔一钱，半夏一钱，香附一钱，前胡一钱，血竭一钱，生地一钱，羌活一钱，棱麻一钱，郁金一钱。又方：朱砂一钱，三七一钱，没药一钱，桔梗一钱，枳壳一钱，灵仙一钱，川芎一钱，甘草一钱，川玉一钱，神金廿四张，碎补一钱，神沙一钱，桂圆肉五钱，乌药一钱，甘草一钱，老酒引。若有瘀血，以成汤逆之。

玉堂穴，在紫宫下一寸六分，即是心下一寸。玉堂上安居五脏六腑，如君臣分次序之所。下元穴，在脐下一寸，名曰丹田。又下脱中玉穴，在脐下一寸三分。中极穴，在脐下四寸。

玉堂下元二穴点法，用一槌伤打二穴，主臌胀，有瘀血，腹内疼痛，面皮黄瘦，主三月而亡。轻者，后有药方。中玉穴，打法用槌往下一挖去，主小便常流，将手往下推九把，掌流即止，有方。中极穴打法，用槌往上冲去，闭气生，小便不出，用槌往下一揉，用双手往下推九把，将肚门下中筋提动，将龟头顿三把，后有方。小茴一钱，乳香一钱，青皮一钱，乌药一钱，泊桂一钱，碎补一钱，官桂一钱，陈皮一钱，苍术一钱，林草一钱，浑香一钱，川姜一钱，香附一钱，郁金一钱，苏木一钱，甘草一钱，红枣引，酒、童便引，腹内痛用成汤下之。又方：元寸二分，当归一钱，白腊一钱，苍术一钱，银珠一钱，鸡蛋黄（共槌），人参八分，生地一钱，桔梗一钱，故纸一钱，香蜡一钱，薄荷一钱，龙骨一钱，红花一钱，乌药一钱，乳香一钱，没药一钱，甘草一钱，姜三片，水煎服。又方：槐荷一钱，玄胡一钱，当归一钱，小茴一钱，云皮一钱，茯苓一钱，苍术一钱，甘草一钱，茯皮一钱，藕节三个，水煎酒冲，如肿不消，再服此方：天丁一钱五分，红花一钱，冰片一分，青皮一钱，川甲一钱，白芷一钱，防风一钱，厚朴一钱，荆芥一钱，薄荷一钱，小茴一钱，枳壳一钱，甘草一钱，水煎服。如有浮肿，不纳饮食，服此：灵仙一钱，白蜡一钱，小茴一钱，血竭一钱，紫荆皮一钱，桃仁一钱，厚朴一钱，乳香一钱，羌活一钱，槟榔一钱，红荷一钱，茯苓一钱，甘草一钱，木通一钱，车前八分，自然铜一钱，没药一钱，木香一钱，龙骨一钱，独活一钱，乌药一钱，三七一钱，元寸一分，丁香一钱，人中白一钱，共研细末，米酒冲服。又方：小青皮八分，台乌一钱五分，川楝子三个，上桂三个，白蜡一钱，小木香一钱五分，厚朴一钱五分，然铜末一钱五分，香附一钱五分，赤芍一钱，青木香一钱，甘草节八分，水煎酒引。

左右血海穴，在五心穴下三寸正中，下关左右命气，在下关软廊中。

左右血海穴点法，用一指点伤，主七而亡。轻者五星穴数推法，后有破血方：青皮三钱，柴胡三钱，枳壳、胆草三钱，桃仁三钱，赤芍一钱八分，乌药三钱，莪术三钱，陈皮三钱，元胡三钱，乳香三钱，酒、童便引。

左右五星穴，血气在中穴关利肠胁夹穴下五分右，左肚角在命门气血一寸五分。左右五星穴点法，在下大排骨下，用一指点伤，定成咳嗽，主吐痰血。点伤者，右边定有气急喘不息，用此推法，将双手前后横推九把，提胁下前后筋，提动颈上前后筋，又提背筋，将手挽腰摇动逞三把即散，后有方：柴胡三钱，胆草三钱，青皮三钱，三棱三钱，莪术三钱，归尾三钱，水酒、童便引；肉桂一钱，灵仙一钱，灵脂一钱，茯苓一钱，苡仁一钱，腹皮一钱，碎补一钱，丹皮一钱，加皮一钱，没药一钱，甘草一钱，童便引；熟地一钱，生地一钱，炙草一钱，山药一钱，乌药一钱，白芷一钱，童便引；青皮一钱，泽兰一钱，枳壳一钱，杜仲一钱，秦艽一钱，菖蒲一钱，红荷一钱，续断一钱，然铜一钱，寸香一钱，乌药一钱，草乌一钱，小茴一钱，香附一钱，肉桂一钱，细辛一钱，活血丹一钱，禾术一钱，虎骨一钱，三七一钱，乳香一钱，没药一钱。共研细末，冲酒服。

左右胁窝穴，上胁夹在关胁，正中为胁窝穴，下一寸三分为夹，夹下风翅盆弦。

用棍头与掘手系心，槌点去伤，主黄瘦气痛，若无治方，一身有损，咳嗽痛疼。若伤重，通心肺肝脾，必死，名为双燕入洞穴，轻者可医，在右左者，气逼死在地下，黄瘦吐血，右边伤者，半身不动，遂气走七吼，两象可医，宜服后方：桂枝一钱，羌活一钱，藕节一钱，荷叶一钱，青皮一钱，陈皮一钱，半夏一钱，茯苓一钱，木通一钱，赤芍一钱，甘子一钱，姜三片引。又方：前药有效，即服此方。桂枝一钱，羌活一钱，陈皮一钱，双皮一钱，茯苓一钱，腹皮一钱，云皮一钱，又方：人参二分，香附一钱，三七一钱，苍术一钱，茯苓一钱，银荷一钱，朱砂一钱，甘草一钱，秦艽一钱，木香一钱，川芎一钱，童便一盅，酒冲服。又方：当归一钱，赤芍一钱，生地一钱，桃仁一钱，柴胡一钱，胆草一钱，甘草一钱，红花一钱，泽兰一钱，乳香一钱，没药一钱，青皮一钱，陈皮一钱，木香一钱，细辛一钱，元胡一钱，虎骨一钱，活血丹一钱，肉桂一钱，朱砂一钱，沉香一钱，神金一钱。共研细末，米酒冲服。

风翅盆弦穴方： 羌活一钱，乌药一钱，木通一钱，红曲一钱，故纸一钱，丹皮一钱，小茴一钱，半夏一钱，红荷一钱，桃仁一钱，血竭一钱，槟榔一钱，升麻一钱，木香一钱，归尾一钱，生姜一片，童便半盅，酒引。又方：丹皮一钱，红荷一钱，牛子一钱，甘草一钱，三七一钱，肉桂一钱，陈皮一钱，枳壳一钱，厚朴一钱，加皮一钱，使君子一钱，红枣一钱，水煎童便一盅，酒引。

伤重者： 白芷一钱，没药一钱，红荷一钱，桂皮一钱，砂仁一钱，桔梗一钱，乳香一钱，茯苓一钱，归身一钱，故纸一钱，甘草一钱，黄柏一钱，木香一钱，通翅一钱，水煎，童便酒冲服。

左气眼右气海穴，左右气眼气海，在乳下一寸三分。二仙传道在乳下五分。左气眼右气海二穴点法，用手指、棍头点去，主咳嗽，成寒痨，俱有痰涎。重者，闭气即仰地，主月而亡。轻者三年，用此推法者，将双手三把，掇起掌心火，男左女右，前后往上推九把，提上气筋，蹬手三把，再把胁下前后筋提动，又提背上气筋，用双手掇筋，摇动三把，将头男左女右扭三把，双手扒背，膝跪他背三把，即后方：苍术、陈皮、厚朴、甘草、枳壳、香附、砂仁、木香、神曲、加皮、菟丝子、柴胡、活血丹、红花、乳香、没药，用灯心草十根，水煎。又用金银煮：大黄（另包，开水冲）四钱，朴硝（另包冲）一钱，荷叶一钱，红花一钱，桃仁一钱，小茴一钱，牛膝一钱，寄生一钱，寻骨风一钱，甘草一钱，化血沙一钱，丹皮一钱，三棱一钱，活血丹一钱，牛藤一钱，石菖蒲一钱，泽兰一钱，大茴一钱，不用引，水煎服一付。

又看血有紫黑者，再服此方： 砂仁一钱，三七一钱，故纸一钱，桔梗一钱，赤芍一钱，茯苓一钱，乌药一钱，大活一钱，当归身一钱，甘草一钱，柴胡一钱，灵仙一钱，血竭一钱，虎骨一钱，细辛一钱，乳香一钱，川芎一钱，肉桂一钱，沉香一钱，用红枣三枚，水煎，童便酒冲服；人参二分，黄芪三钱，熟地一钱，山药一钱，当归一钱，白芷一钱，肉桂一钱，乌药一钱，赤芍一钱，甘草一钱，茯苓一钱五分，福圆肉二两，引水煎酒引。

左右命门气穴，在下关软廊中。用槌与棍打伤，即时闭气倒地，口吐泊翻眼，不知人事，用手指点按心窝，若无一动不医，略有微痛，及时下手，用通关散吹入鼻内通九窍，用此推法，将头男左女右顿三把，照心窝气穴上两边，平捶打三槌，后用双手，男左女右掇九把，先推头颈上气筋，又提腰筋，摇手蹬三把，提胁下前后筋，又提颈筋、后颈筋，用膝跪背，双手扒肩，往后三把，当时回阳，如有瘀血，后有药方：木通一钱，桂枝一钱，赤芍一钱，半夏一钱，甘草一钱，红花一钱，木香一钱，青皮一钱，陈皮一钱，羌活一钱，没药一钱，双皮一钱，丹皮一钱，牛膝一钱，九节蒲一钱，水煎，葱头三个，用酒冲服。又方：生地一钱，赤芍一钱，川芎一钱，甘草一钱，大胡一钱，灵仙一钱，羌活一钱，故纸一钱，当归一钱，人交一钱，断续一钱，肉桂一钱，牛膝一钱，乳香一钱，青皮一钱，木瓜一钱，乌药一钱，香附一钱，细辛一钱，杜仲一钱，没药一钱，水煎，童便一盅，酒一杯，生姜三片引。又方：虎骨（猪油制）四钱，当归四分，南蛇二钱，红花一钱，乳香一钱，没药一钱，杜仲四分，脚障四分，加皮三钱，木瓜一钱，活血丹三钱，桑寄生三钱，土鳖（酒炒）一钱五分，牛藤三钱，防风一钱，防己二钱，苡仁三钱，元寸三分，川牛膝三钱，此属没药细末，白洋糖引。

左右腰俞穴，在命门穴下五寸，两边横三寸，打伤腰子笑门穴定死，打伤腰带穴者，根打断不医。此穴推法，将双手揉起痛处，男左女右，往上推九把腰，先推腰筋，后提背筋，提动胁下筋，顿手三把，又提颈上前后筋，背上行槌三路。又法：将人站起，扯手摇动，左右顿三把，右手搂腰，将人揭起，赶动三下，用手扯住他手，用一手顶住他腰痛处顿三下，双手搂胁提起，掇逞三下，用左手掇他小肚，右手按住他劲，往上弓去，将槌在痛处，往背上行槌三路。又法：跌断者，将人扑卧在凳上，将脚左右一蹲，提动脚腕筋，在脚中取火罐，将仰在膝上四下摇抖，后有药方：肉桂一钱，芥菜子一钱，乳香一钱，没药一钱，白茄根一钱，葱头、生姜、酒曲、糯米饭（槌），并鸡蛋青一个。重，加服肉桂一钱，炙仁一钱，细花一钱，龙骨一钱，鹿筋一钱，虎骨一钱，香附一钱，木香一钱，甘草一钱，杜仲一钱，故纸一钱，大茴一钱，寸香一钱，细辛一钱，碎补一钱，活血丹一钱，牛膝一钱，藕节一钱，松桠节一钱，八棱角一钱，加皮一钱，酒引。又方：剪草一钱，桂枝一钱，茯苓一钱，丹皮一钱，碎补一钱，故纸一钱，刘寄奴一钱，甘草一钱，杜仲一钱，牛膝一钱，续断一钱，羌活一钱，三七一钱，当归一钱，童便一盅，酒引，水煎。又服药方：肉桂一钱，龙骨一钱，土鳖一钱，香附一钱，木香一钱，独活一钱，红花一钱，加皮一钱，甘草一钱，杜仲一钱，藕节一钱，故纸一钱，没药一钱，七厘一钱，灵仙一钱，松毛根一钱，乳香一钱，骨风一钱，虎骨一钱，寸香一钱，碎补一钱，三七一钱，泽兰一钱，南蛇一钱，童便酒引。

膀胱穴，左为膀胱，在大腿横一寸；右为吊肾，在大腿横一寸。点伤主阴不起，有鲜血连结，小肚疼痛，阴有肿筋。方为：大茴二钱，小茴二钱，天葵子二钱，柴贝二钱，木通葛二钱，荔枝二钱。共研细末，酒冲服。又方：大茴二钱，小茴二钱，昆布二钱。研细，酒冲服。又方：桔梗、防风、川乌、边桂、元胡、羚羊、当归、云苓、甘草、赤芍、广木香。盐水煎。

勾子穴，打伤下窍（名为勾子穴）小便阴囊者，乃人命之主穴，若小便闭，不通，先用拿勾子穴，后推或肾子入腹内，急用救急丹方：红灶鸡十个，灶心土。红灶鸡放酒醉死，取出研细，酒冲服。若破子阴袋，用鸡儿敷上可好。

方

故纸一钱，桔梗一钱，木瓜一钱，茯苓一钱，肉桂一钱，大茴一钱，蛇活一钱，木通一钱，红花一钱，乳香一钱，沉香一钱，甘草一钱，车前一钱，牛膝一钱，细辛一钱，七叶一支花一钱，灶心土（引）、滑石一钱，龙骨一钱，乌药一钱，枣皮一钱，茯苓一钱，朱砂一钱，厚朴一钱，柴胡一钱，甘草一钱，莲子粒子引酒服。

外有散单，看病症用，小便病难医，照症单明上开载，打伤阴囊并小便方：小茴一两，车前一两，木香一两，朱砂一两，桃仁一两，木通一两，归尾一两，青皮一两，生地一两，黄柏一两，甘草一两，没药一两，川芎一两，血竭一两，乌药一两，红荷一两，乳香一两，碎补一两，泽兰一两，水煎酒引。

又小便闭气疼痛，小便不急，用此方：小茴一两，摘栀子一钱五分，上寻桂三分，川楝朴一钱八分，茯木香一钱八分，赤茯苓一钱，道白花一钱五分，车前子一钱五分，蓬蒙术八分，细辛五分，三棱八分，没药一钱，滑石一钱，白蜡六分，槟榔八分，胡麻一两，荔棱七个，引水煎。又方：茜草一钱五分，丹参一钱五分，红花八分，一二剂上加洋参三分，橘红一钱，滴乳香三钱，川广皮五分，白通一钱，归尾一钱，细辛八分，藿香八分，泽兰五分，牛藤一钱，木香八分，乳香一钱，茯苓一钱，没药一钱，小茴一钱，川芎一钱，元寸一钱，沉香一钱，血竭一钱，灵仙一钱，川膝一钱，车前一钱，香附一钱，胡桃一钱，槟榔一钱，川楝子。细末，酒冲服一二剂。

又打破肾子方：川楝子一钱，青皮一钱，小茴一钱，乌药一钱，槟榔一钱，虫退一钱，茯苓一钱，木通一钱，甘草一钱，研末，米酒冲服。倘便不通，加菟丝子一两，牵牛一钱，大茴一钱，鹿皮一钱，陈皮一钱，巴豆（去细筛过）一钱五分。研末，酒冲服。又治小便不止，其效如神。又方：人参二分，黄芪（炙）一钱，焦术一钱，茯苓一钱，芡实子一钱，建莲子七个，菖蒲一钱，牡蛎一钱，龙骨一钱，枣仁一钱，益肉一钱，上桂一钱，熟地一钱，元肉一钱。研末，酒冲。

治大便不收、小便不流，入腹内疼痛：附子两，陈皮一两，乳香一两，没药一两，升麻一两，小茴一两，玄胡一两，甘草一两，红花引。

治血入小便，不必服药，轻者再服后方：破故纸一两，玄胡一两，南木香一两，黑牵牛一两，荔枝壳一两，项木香一两，上木通一两，泽兰一钱五分，猪苓一钱，宅合一钱，酒煎服。

又洗药：荆芥、防风、黄柏、银花、虫蜕、甘草。水煎洗。

粪门穴，此穴在正肚门上。粪门穴点法，用一棍与脚打去，或跌者闭气，大便不通，用此推法，往前推九推，提动中筋，龟头顿三下，再往前一杀。若跌者心结，用药下之，瘀气随去。若是大便不通，小便长流，腹内疼痛，先宜服此：熟地、黄芪、茯苓、茯神、白芷、当归、陈皮、血竭、乳香、没药、甘草、升麻、玄胡、生地、生军、红枣，童便一盅，酒一杯引，水煎服。又方：故纸一钱，泽兰一钱，猪苓一钱，丹皮一钱，自然铜一钱，小茴一钱，乌药一钱，白蜡一钱，车前一钱，桂枝一钱，滑石一钱，麦冬一钱，木香一钱，霍香一钱，细辛一钱，枸杞子一钱，红枣三枚引。

尾骨穴，此穴在尾腰命穴五寸，正中两边横二寸。打伤凤尾穴，此乃脊骨之尖，伤重者，血气不行，腰痛黄肿，必定打断凤尾骨，积血有淤，大便不通，身不保，后有药方：乳香一钱五分，没药一钱五分，碎补一钱五分，神曲一钱五分，土鳖一钱五分，白茄根一钱五分，葱头一钱五分，生姜一钱五分，桑根白皮一钱五分，梧桐皮一钱五分，强盗草一钱五分，糯米饭共槌成并敷。又方：桑寄生一钱，合七风一钱，故纸一钱，半夏一钱，加皮一钱，虎骨一钱，土鳖一钱，川甲一钱，木通一钱，升麻一钱，红荷、乳香、没药、肉桂、藕节，童便酒引，水煎服。又方：秦艽、土鳖、麻根、木香、续断、肉桂、熟地、加皮、甘草、碎补，童便一杯，酒引水煎。又方：熟地一钱，黄连一钱，茯苓一钱，茯神一钱，白芍一钱，苎麻一钱，立明一钱，红枣一钱，甘草一钱，酒炒服。又方：故纸一钱，泽兰一钱，猪苓一钱，丹皮一钱，然铜一钱，小茴一钱，白蜡一钱，乌药一钱，车前一钱，滑石一钱，麦冬一钱，没药一钱，甘草一钱，红枣一钱，酒一杯引，水煎。

碎口穴，此穴在颈下窝下五寸，两边横一寸。上桂一钱，茯苓一钱，白芷一钱，红花一钱，枳实一钱，甘草八分，木香一钱，元肉一钱，酒引。

打伤脊背穴，气吐疼痛，颈不能动，身出冷汗，宜用先推，重者宜服此方：白附子、桑白皮、白茄根、强盗草、糯米饭、生姜、葱头，槌成并子敷。又方：独活一分，羌活一分，乌药一钱，灵仙一钱，桃仁一钱，红花一钱，陈皮一钱，青皮一钱，法半夏八分，枳壳一钱，桔梗一钱，乳香一钱，没药一钱，水煎服。

又服此药方：桂尖、草乌、骨风藤、云根、海风草、京芍、独活、没药、三七、土鳖、川珠、地风、续断、灵仙、青木香，每味一钱五分，水煎酒引。

又末药方收功：海马（麻油炙）一个，虎骨（猪油炙）一钱五分，猴骨（麻油炙）一钱五分，马钱子（炒煅七次，醋炙七次）一钱五分，血竭一钱五分，肉桂（去皮）一钱，寸香二分，川三七一钱五分，甘草一钱五分，没药（去油）一钱。共研末，水酒送服完，吃鸡一只为度。

喉结穴，喉结点法，用槌打去，喉必破者，定有血出，饮食不入。赤芍一钱，红花一钱，童便一钱，小茴一钱，合香一钱，乌药一钱，血竭一钱，甘草一钱，童便引。
又方：血竭一钱，剪草一钱，桔梗一钱，独活一钱，杜仲一钱，白术一钱，红花一钱，黄柏一钱，连翘一钱，葱根引。

对口穴，打伤对口穴伤重者，舌尖吐出，饮食不进，言语不清，抬头不起，先用本位，伤处往后推青，收进舌尖，后服药安位定痛，舌出不收，用冰片敷上即愈。

命门穴，此穴在背中正对心，去打伤，人心主死。打伤背后，肺俞下三分受伤者，一年半载，面皮黄肿，四肢无力，子午朝热，宜服后方：当归一钱，红荷一钱，木香一钱，乳香一钱，没药一钱，苍术一钱，甘草一钱，荸荠皮一钱，菟丝子一钱，薏苡仁一钱，断续一钱，福圆肉一钱，酒引服。又方：当归一钱，桃仁一钱，红荷一钱，乳香一钱，没药一钱，秦艽一钱，续断一钱，刘寄奴一钱，枸杞一钱，甘草一钱，黑豆合一钱，酒二剂。又加药：苍术一钱，陈皮一钱，厚朴一钱，甘草一钱，黄芪一钱，朱砂一钱，枸杞一钱，菟丝子一钱，加皮一钱，共研末，如桐子大，每服一一钱，好酒送下，忌发物。

灵台穴，此穴在背上正中，心下五寸，两边横二寸五分。背受伤，此名颈梁穴，骨损身体无力，敷方：金毛狗、土鳖、乳香、没药、红荷、白茄根、八棱麻、强盗草、韭菜根、生姜、胡椒、葱头，共槌成，并子敷在痛处，若骨用鸡蛋清调：土鳖一钱，桃仁一钱，红荷一钱，乳香一钱，没药一钱，粟壳一钱，木香一钱，碎补一钱，甘草一钱，龙骨一钱，虎骨一钱，猴骨一钱，刘寄奴一钱，牡蛎一钱，红枣一钱，童便半杯，好酒服；熟地一钱，茯苓一钱，白芷一钱，秦艽一钱，桔梗一钱，杜仲一钱，续断一钱，龙骨一钱，沉香一钱，甘草一钱，黑鱼引；熟地一两，黄芪一两，砂仁一两，荷皮一两，红花一两，肉桂一两，没药一两，甘草一两，棱麻一两，虎骨一两，寸香一两，灵仙一两，柴胡一两，福圆肉五分，引酒服；强盗草一钱，活血丹一钱，双风皮一钱，八棱角一钱，糯米饭一钱，生姜一钱，乌药一钱，葱头一钱，酒曲，细研，久槌敷，重者加鸡一个，金蜡一钱。

又服方：生军一钱，木香一钱，泽兰一钱，陈皮一钱，土鳖一钱，寄生一钱，当归一钱，苡仁一钱，红花一钱，桃仁一钱，木通一钱，甘草一钱，虎骨一钱，乌药一钱，朴硝一钱，生姜一钱，水煎；独活一钱，红荷一钱，禾木一钱，木香一钱，泽兰一钱，陈皮一钱，桃仁一钱，土鳖一钱，寄生一钱，当归一钱，木通一钱，苡仁一钱，甘草一钱，骨风一钱，乌药一钱，灵仙一钱，虎骨一钱，肉桂一钱，赤芍一钱，自然铜一钱，共研末，酒冲服。又补药二帖。

挂膀穴，此二穴在左右正中间。打伤左边右边皆一样，形色不必言矣，至于不同敷药，用右服药方：当归、生地、川朴、槟榔、台乌、灵仙一钱，虎骨一钱，乳香一钱，没药一钱，土荆一钱，香附一钱，血竭一钱，加皮一钱，红花一钱，桃仁一钱，乌药一钱，陈皮一钱，川芎一钱，活血丹一钱，柴胡一钱，紫禾一钱，禾土一钱，水煎酒引。次丁香一钱，香芍一钱，三七一钱，防风一钱，甘草一钱，黄芪一钱，柴胡一钱，山药、乳香一钱，神砂一钱，红荷一钱，没药一钱，肉桂一钱，虎骨一钱，朱砂一钱，茯苓一钱，灵仙一钱，水煎。打伤，童便引。熟地一钱，朱砂一钱，黄芪一钱，赤芍一钱，红花一钱，肉桂一钱，白芍一钱，乌药一钱，茯苓一钱，乳香一钱，没药一钱，甘草一钱，活血丹一钱，匡或一钱，杜仲一钱，荔元肉三枚，酒为引，水煎。

眉背穴，此穴在左右眉正中。麻筋穴，在曲尺平排背大筋上，打伤手酸麻，总名童子穴。

三关穴，此穴点法，用击心与棍头点去，主麻痹无力，有血不能行，主一身有损。如有跌者，同此推法，将手膀四下，一槌往上，连推九把，扯手摇动三下，再行槌一路扯手，左右一摇，气必散也。有方，三关共享方。此穴在曲尺外正中，手拐骨内尖转曲档内之处。脉门穴，在内旁皮上三寸三分，手颈内转曲骨逢间，打伤黄瘦。三关穴点法，若有蛮者，照此打去，手吊下，若跌者，今此治法，断者开气推，用手上下连推数把，用槌一发，气必散也，有方：土鳖一钱，加皮一钱，龙骨一钱，肥皂一钱，乳香一钱，葱汏一钱，生姜一钱，泡桐根一钱，桑树梗一钱，糯米饭一钱，酒曲一钱，鸡黄一钱，共槌并敷：乳香一钱，没药一钱，甘草一钱，土鳖一钱，碎补一钱，龙骨一钱，鹿筋一钱，白芷一钱，然铜一钱，牛膝一钱，元寸八分，续断一钱，虎骨一钱，桂枝一钱，加皮一钱，南藤一两，七厘一两，藕节一两。

又没药方、接骨七厘散：剪草一钱，金毛狗一钱，木通一钱，丹皮一钱，龙骨一钱，木香一钱，陈皮钱，地龙钱，川三七钱，虎骨钱，续断钱，碎补钱，寸香钱，当归钱，红花钱，茯苓钱，甘草钱，川芎钱，细辛钱，牛膝钱，加皮钱，防风钱，青皮钱，八棱麻钱，红娘子钱，碎补钱，自然铜钱，古铜钱，七厘钱，共研末，米酒冲服。

接骨止痛方：当归钱，儿骨钱，虎骨钱，生儿茶钱，郁金钱，杜仲钱，然铜钱，乳香钱，没药钱，独活钱，灵仙钱，鹿谢钱，牛膝钱，木瓜钱，酒引。

骨断损骨止痛方：当归钱，川乌钱，乳香钱，没药钱，然铜钱，碎补钱，鹿谢钱，共研细末，茶调。或手断者，加虎骨、续断、加皮、甘草。如主风痛者，加苍术、防风为主。寒痛，加川活。少年人，加白茯苓、熟地、淮药、上桂、甘草为主。肿，加甘草。先用童便引，后用酒引。

内劳宫穴，此穴在手背心中，打伤者虚劳。虎口穴，在大指旁边之中。此穴点法，用一指按之瘦软，不知酸软，外有内骨头，伤处有气，今此推之，有法之方，顺为将手痛处下力揉热，往上连推九把，五指尖扭动必散，后用药方。此穴伤方与三关相共享。

拦马穴，此穴在右左腿外正中。合堂穴，在大腿穴下三寸，打伤酸麻。大腿穴，在腿内。此穴点法，用棍头攒去，主酸麻。若跌者有气，同此推法，用槌上下一发，将脚摇动顿三把，在痛处往脚下一推，提动腕筋，气必散也，后有方。腿骨在膝下穷骨头。腿骨穴即是三里穴，在膝下三寸，大腿骨外。打伤筋骨痛。光明穴，在螺蛳骨上五分，打伤难以行走。

大腿穴，此穴点法，用棍头点去，必主朝烧，难以行走，将人仰坐，面前用双手往上连推九把，提动腰筋，气必散也。内鬼眼，在膝内眼正中；外鬼眼，在膝外眼正中。内廉穴在螺蛳骨上，外打伤酸麻。外廉穴，在里穴下一寸五分，打伤酸麻。曲池穴，在膝里凹中，名为曲尺穴。大锺穴，在螺蛳骨下内外两边，此数穴点法，挡住蛮人去路，用棍点去，他即不能动身，或有跌损者有气，用此推法，将人坐在凳上，将他双手扯住他腿脚吊下，对面坐定，用双槌走痛处四下，一发上下一推，将脚摇动，顿三把，气必散也。鞋带穴，在腿背上一寸，正系带处；足背穴，在鞋带穴前一寸；昆仑穴，在脚跟上正骨两边，打伤肿不能行。鞋带三穴筋骨，主脚背有肿，脚掌痛麻，难以步履，或跌损者有气。用此推法，将痛处揉热，上下一推，用手掇住后跟，提动脚尖，连蹬三把，气必散。解溪穴，在脚正中，海底穴前五分，打伤，筋扭酸麻。涌泉穴，在脚掌中心正处，名曰海底，又名足心穴，打伤主后亡。涌泉穴点法，用手一掇拳头打去，重者主三年而亡，轻者用解法。四肢损伤，有瘀血不散，或有气。具用针法火罐提之，初起之时止痛法，用符制之后，有药方：土鳖、乌药、生姜、葱头。共研成末，调敷。

又服末药： 加皮一钱，当归一钱，桂枝钱，柴胡钱，枳壳钱，牛膝钱，桃仁钱，虎骨钱，熟地钱，三七钱，青皮钱，血竭钱，肉桂钱，灵仙钱，续断钱，杜仲钱，香附钱，红荷钱，故纸钱，茜草钱，松节钱，紫金皮钱，自然铜钱，上元寸二分。共研细末，酒冲服。

跌打足各药方： 木瓜二钱，秦艽二钱，牛膝二钱，独活二钱，加皮二钱，寄生二钱，当归二钱，虎骨二钱，川活二钱，然铜二钱，儿茶二钱，枸杞二钱，乳香二钱，没药二钱，甘草二钱，水煎，酒、童便引；当归钱，熟地钱，木通钱，红荷钱，碎补钱，五加皮钱，鹤膝风钱，矮脚樟钱，地南蛇钱，刘寄奴钱，牛膝钱，木瓜钱，甘草钱。

打伤胸前作胀破血方：桔梗钱，木香钱，半夏钱，枳壳钱，青皮钱，三七钱，川朴钱，桃仁钱，柴胡钱，淮药钱，归尾钱，红花钱，血竭钱，细辛钱，乌药钱，木通钱，乳香钱，槟榔钱。此药用荔枝煎水为引，气服用萝卜子为引。

方

玉龙骨钱，草乌钱，南星钱，干姜钱，白芷钱，赤芍钱，肉桂钱。共研细，葱汤调，熟茶、酒调亦可。无论跌打损伤成瘫，用此方神效。

打伤发表药方：防风二钱，莪术二钱，桂枝钱，苍术钱，广皮钱，麻黄钱，羌活钱，白芷钱，没药钱，槟榔钱，红花钱，归尾钱，山棱钱。半酒半水煎服，童便引。

救死回生药方：生地一钱，川乌一钱，草乌一钱，南星一钱，神砂一钱，人参四分，白蜡葛一钱，西耳一钱，羌活一钱，鹿谢一钱，金箔一钱，然铜一钱，川贝一钱，木瓜一钱，山甲一钱。水酒、童便引。

脾寒方：首乌四钱，淮芷四钱，当归二钱，边桂二钱，常山二钱，川贝一钱，党参二钱，厚朴二钱，乌梅三个，牛膝一钱五分，煨姜三片，黑黄豆一勺引。又方：常山二钱，槟榔二钱，干葛二钱，乌梅三个，甘草钱，半夏钱，紫苏钱，柴胡钱，向东桃叶七片引，各药隔宿煎露一夜，次早服之。又方：常山钱，草果钱，槟榔钱，陈皮钱，甘草钱，共研细，砂糖冲服。又方：上桂钱，茯苓钱，白芷钱，红花钱，熟地钱，枳实钱，甘草钱，广木香钱，福元肉钱，二剂，酒炖服。

十二宫

每日寅时在血仓，卯时尾骨在下伤，辰入六宫脐内转，巳在胸膛正相当，午在背心此时死，未在子宫必伤亡，申在肚角左右走，酉行腰眼去游方，戌在吊肠对上下，亥在尾旁两边游，子在太阳并太阴，丑在天门正难当。

肚子片生肿药方：葶苈子一钱，茯苓皮五钱，滑石粉一钱五分，大腹皮二钱，炒山楂二钱，五灵脂一钱五分，炒谷虫三钱，川椒壳一钱，薏苡米二钱，大白一钱，生姜皮二钱，车前子一钱五分，小茴香一钱，砂仁壳一钱，鸡内金（研细末）一钱，合葱。

又方：脚腿肿。厚朴二钱六分，薄荷叶二钱五分，连翘二钱五分，荆芥穗二钱，白通草二钱，槟榔一钱八分，炒桃子二钱，滑石粉二钱，大腹皮二钱五分，葶苈子（炒）二钱，桑白枝（炒）二钱，研细末，煎水吃。又方：杜仲二钱，桂枝一钱六分，猪苓二钱五分，泽泻二钱，瞿麦二钱，苍术二钱，萹蓄二钱，川厚朴一钱七分，香附子二钱，足发不用引。

头为瓢霸子，眼为抬子，耳为听子，鼻为秀子，口为叉霸子，心为蚕子，肚为难子，手为托掌，脚为金勾，肾为金泉子，女人阴户为月勾，吐血顶尖子，喝血为别尖子，短女子科，五劳七伤伤神科，嗽为包子科。色结为登子科，枪为查子科，水古为透子科，腰痛为弯弓吊。一流，二月，三汪，四则，五中，六成，七星，八章，九艾，十足，除串为千，十串为当。

必罗沙正药方：青陈皮三钱，广木香二钱，宣木瓜四钱，苏薄荷三钱，红花四钱，当归三钱。

硬符（略）

《伤科医书》

光绪十二年三月元泰号制

救济急难人　就是解冤结

滑入脉诀自源来　药性关要仔流心　温实方头许细开　此书非常古人传

八脉该二十八字脉象捷法

脉以浮、沉、迟、数为四大纲，以浮、芤、滑、实、弦、紧、洪为之七表，以沉、微、迟、缓、濡、伏、弱、涩为之八里，以长、短、虚、促、结、代、牢、动、细为之九道，又数脉表里兼有，今更增一大脉，共成二十八脉。

浮：轻手可得，重手不见。为阳为表（除沉、浮、牢三脉之外，皆可互见），浮而中空为芤（如捻葱叶，主失血），浮而应指为革（如按鼓皮状，较芤脉更空外，更坚），主阴阳不交，浮而不聚为散（按之来去不明），主气散。

浮为表脉病为阳，轻手扪来指下彰，芤似执葱知血脱，革如桉靴识阴亡。

从浮辨散形缭乱，定散非浮气败伤，除却沉中牢伏象，请君象外更审详。

沉：重手可得，按至肌肉下。为阴为里（浮、革、芤、散四脉之外，皆可互见），沉而如无为伏（著骨始得），主邪闭。沉而有力为牢（强直应指），主内实。

沉为里脉病为阴，浅按如无按要深，伏则幽潜推认骨，牢为劲直著筋寻。

须知诸伏新邪闭，可悟诸牢内实侵，除却浮中芤革散，许多活法巧从心。

迟：一息二三至。为邪在脏，为寒（数、紧、促、动四脉之外，皆可互见），迟而时止为结（迟中或时一止）主气郁。血壅痰滞（又主气血渐衰），迟有定止为代（缓中一止不还，他脏代之），主气绝（又主经阻，孕妇见之不妨）。

迟为在脏亦为寒，一息未及四至弹，结以偶停无定数，代因不返即更端。

共传代主原阳绝，远识结成郁气干，除却数中促紧动，诸形互见细心观。

数：一息五六至。为在腑为热（迟、结、代三脉外，皆可互见），数而牵转为紧（如牵绳转索），主寒邪，及痛（又主表邪），数而时止为促（或时一止无定数），主邪气，内陷。数见关中为动（形圆如豆，厥厥摇动），主阴阳相搏（又主气与惊，男主亡阳，女主血崩）。

数为腑脉热居多，一息脉来五六科，紧似转绳寒甫闭，动如摇豆气违和。

数中时止名为促，促里阳偏即是魔，除却迟中兼结代，旁形侧出细婆娑。

虚：不实也，浮、中、沉三候皆有之。主虚（有因虚而生病，有因病而致虚），虚而沉小为弱（沉细而软），主血虚（亦主胃气），虚而浮小为濡（如絮浮水），主气虚（亦主外湿），虚而模糊为微（指下不分明，若有若无，浮中沉皆有），主气绝，虚而势滞为涩（往来干涩如轻刀刮竹），主血虚及死血，虚而形小为细（形如蛛丝），主气冷，虚而形缩为短（寸不通鱼际，尺不至尺泽），主气损（亦主气郁）。

虚来三候按如绵，元气难支岂偶然，弱在沉中阴已绝，濡居浮分气之愆。

瘵成脉阴微难见，病剧精干湿遂传，冷气蛛丝成细象，短为形缩郁堪怜。

实：应指有力，浮中沉皆有，清而和缓为元气之实逼，逼不清为邪气之实。实而流利为滑，主血治（亦主痰饮），实而迢长为长（上至鱼际，下至尺泽），主血治（亦主阳盛阴虚），实而涌沸为洪（应指满溢如波之涌），主热极（及内虚），实而端直为弦（如弓弦按之不移），主肝邪（主寒病痛）。

实来有力象悠悠，邪正全凭指下求，流利滑呈阴素足，迢遥长见病当疗。

洪如涌浪邪传热，弦似张弓木作仇，毫发分途须默领，非人浑不说缘由。

大：即洪脉，其形兼阔大也。

大脉如洪不是洪，洪兼形阔不雷同，绝无舞柳随风态，却似移兵赴敌雄。

新病邪强知正怯，夙疴外实必中空，内经病进真堪佩，总为阳明气不充。

缓：脉来四至，从容不迫。主正复（和缓主正复，怠缓主中湿）。

缓脉从容不迫时，诊来四至却非迟，胃阳恰似祥光布，谷气原如甘露滋。

不问阴阳欣得此，任他久暂总相宜，若还怠缓须当辨，湿中脾经步履疲。

脉诀：浮涩弱属金，弦紧伏属木，滑沉濡属水，芤实洪属火，微缓迟属土，此脉名五行。须要熟记。

滑伯仁曰：人之为病虽多，不过寒热虚实四者，而其脉多兼见也。热则流通，凡浮大数长皆热也。寒则坚凝，凡沉小迟短皆寒也。实则形刚，凡实滑弦紧皆实也。虚则形柔，凡虚涩濡缓皆虚也。细而推之，浮乃在表，沉乃在里，大数为热，小迟为寒，长兮热流通，短兮寒凝结，实则气实，虚则气虚，滑则血实为有痰，涩则血虚为有郁，弦紧为痛，弦坚为积，濡缓为湿，缓大亦湿，浮沉以举，按轻重而言，浮甚为散（血气消耗之故也），沉甚为伏（关膜闭塞之故也），大小以虚亏而言，大以统洪（血气燔灼也），小以该细（血冷积痛也），数迟以息至之多少而言，数甚为疾（伤寒阴毒也），数止为促（虚瘵阳盛也），长短以部位之过与不及而言，实滑弦紧以形状之有力而言，实以误牢革（重阴与虚寒），滑以统动（心惊气乱），弦甚为紧（邪风搏激）。虚涩濡缓以形状之无力而言，虚以统微弱（气血虚与精神耗也），涩以该芤（为血不充气也），缓止为结（阴独盛也），结甚为代（精气脱也），此又合三十脉也，自此以往仅推无（知者观之，思过半矣）。

道家伤科

治病脉要诀：又如内热不解，屡清而火不退，此乃阴不足也。人知寒凉可以解热，不知壮水可以制火也。浮沉与迟数，涩滑虚实诠，芤弦缓紧里，洪微濡弱边，动伏长短见，小大促结连，细疾并牢革，代散三十全，反关并六怪，知此是真传。

治诀：吐者治其上也，下者攻其里也，温者温其中也，清者清其热也，补者救其虚也。古人言之已详，今人畏而不用，使伤寒而汗不解，阴气不达也。人知汗属于阳升，阳可以解表而不汗，生阴补阴，可以发汗也。

三十种脉体兼形证诀歌

浮脉：浮者表也，脉在肉上行也，浮则不沉重按，不足轻举有余，如捻葱叶之状。曰："浮浮而有力为风，无力为虚，故曰风虚，运动之候。"浮数为表热，浮迟为表寒，浮滑主风痰，否则宿食浮涩主伤燥，否则气滞浮缓为伤风，否则湿气浮紧为伤寒，否则淋闭，浮虚主暑，浮弦风闭。

诗曰：心脉浮兮头热痛，关浮风热入干肝，肾宫得此虚痨病，肺位逢之喘嗽频。脾脉若逢派浮见，转输失职胃难安，三焦得之便应闭，不闭须从淋浊看。

沉脉：沉者里也，沉则不浮，其脉贴筋附骨，举之全无，按之则有。曰："沉沉而有力为有积，无力为气，主阴热阳滞之候。"沉数因内热，沉迟为内寒，沉弦则心肠痛，沉滑则痰食壅，沉细主厥逆，沉伏主霍乱，沉涩为血滞，沉缓为湿痹，沉滑而紧为肚脓，沉细而弱为少气。

诗曰：心脉沉兮心上寒，胃邪于火两推观，肝沉胀痛连腰胁，肾部须知小肠难。肺蓄寒痰并短气，脾因积冷胀疼干，三焦病少男精冷，女子逢之血结看。

迟脉：迟者寒也，以至数而言，呼吸之间，脉仅三至减于平脉一至也，迟而有力为痛，无力为冷，为阴盛阳衰，心肾不交之候。热浮迟为表，寒沉迟为里，寒居寸脉为气不足，居尺脉为血不足，气寒则缩，血寒则凝。

诗曰：心部逢迟精气燥，肝迟筋急胁寒疼，肾虚便浊女不月，肺受寒疾恶气乘。脾部脉迟因冷积，胃寒不食气难升，命门脏冷肠鸣泄，小肠痛兮冷似水。

数脉：数者热也，呼吸之间，脉来六至，过于平脉二至也，数而有力为热，无力为疮。丹溪云：脉数而无力者，阴虚火动，无故脉数而发热者，必生痈疽。浮数主表热，沉数主里热，杂病脉者皆热也，久病而细数者，则防危也。

诗曰：心数头疼热在胸，肝家逢此目须红，肾经相火乘阴位，肺数须知喘嗽冲。脾热呕烦并口息，命门燥渴便淋癃，妊娠见尔应分诞，迟数离经总一同。

滑脉：滑者利也，滑则不涩，往来流利，如盘走珠，不进不退，又如荷叶内水珠辘辘不定，与数相类，曰滑，为血多气少之候。浮滑主风痰，沉滑主宿食，迟滑多胀满，缓滑为热中，滑而数者为热结，滑而紧者为吐脓；上而呕逆，下而气结，而流利者为有孕滑，而断绝者为经闭，滑实者为胃热，滑散为瘫痪，滑而浮大小肠疼，滑而不匀必吐痢。

诗曰：滑脉居心知舌强，肝因头目不精明，肾经脉滑茎中痛，淋涩尿黄小肠鸣。肺热呕烦生吐逆，脾停食积胃家疼，三焦引饮脐旁冷，男子遗精女孕成。

涩脉：涩者不利也，涩则不滑，举之全无，寻之似有，虚细而迟，往来不利，三五不调如雨沾沙，如刀刮竹，前虚后实，无复次第。曰："涩为气多血少之候。"浮涩伤燥，否则气滞沉涩血滞，否则湿痹，男为伤精，女为败血，久病脉涩，须知难愈，暴病脉涩肠痛，或中雾露，涩而紧者为伤寒、无汗，否则痹作痛也。

诗曰：心涩肾虚肝胁疼，肾非疝气即伤精，妇人有孕胎中痛，无孕还从败血评。肺涩胸痛脾不食，命门便涩是寒生，利间得此应为评，春若逢之问五行。

虚脉：虚者不实也，轻举则有重则散，再按则似无，谓之轻按重绝，迟大而软，按之不足隐指，豁豁然空。故曰："举按豁然不能自固，主元气、元神、元精俱虚之候。"气虚则悸，血虚则惊，阳虚畏外寒，阴虚多内热。

诗曰：心脏虚兮盗汗惊，肝虚血少眼差明，肾宫见此元精竭，肺若逢之真气平。脾位脉虚知食少，命门阳脱恶寒生，其于暴病因伤暑，非暑还从烦热评。

实脉：实不虚也，举之有余，按之有力，不疾不除，迟大而长微而强。曰："实为三焦气满之候。"阳实则头疼，身热阴实则胸满肠疼，大而实者热结于内，细而实者积聚于中，为食积痰饮而气塞聚，主阳蒸内而脾虚劳倦。

诗曰：心实生疮头面风，肝家腹胀胁疼攻，肾经茎痛膀胱热，淋涩腰疼溺似红。肺喘嗽痰咽干燥，脾虚胃热病消中，命门脉实丹田痛，气郁阳明尿不通。

芤脉：芤者浮大而软，中空傍实。曰："芤诊在浮举略按之间，失血之候。"盖气得之有余，而血不足，血不能充气，故浮大而散也，若非失血而见此者，瘀血为患也。参考或曰："两头非前非后，乃浮、中、沉三候，浮沉俱有，而中则无也。"又曰："下指便开，中空傍实。"又似指尖前后有，而中独无也。芤脉殊为费解，大抵后说，近是董公正萃曰："芤脉与短脉相反，芤脉两头有，中间无，为血不足以充气也，短脉两头无，中间有，为血气不足以帅血也，芤脉殊为费解。"

诗曰：心芤失血为伤阴，肝家逢芤胁痛深，肾部芤时知溺血，妇人月事病中寻。肺为衄血胸中痛，脾则肠痛火烁金，若值三焦芤脉见，不因便血而相忧。

弦脉：弦者举之有余，按之端直，如张弓弦，时时带数。曰："弦为阳中伏阴之候。"浮弦为风，沉弦为痛，洪弦主热，厥虚弦主惊恐，弦大为痨疟，弦紧为疝瘕，弦滑为痰食，弦数主寒热，弦钩主胁痛，弦涩为瘀血，双弦肋胀痛，绳弦无胃气，老者得之有余寿，壮者防中风。

诗曰：弦为劳怒寸头疼，肝若逢之痃癖生，肾部脉弦腰腹痛，肺因痰食嗽难平。肾家得尔胸中胀，水气乘脾胃不清，若见三焦脐下急，关元停水及劳精。

缓脉：缓者往来迁缓，呼吸徐徐大于迟脉。曰："缓为血气衰弱之候。"浮缓主伤风、发热，沉缓主中湿，在上为顶强，在下为脚弱，如大病后得缓脉为欲愈，病中得缓脉为有热，若不浮不沉，从容和缓，乃脾家之本脉也。

诗曰：心缓怔怔项肩强，肝虚风晕湿相妨，肾经虚弱便应数，女子经多湿热伤。肺缓语言知气短，脾虚气实胀难当，命门脉缓肠风疾，脚气仍兼气惊溏。

紧脉：紧者，其来劲急，举之甚，数按之有余，寻之三关过度，状若洪弦。曰："紧主邪风搏激之候。"浮紧因伤寒身痛，沉紧为悬饮腹痛，紧而滑者为蛔虫，紧结者为遁尸，紧而实者主疝癖，紧涩者主无汗。书曰："紧脉有寒则见，无寒则不见矣。"

诗曰：心紧头疼病项强，肝家逢紧肋寒疼，肾宫患此脐膀痛，肺嗽因寒鼻涕清。脾紧盛兮知食积，命门疝气痛相乘，脉来见尔多寒痛，指下寻之若转绳。

洪脉：洪者阳也，举之极大，按之有余，来至大而去且长，满指胜上。曰："洪为血气燔灼之候。"主头疼、身热，大便不通。洪大而无力为阳虚，洪紧而无力是痛疽。

诗曰：心洪积热口生疮，肝热身疼肾溺黄，肺嗽咽干脾呕吐，病名反胃细推详。命门遇此三焦热，相火炎蒸肾水伤，腹胀便难或下利，膀胱欲急兼如狂。

微脉：微者阴也，依稀轻细如丝，若有若无，主气血俱虚之候。微而浮者，阳气衰，体必恶寒，微而沉者阴气衰，脏寒必下利。

诗曰：心微忧惕肝虚胀，肾若逢之溺血过，男子伤精真气之，妇人崩带乃如何。肺微少气寒疾痃，脾则虚寒胃不和，命门阳衰双胫冷，脏虚泄泻恶寒多。

濡脉：濡无力也，浮细而极软，按之全无，举之应手而散，细如衣帛之，浮于水中，轻手乃得，重手乃去，为血虚不足之候。濡而涩者为少血，濡而微者为少气，濡而散者精神离，濡而弱者为湿痹。

诗曰：心脉濡兮盗汗惊，肝濡血少眼羞明，肾宫自汗便应数，男子伤精女血倾。

弱脉：弱者不盛，沉细而极软，挟之不前，举之即无，按之指下如烂绵之状，主元气耗，精神不足之候。见于关前为阳气衰，见于关后主阴气绝，劳者得此为顺，壮者有此为逆。

诗曰：心弱阳虚惊悸汗，肝因筋痿力难全，妇人产候风浮面，肾弱阳虚忌少年。肺弱身寒并短气，脾虚不食为忧煎，命门脉弱丹田冷，补益元神病即痊。

动脉：动者上下无头尾，如豆大厥厥动摇，多于关部见之，为阴阳相搏之候。阳动则泄而汗泻崩淋，阴动则热而虚劳烦闷，《内经》曰："惊则气脉动。"

诗曰：动脉为惊与痰食，又为疼痛及阴虚，崩中血痢并劳热，于此推敲病即除。

伏脉：伏者轻手举之全无，重按至骨，似有再二寻，去不离三关。曰："伏为阴阳潜伏，关膈闭塞之候。"关前得之为阳气伏，关后得之为阴气伏。又曰："痛甚者脉必伏。"

诗曰：伏因霍乱阴阳逆，忧郁虚寒积块疼，饮食不消并厥逆，寒痰疝瘕及为症。

长脉：长者指下有余而过于本位。曰："长盖气血有余而阳毒内蕴，三焦郁热之候。"

诗曰：长为三焦郁热深，浑身壮热苦烦心，脉来阳分应自汗，若欲通肠脉在阴。

短脉：短者指下中间有两头，无不及本位。曰："短盖宿食不化而七情内郁，三焦气雍，为阴中伏阳之候。"

诗曰：短脉皆因宿食愆，三焦气郁痛相煎，若逢阳短诚宜下，阴短还须解郁光。

大脉：大者浮取之，若浮而洪沉取之，大而无力为血虚，为病进；久病而脉大者，少年断伤，而异疾缠绵，暴病脉大，为烦劳煎厥，又为虚狂假斑，其妇人不月而脉健大不利者，此鬼胎，非妊也。

诗曰：脉大烦劳与血虚，又为病进奈何如，秋间得尔名为贼，夏月逢之病自除。

小脉：小者，浮沉取之悉皆损。小，在阳为阳不足，在阴为阴不足，关前见小而关后大，主胸满气短，关后见小而关前大，病则头痛、目眩及呕吐。

诗曰：阳分小兮阳不足，阴宫得此主阴亏，寸洪尺小因头痛，后大前微短气推。

促脉：促者，阳之极也，脉来数，时一止而复来。曰："促并居寸口。"亦曰："促因虚劳而见此者，渐加即死，渐退乃生，盖阳独盛而阴不能相和也，若因怒气逆上，亦令脉促，医宜详辨。"

诗曰：促为狂闷并痰怒，瘀血兼症饮食因，于此之中留一滞，故令脉促损天真。

结脉：结者，阴之极也，脉来缓，时一止而复来。曰："结，盖阴独盛而阳不能相入也，浮结则寒滞于经，沉结则积聚于内。"

诗曰：结脉皆由气血痰，七情之郁与肠覃，更兼饮食并症瘕，寒滞于中逐一推。

细脉：细者，渺也，指下寻之，往来极细如线，为血冷，气不足以冲之候，又为伤暑、伤湿、积痛之诊。

诗曰：细脉仍知气血寒，胫酸髓冷发毛干，尤劳过度真元竭，乏力无精痿泄看。

疾脉：疾者，急也，快于数脉。曰："疾，一息之间脉来七八至，为热极之候。"在阳犹为可，在阴为逆，男得之不可治也，女得之犹可疗。伤寒家脉沉而疾者，为阴毒，不疾者，非阴毒也。

诗曰：疾因热极脉来多，呼吸之间七至过，若在经极犹可治，因经见此绝魂瘥。

牢脉：牢者，坚牢也，沉大而有力，动之不移，举之则无，按之则犹断续，不常见。曰："牢为重阴之象，其气居于表之候。"

诗曰：牢脉胸中气促生，须知水火自相形，骨间疼痛因劳极，不遇良医命必倾。

革脉：革者，固革也，且弦且涩，浮沉分按之，如鼓皮状，沉分按之则豁然，空为血气虚寒之候。男子为亡血失精，女人为半产漏下，又为腹中作痛，肌肉消瘦，大抵见牢革者，皆危殆之脉也，若中风伤湿而见，此者只为病脉（不在此例）。

诗曰：革因气血两虚寒，嘱咐医家仔细看，男子失精与少血，妇人半产漏相干。

代脉：代者，更代也，动而中止不自还，因而复动，由是复止，寻之良久，乃复强起日，代主形容羸瘦，口不能言，气血消耗，土败水渴，气脱而神无所居，若不因病而其人羸瘦，其脉代止，是一脏无气而他脏代之，真危之兆也。若因病而骤亡气血，以至元气不足，或风家痛家而见此者，只为病脉，故伤家有心悸，而代脉者则心腹痛，亦有脉来涩结而止代不匀者，勿以为凶，盖凡痛之脉不可准也，又妊娠或有代脉者，此怀胎三月矣，窃无兼马。

诗曰：代来羸弱口难言，气耗血消命在天，女子逢之知有孕，风家见此病缠绵。

散脉：散者，不聚也，举之满指，来去不明，漫无根底，如扬花散漫之状。曰："散为风消血耗，有阳无阴，心肾虚弱之候。"故曰："散脉兼代散者死。"

诗曰：形如扬花散难聚，遇此应知阴气离，形魄精神诸消耗，更加脉乱死无疑。

左脉温风寒（为外表），右脉燥湿暑（为内里）。

心经：心属手少阴（脉在左寸）。小肠属手太阳（脉在左寸）。

肝经：（肝主血，血属阴）肝属足厥阴（脉在左关）。胆属足少阳（脉在左关）。

肾经：（纳气），肾为足少阴（脉在左尺）。

肺经：（主气），肺属手足太阴（脉居右寸）。大肠属手阳明（脉在右寸）。

脾经：脾为足太阴（脉居右关）。胃为足阳明（脉居右关）。

膀胱：膀胱乃足太阳（脉居右尺）。肾：两肾中间一点命相火。

夏用寒：犀角解乎心热；羚羊清乎肺肝；泽泻利；木通淋，而补阴不足；海藻散瘿破气而止疝何难；闻知菊花能明目而清头风；射干疗咽闭而消痈毒；薏苡理脚气而除风湿；藕节消瘀血而止吐衄；瓜蒌子下气润肺喘兮又且宽中；车前子利小便止泻兮尤能明目；是以黄药疮用，兜铃嗽医；地骨皮有退热蒸之效；薄荷叶宜消风清肿之施；宽中下气，枳壳缓而枳实速也；疗肌解表，干葛先而柴胡次之；百部治肺热，咳嗽可止；栀子凉心肾，鼻衄最宜；玄参治结热毒痈，清利咽膈；升麻清风热肿毒，发散疮痍；尝闻腻粉抑肺而敛肛门；金箔镇心而安魂；茵陈主黄疸而利水；瞿麦治热淋之有血；朴硝通大肠，破血而止痰癖；石膏坠头疼，解肌而止烦渴；前胡除内外之痰实；滑石利六腑之湿结；天门冬止嗽，补血涸而润肝心；麦门冬清心解烦渴而除肺热，兼治虚烦除秒；呕须用竹茹；通秘结，导瘀血，必资大黄宜；黄连治冷热之痢，又厚肠胃而止泻；羚羊角疗风寒之痹，且补阴虚而助阳；茅根止血与吐衄；石韦通淋于小肠；熟地黄补血且疗虚损；生地黄宣血更医眼疮；赤芍药破血而疗腹疼，亦解烦热；白芍药补虚生新血，退热尤良；若乃消肿满，逐水于牵牛；除毒热杀虫于贯众；金铃子治疝气而补精血；萱草根治淋而消乳肿；侧柏叶治血山崩漏之疾；香附子理血气，妇人之用；地肤子利膀胱，可洗皮肤之风；山豆根解热毒，能止咽喉之痛；白鲜皮去风，治筋弱而疗足顽痹；旋覆花明目治头风，而消痰嗽壅；又况荆芥穗清头目便血，疏风散疮之用；瓜蒌根疗黄疸毒痈，消渴解痰之忧；地榆疗崩漏，止血止痢；昆布破疝气，散瘿瘤，疗伤寒，解虚烦；淡竹叶之功倍，除结气破瘀血；牡丹皮之用同知母，止嗽而骨蒸退；牡蛎，男女流精用，精而虚汗收；贝母清痰止咳嗽，而利心肺；桔梗下气利胸膈，而治咽喉；若夫黄芩治诸热，兼主五淋；槐花治肠风，亦医痔痢；常山理痰结而治温疟；葶苈泻肺喘而通水气。此六十种药性之寒，又当考《图经》以博其所治，夫方书以参其所用，其庶几矣。

热性药有温热，又当审详，冬天可用。欲温中，以荜茇发散；以生姜、五味子止嗽痰，且滋肾水；腽肭脐疗劳疾，更壮元阳；夫川芎去风，温补血清头；续断治崩漏，益筋强脚；麻黄表汗，以疗咳逆；韭菜子助阳而医白浊；川乌破积，以消痰治风痹之功；天雄散寒，为去湿助精阳之药；观夫川椒达下；干姜暖中；胡芦巴治虚冷之疝气；生卷柏破症而血通；白术消痰壅温胃，兼止吐泻；菖蒲开心气散冷，更治耳聋；丁香快脾胃而止逆；良姜止心气痛之功冲；肉苁蓉填精益肾；石硫黄暖胃驱虫；胡椒主去痰而除冷；秦椒主攻痛而治风；吴茱萸疗心腹之冷气；灵砂定心藏之怔忡；盖夫散肾冷、助脾胃须毕澄茄皮；疗心痛、破积聚用蓬莪术；缩砂止吐泻，安胎，化酒食之剂；附子疗虚寒翻胃，壮元阳之力；白豆蔻治冷泻；疗痛止痛于乳香；红豆蔻止吐酸；消血杀虫于干漆；岂不知鹿茸生精血，腰脊崩漏之均补；虎骨壮筋骨，寒湿毒风之并祛；檀香定霍乱，而心气之痛愈；鹿角和精髓，而腰脊之疼除；消肿益血于米醋；下气散寒于紫苏；扁豆助脾，则酒有破血行药之用；麝香开窍，则葱为通中发汗之需；尝观五灵脂治崩漏，理血气之刺疼；麒麟竭止血出，疗金疮之伤折；鹿茸壮阳以助肾；当归补虚而养血；乌贼骨止带下，且除崩漏目翳；鹿角胶住血崩，能补虚羸劳绝；白花蛇治瘫痪，除风痒之癣疹；乌梢蛇疗崩漏，止疮疡之风热；《图经》云：乌药有治冷气之理；禹余粮乃治崩漏之因；巴豆利痰水，能破积热；独活疗诸风，不论久新；山茱萸治头晕遗精之药；白石英医咳嗽吐脓之人；厚朴温胃而去呕胀，消痰亦验；肉桂行血而疗心痛，止汗如神；鲫鱼有温胃之功；代赭乃镇肝之剂；沉香下气补肾，定霍乱之心疼；橘皮开胃去痰，导壅滞之逆气。此六十种药性之热，又当博本草而取治焉。

温性药总括医家素谙

木香本乎气滞，半夏主于风痰；苍术治目盲，燥脾去湿宜；用萝卜去膨胀，下气制面尤堪；况乎钟乳粉补肺气并疗肺气，青盐治腹痛由滋肾水，山药而腰湿能医，阿胶而痢嗽皆止；赤石脂治精浊而止泻，兼补崩中；阳起石暖子宫以壮阳，更疗阴痿；诚以紫菀治嗽，防风祛风，苍耳子透恼涕止，威灵仙宣风气通，细辛祛头风，止嗽耳，疗齿痛；白芷止崩安胎而医痢红；羌活明目祛风，除筋挛肿痛；白芷止崩治肿，疗痔漏疮痈；若乃红蓝花通经，治产后恶血之余；刘寄奴散血，疗汤火金疮之苦，减风湿之痛；则茵芋叶疗折伤之症，骨碎补、藿香辟恶气而治霍乱，草果仁温脾胃而止呕吐；

巴戟天治阴疝白浊，补肾尤滋；玄胡索理气痛血凝，调经有助；尝闻款冬花润肺去痰嗽以定喘，肉豆蔻温中止霍乱而助脾，抚芎走经络之痛，何首乌治疮疥之资；姜黄能下气，破恶血之积；防己宜消肿，去风湿之施；藁本除风，主妇人阴痛之壅；仙茅益肾，扶元气虚弱之衰；乃曰破故纸温肾，补精髓与劳伤宜；木瓜入肝，疗脚气并水肿；杏仁润肺，余止渴之剂；茴香治疝，肾疼之用；诃子生精止渴，疗滑泄之痾；秦艽攻风逐水，又除肢节之痛；槟榔豁痰而逐水，杀寸白虫蛇；杜仲益肾而添精，去腰膝重知；紫石英疗惊悸崩中之疾，橘核仁治腰疼疝气之疾，金缨子兮涩遗，紫苏子下气，淡豆豉发伤寒之表，大小蓟除诸血之鲜；益智安神，治小便之频数；麻仁润肺，利六腑之燥坚；抑又闻补虚弱，排疮脓，莫若黄昏，强腰脚筋骨，无如狗脊；菟丝子补肾以明目，马兰花治疝而有益。此五十四种药性之温，更宜参《图经》而默识焉。

平性论详药和平

惟在钢砂而去积，用龙齿以安魂，青皮快膈除膨胀且利脾胃，芡实益精治白浊兼补真元；木贼草去目翳，崩漏亦医；花蕊石治金疮，血行则却；决明和肝气，治眼之剂；天麻主脾湿，祛风之药；甘草而解百毒，盖以性平；石斛平胃气而补肾虚，更医脚弱。观夫商陆治肿，覆盆益精，琥珀安神而肺血，朱砂镇心而有灵；牛膝强足补精，兼疗腰痛；龙骨止汗除湿，更治血崩；甘松理风气而痛止，蒺藜疗风疮而目明；人参润肺宁心，开脾助胃；蒲黄止崩治衄，消瘀理经；岂不闻南星脾去惊风痰吐之忧，三棱破积除血块气滞之症，没石主泄泻而神效，皂角治风痰而应响，桑螵蛸疗遗精之拽，鸭头血医水肿之盛，蛤蚧治嗽，牛蒡子疏风壅之痰，全蝎主风瘫，酸枣仁去怔忡之病；尝闻桑寄生益血安胎，且止腰痛；大腹皮去膨下起，亦令胃和；小草俱用，有宁心之妙；木通、猪苓尤为利水之多，莲肉有清心醒脾之用，没药在治疮散血之科；郁李仁润肠宜水，去浮肿之疾；茯神宁心益志，除惊悸之痾；白茯苓补虚劳，多在心脾之有准；赤茯苓破结血，独利水道；以无毒，因知麦蘖有助脾化食之功，小麦有止汗养心之力，白附子去风之游走，大腹皮治水肿之泛滥，椿根白皮主泻血，桑白皮主喘息；桃仁破瘀血，兼治腰痛；神曲健脾胃而走饮食，五加皮坚筋骨以立行，柏子仁养心神而有益，抑闻安息香辟恶，且止心腹之痛；冬瓜仁醒脾，实为饮食之资；僵蚕治诸风之喉闭，百合敛肺劳之嗽痿，赤小豆解热毒疮肿；宜用枇杷叶下逆气，秽呕可医；连翘排疮脓与肿毒，石南叶利筋骨与毛皮，穀蘖养脾，阿魏除邪气而破积，紫河车补血，大枣和药性以开脾，然而龟甲治劳疟兼、破症瘕；龟甲坚筋骨，更疗崩疾；乌梅主便血症痢之用，竹沥治中风声音之失。此六十八种平和药，更宜参本草而求其详悉也。

鼠粘子冷、无毒，有四用：风湿肿、疮疡、腰膝之气；白姜蚕微温、无毒，其用二：去皮肤风；白豆蔻温、无毒；石膏大寒、无毒，其用二：制火邪、清肺气；白虎除胃热，夺甘食，易老云：大寒；桂（君）有毒；细辛（臣）、芎麻，寒、无毒，有四用，除周身之浮肿；秦艽（菖蒲为使）温、无毒，其用有二：除四肢风湿若神，疗体骨胆如金；苍术温、无毒（白术同），补中除湿力不及白术，宽中发汗功过于白术；黑附子（地胆为使）热、有毒，除六腑之沉寒，补三阳之厥逆。巴豆热、有大毒，其用二：削坚积、荡藏腑之沉寒，通闭塞，利水谷之道路。斩关夺门之将，不可轻用。厚朴温、无毒，其用有二：苦能下气去实漏消胀，益能除湿漏散结调中；杏仁温、有毒，其用二：利胸中逆气喘，润大肠气难通；麻黄（臣）温、无毒，其用二：其形中空，散寒邪、发表，其节中闭止，盗汗而固虚；薄荷（使）凉、无毒，其用清理六阳之会首，祛除诸邪之风热。泽泻（君）寒、无毒，其用四：去胞垢，生新水，退阴汗，止虚烦。主小便，疗水病湿肿。白茯苓（臣）温、无毒，其用有六：利窍，除湿，益气，和中，小便能止，大便能通；白芍（臣）寒、有小毒，其用有四：扶阳气大除腹痛，收阴气陡健脾经，堕其胎能逐其血，指其用肝能缓其中；川乌热、有毒，其用有二：散诸风之寒邪，破诸积之冷痛；五味子（君）温、无毒，其用有四：滋肾经不足之水，收肺气耗散之金，除烦热生津止渴，补虚劳益气强阴；苁蓉（使）、熟地黄温、无毒，其用有四：活血气封填骨髓，补肾水滋益真阴，伤寒后胫股最痛，新产后脐腹难禁；生地黄寒、无毒，其用有四：凉心火之血热，泻脾土之湿热，止鼻中之衄热，除五脏之烦热；藁本（臣）温、无毒，其用二：大寒气客于巨阳之经，苦头疼流于头顶上，非此味不除；知母（君）酒炒，寒、无毒，其用有四：泻无根之肾火，疗有汗之骨蒸，止虚劳之阳胜，滋化源之阴生；桔梗温、有小毒，其用有四：止咽痛兼除鼻塞，利膈气仍治肺痈，一为诸药之引经；枳实（臣）寒、无毒，其用有四：消胸中之虚痞，逐心下之停水，化日久之稠痰，削年深之坚积；枳壳（使）炒用，寒、无毒，其用有四：消心下痞塞之痰，泄腹中滞塞之气，推胃中隔宿之食，削腹内连年之积；青皮寒、无毒，其用有四：破滞气愈低而愈效，削坚积愈下而愈良，引诸药至厥阴之分，下饮食入太阴之仓；陈皮温、无毒，其用有二：留白补胃和中，去白消痰泄气；半夏寒热温、有毒，其用有四：除湿化痰涎，大和脾胃气，痰厥头疼此能治；甘草平、无毒（君），生之则寒，炙之则温，生则分身梢而泻火，炙则健脾胃而和中，解百毒效，诸药无争，其甘用能缓急，故有国老之称；黄芪温、升上，其用有四：温内分，实腠理，益气补三焦，托阴之疮疡，外固表虚盗汗；白术温、无毒，升阳（君），其用有四：利水道除湿之功，强脾胃有进食之效，佐黄芩有安胎之能；君枳实有消痞之妙；玄胡粉温、无毒，沉阴，其用有二：去胃中之实热，荡肠中之宿垢，其不可尽述，大抵用此代盆硝；人参补元气，肺寒则可服，肺热还伤肺止渴；黄蘗寒、无毒，沉阴也，其用五：泻下焦阴伏之龙火，安上焦虚脐下痛，除肾不足，补痿除湿，药中诚不可阙（炒用）；大黄寒、无毒，沉而不浮，其用：走而不守，夺土郁而无壅滞，定祸乱以致太平，因名之将军；黄连寒、无毒，沉阴，其用有四：泻心火消心下之痞满；川芎温、无毒，升阳，其用二：上行头角，助元阳气止痛，下行血海，养新血以调经；藿香叶温、无毒，升降阳，其用二：开胃能进食，止霍乱仍除呕逆；吴茱萸热、有毒，升降阳气噎塞而不通，胸中冷气闭塞而不利，脾胃停冷腹痛而不任，心气刺疼成阵而不利；槟榔（君）温、无毒，降阴，其用有二：坠诸药性若铁石，治后重不可以缺；木香（君）温、无毒，降阴，其用二：调诸气不可无，拽肺不可缺。

用药凡例

头角痛用川芎，枯亦用；颠顶痛用藁本；偏身肢节痛用羌活，风湿亦用；腹中痛用白芍、厚朴；脐下痛用黄青皮；心下痛用吴茱萸；胃脘痛草豆蔻；胁下痛用柴胡，日晡潮热往来亦用；茎中痛，生甘草梢；气刺痛用枳壳；血刺痛用当归；心下痞用枳实；胸中寒痛用去白陈皮；腹中窄用苍术；破血用桃仁；活血用当归；补血用川芎；调经用玄胡索；补元气用人参；调诸气用木香；破滞气用枳壳、青皮；肌表热用黄芩，去痰亦用；去痰用半夏；去风痰用南星；诸虚热用黄芪，盗汗亦用；脾胃受湿用白术，去痰亦用；下焦湿肿用汉防己、草龙胆；中焦湿热用黄连；下焦用黄芩；烦渴用白茯苓、葛根；嗽者用五味子；咳有声无痰者用生姜、杏仁、防风；咳有声有痰者用阿胶、天门冬、麦门冬；诸泄泻用白芍、白术；诸水泻，白术、白茯苓、泽泻；痢疾用当归、白芍药；上部见血用防风；中部见血用黄连；下部见血用地榆；眼暴发用当归、黄连、防风；眼久昏暗用熟地、当归、细辛；解利伤风，防风为君，白术、甘草为佐；解利伤寒，甘草为君，防风、白术为佐；凡诸风须用防风、天麻；诸疮疡须用黄柏、知母为君，茯苓、泽泻为佐；疟疾用柴胡为君。随所发之时，所属经部，分以引经药以导之。

药本五味

酸为木化气本温，能收能涩利肝经；苦为火化气终热，能燥能坚心脏平；甘始土生气化湿，能开缓渗从脾行；辛自金生气带燥，能开润泻通肺窍；盐从水化气生寒，下走软坚足肾道；淡味方为五行本，运用须知造化要。

芫花本利水，非酸不能通；绿豆本解毒，带壳不见功；草果消膨效，连壳反胀胸；黑丑生利水，远志苗毒逢；蒲黄生通血，熟补血运通；地榆医血药，连稍不住红；陈皮专理气，留白补胃中；附子救阴症，生用走皮风；草乌解风痹，生用使人蒙；人言烧煅用，诸石火胆红；入醋堪研末，制度必须工；川芎炒去油，生用痹痛攻；炮煅当依法，方能专化工。

知母、桑皮、天门冬、首乌、生熟地黄，分偏宜竹片、铜刀切，铁器临之便不驯。

乌药、门冬、巴戟天、莲心、远志五般，并宜剔去心方妙，否则令人烦躁添。

厚朴、猪苓、茯苓、桑皮，更有外皮四般，忌连皮用，去皮净能不耗神。

益智仁、麻柏子仁，更加草果四般，并宜去壳方为效，不去令人心痞增。何物还须汤泡之，苍术半夏与陈皮，更宜酒洗亦三味，苁蓉地黄及当归。

妊娠服药禁歌

蚖斑水蛭及虻虫，乌头附子配天雄，野葛水银并巴豆，牛膝薏苡与蜈蚣，三棱芫花代赭麝，大戟蝉蜕黄雌雄，牙硝芒硝牡丹桂，槐花牵牛皂角同，半夏南星与通草，瞿麦干姜桃仁通，硇砂干漆蟹爪甲，地胆茅根都不中。

诸药相反例

甘草反大戟、芫花、甘遂、海藻，乌头反半夏、瓜蒌、贝母、白及、白蔹，藜芦反细辛、芍药、人参、苦参、丹参。

十九畏歌

硫黄原是火中精，朴硝一见便相争，水银莫与砒霜见，狼毒最怕密陀僧，巴豆性烈最为上，偏与牵牛不顺情，丁香莫与郁金见，牙硝难合京三棱，川乌草乌不顺犀，人参最怕五灵脂，官桂善能调冷气，若逢石脂便相欺，大凡修合看顺逆，炮爁炙煿莫相依。

枳壳、陈皮、半夏、麻黄、狼毒及茱萸，六般之药宜陈久，入药方知奏奇效。

诸药泻诸经火邪

黄连泻心火，栀子、黄芩泻肺火，白芍泻脾火，柴胡、黄连泻肝胆火，胆草、知母泻肾火，车前、木通泻小肠火，黄芩泻大肠火，柴胡、黄芩泻三焦火，黄柏泻膀胱火。

雷火神针方：全归、赤芍、川芎、川断、木瓜、枳壳、川羌、防风、木香、松香、丁香、乳香、川甲、皂荚、硫黄、白术、原寸各一钱，共艾叶二两，火纸七张，皮纸三张，横直做好，艾放在纸上，药末再放在艾上，卷作筒杆令极坚，外用鸡子清搽令干，听用。

太阳神针方：细辛、全归、赤芍、川芎、川断、木瓜、枳壳、藁本、川羌、防风、木香、丁香、乳香、三奈、川甲、皂荚、硫黄、白芷、原寸各一钱，共艾三钱，火纸二张，皮纸三张，横直做好，艾放在纸上，药末再放上，卷作筒杆令极坚，外用鸡子清搽令干，听用。

太乙神针方：艾绒三两，硫黄一钱，真麝、乳香、没药、丁香、松香、桂枝、杜仲、枳壳、皂角、细辛、川芎、独活、雄黄、白芷、川山甲，以上一钱，上药为末，秤准和匀，预将大纸裁定，将药铺纸上，约厚分许，层纸层药卷如指大粗细杆，令极坚，以桑皮厚糊六七层，再以鸡蛋清通刷外层，务须阴干，勿令泻气，听用。

用针法

用针，先审是何病症，取何穴道，用墨涂记其穴，用红布七层放于穴上，听针。

将针向火炷上烧红，对正穴道，放于红布上，俟药气温热，渐透肌腠，直入病奥，便觉氤氲清爽，应效之速，难以言传。若觉太热，将针略略提起，候热定再针，以七为度，少则一七，多则七七，无不愈者。

烧针务令着透，轻重浮沉，按须得法，针火觉灭，便再烧之，用过药针，以筒封固善藏，以待后用。

宜天气晴和，明窗净几，密至无风之处，焚香敬谨，如法用针，顿时奏效，更须择吉，若遇神在日，不宜灸针，切须忌之，惟急症不得不从权救急耳。

针毕，偃卧片时，使药气周流畅达于脏腑脉络之间，然后起饮醇酒数杯，借酒力以行药气，微醺而止，切忌冒风。

针后务宜调摄起居，保养元气，禁绝房事，撙节饮食，勿因病体初痊，便尔恣情纵欲。自作不靖，与针何尤？

神在忌针日期

初一日在足、大指。初二日在外踝。初三日在外踝、股内。初四日在腰。初五日在口。初六日在手。初七日在内踝。初八日在腕。初九日在尻。初十日在腰背。十一日在鼻梁。十二日在发际。十三日在牙齿。十四日在胃脘。十五日在偏身。十六日在胸。十七日在气冲。十八日在股内。十九日在足。二十日在内踝。二十一日在小手指。二十二日在外踝。二十三日在肝及足。二十四日在手阳明。二十五日在足阳明。二十六日在胸。二十七日在膝。二十八日在阴。二十九日在膝胫。三十日在足跗。

穴道取寸法

以男左女右中指第二节，屈指两纹尖相去为一寸，取稻草心量准，或薄篾量，皆易折而不至伸缩，若用绳则伸缩不准矣。

百会穴（从鼻直上，入发际五寸，旋毛中陷可容指处）：凡中风、风癫、角弓反张、忘前失后、气绝脱肛、目泪耳聋，针此穴。

上星穴（从发际入寸直上，可容额处）：凡脑冷、鼻塞、脑漏、汗不出、目睛痛，针此处。

神庭穴（从鼻直上发际五分）：凡头痛、目眩出泪、流涕，针此穴。

天突穴（结喉下二寸陷中，低首取之）：凡喉疮风、哮喘气噎、肺痈咯血、喉中有声，针此穴。

上腕穴（脐上五寸）：凡心腹疼痛、惊悸痰疾、伏梁气鼓、状如覆盆、风痛等症，针此穴。

中腕穴（脐上四寸）：凡翻胃吐食、心下胀满状如梁、伤寒饮水过多、腹胀气喘寒癖等，针此穴。

下腕穴（脐上二寸）：凡肚腹坚硬、疝癖气块、小便赤涩、身体羸瘦，针此穴。

气海穴（脐下一寸五分）：凡男子阳事惫、妇人经水不调，滞气成块，状如覆盆，针此穴。

关元穴（脐下三寸）：凡男子遗精白浊、脐下冷痛、小便疼涩，妇人赤白带下、经水不调，针此穴。

中极穴（脐下四寸）：凡男子奔豚抢心、遗沥失精、三淋七疝、小便赤涩，妇人经水不调、不受胎孕，针此穴。

临泣穴（从两目中直上入发际五分陷中）：凡目痛内障、赤白翳、腋肿、胁下痛，针两穴。

客主人穴（两目前骨上宛中开口空处）：凡两额暴痛、口歪斜、牙关紧闭、失音不语，针两穴。

期门穴（两乳下第二肋疼骨端）：凡伤寒结胸、咳嗽吐脓、肚腹膨胀、霍乱吐泻，妇人热入血室、产后饮食不调，针两穴。

天枢穴（脐两旁各开二寸）：凡夹脐痛冲心腹、赤白痢疾泄泻、饮食不化、男子一切血损、妇人结血成块，针两穴。

肩髃穴（肩端两骨间）：凡手臂酸痛，不能提物，针两穴。

曲池穴（屈手按胸肘湾横纹尽处）：凡偏风不遂、两手拘挛，提物不得，臂细无力，肘内寒冷而疼，伤寒余热不尽，针两穴。

手三里穴（曲池下二寸锐肉端）：凡手臂不仁，肘挛难伸，偏风疼痛，颊颌痛红肿，齿痛瘰疬，针两穴。

风市穴（端立，垂手于股，中指尖到处）：凡两腿麻木，左瘫右痪，行步不得，一切脚气，针两穴。

内庭穴（足大指内次指本节前歧骨外间陷中）：凡十般水肿，四肢厥逆，咽喉引痛，久疟不食，恶闻人言，口歪齿龋，针两穴。

行间穴（足大指次指歧骨缝间动脉应手陷中）：凡白浊溺难，腹胀心疼，呃逆吐血，烦闷气短，手足浮肿，四肢厥逆，针此两穴。

大敦穴（足大指端去爪甲韭菜许三毛中）：凡小肠疝气，小便频数，阳上入腹，阴痛偏大，脐腹肿胀而痛，尸厥如死，脚气红肿，行步难，及妇人血崩，针此两穴。

合面穴处

大杼穴（第三颈骨下第一节上间）：凡五劳七伤，偏身发热，诸般疟疾，针此穴。

身柱穴（大杼穴下一节骨下间）：凡脊膂强痛，咳吐不止，瘛疭发热，针此穴。

命门穴（四杼节下间）：凡腰腹引痛，头疼如破，裹急瘛疭，针此穴。

肺俞穴（三杼骨下两旁各开二寸）：凡传尸骨蒸，肺痿吐血，咳嗽胸膈气喘，针此两穴。

风池穴（两耳候陷肿按之引耳内）：凡耳聋虚鸣，脱颌口噤，颊痛牙疼并肿，针此两穴。

膏肓穴（四杼节下两旁各开三寸五分）：凡五劳七伤，诸虚百损，肺痿咯血，咳嗽吐痰，寒热往来，四肢无力，人身百病，无不主之，针此两穴。

脾俞穴（十一杼下节两旁各开二寸）：凡诸般黄疸，四肢不收，痹疼膈疼，久患泄痢，翻胃吐食，膈气积，聚痰寒热，针两穴。

肾俞穴（十四杼节下两旁各开二寸）：凡腰痛如折，便血出精，阴痛身热，耳聋目慌，膝挛足寒，针此两穴。

环跳穴（在髀枢中，侧卧屈，上足伸，下足取之，大腿四肢上曰髀，楗骨之下大腿之上，两骨合缝之所曰髀，当环跳穴处也）：凡中风中痰，半身不遂，腰胯强直，股痛引肋，不得转身，诸风寒湿，风痹风疼，针此两穴。

会阳穴（尾尻骨两旁各开二寸）：凡五痔肠癖，两肾尖痛，泄泻久痢，阴汗湿痒，脱肛，针此两穴。

足三里穴（膝下三寸行外，兼以手掌按膝头，中指尖到处股外旁也）：凡五劳七伤，翻胃气膈，肠鸣肛痛，疝癖膨胀，胸胃蓄血，咳嗽稠痰，足痿久屡，针此两穴。

以上按穴治病，不可舛误，如遇周身疼痛，跌磕损伤，骨节疼痛，瘀血不散及痈疽发背，封口疔疮，痰核瘰疬，一切无名肿毒，各于患处针之，痛者针之不痛，不痛者针至痛，即愈。倘水陆舟车，客途旅次，以及穷乡僻壤，无药之处，备带神针，见病即针，针到病除，真属快事，不但保身，兼可积德，何乐不为，特记。

合药吉期：丙午　戊辰　己巳　庚午　乙未　壬申　乙亥　戊寅　甲申　丙戌　辛卯　辛亥　己未

求医服药吉期：丁卯　庚午　甲戌　丙子　丁丑　壬午　甲申　丙戌　丁亥　辛卯　壬辰　癸丑　乙卯　丙辰　己未　壬戌　再遇，除破开日，与前吉期同者，更妙。怪升降烂丹得逢闭日，与前吉期同日升烂，可保不走炉。以上吉，须避冲本年太岁与本人生肖，方为全药。

诵咒三遍　咒曰：天火地火，三昧真火，针天天开，针地地裂，针鬼鬼灭，针人人得长生，百病消除，万物消减，吾奉太上老君急急如律令。雷青子制。

说　症

口开为心绝，眼合为肝绝，手散为脾绝，鼻鼾为肺绝，遗尿为肾绝。

跌打损伤总论外课

跌打损伤，不分十二经络，血必归肝，留于胁下，痛甚则必自汗，汗由风化也，然有已破未破之分、亡血瘀血之别。如从高坠堕而未经破损皮肉者，内必有瘀血，流入脏腑则腹胀满，人必昏沉不醒，二便必难，其脉坚强实者生，虚细涩者死，当以大成汤先逐恶血、通经络。寻常坠堕，轻者以复元活血汤调之，若夫皮肉已破，亡血过多者，头目眩晕，其脉虚细涩者生，坚强实者死。治之之法，先以归、芎水煎服，次加白芍、熟地、川断、荆芥、防风、羌活、独活、南星水煎，加童便服，不可用酒。又如损伤节骨筋断，血流甚多不止，用柿并煅炭治之。内有瘀血流滞者，以生料四物汤一半，当归、川芎、生地、白芍，俱生用，各四物汤加独活散一半水煎服，令其血止，次用花蕊石散搽之，如皮肉未破者，煎成加酒服，外用水灵丹止之，四围用截血膏箍住，使血不潮。其次，不论已破未破，俱宜和血止痛，然后调气养血，补胃益气，自然获效。又有跌断骨节大损等症，其接骨扎缚，又不可不知也。大抵跌扑之法，故以血之或瘀或失，分人之虚实而为补泻也。然又当看其损伤之轻重而治之，不可一概用药也。如轻者不遇顿挫，气血凝滞伤痛，惟当导气行血而已，以复元活血汤调之；重者虽口耳出血，一时昏眩头晕，但详视面色，生气尚存，身体尚软，皆可拯救，宜令人坐地，轻轻扶抱坐之怀中，举其两足，以膝镇其谷道，不可令其泻氪，急取童便，乘热灌之，束其两手，得韭菜汁和入益妙，或有马溺更佳，如无童便，即叫平人小便撒去头段，取中段，强灌三盏，一面用当归、熟地、白芍、川芎、桃仁、红花各一两，大黄八分，山楂三两，童便一碗，急流水二碗，煎倾入一碗，先重伤者鼻孔，令药气透入腹中，随以小盅陆续灌尽，至药已行动，人必欲解，仍须紧托谷道，必使腹中有声，上下往来数遍，方可易之，以解所下瘀紫，然后就睡，再致瘀滞，服煎药必至下尽瘀紫，至变色解真粪方止，调养自愈。不可轻服补药，以致瘀滞为害，必不可救。甚则伤筋折骨，如欲接续，非数月不瘥，苦气内停阻塞，真气不得，行者必死，急泻其血、通其气，庶可施治，后方须随时随地，因人病而用之，皆可取效，不可固执也。

大成汤：治跌打损伤，从高坠下，以致瘀血流入脏腑，昏迷不醒，大小便秘结。又治木杖后瘀血内攻，肚腹膨胀结胸，不食恶心干呕，大便燥结者并宜服之。陈皮、当归、苏木、木通、红花、厚朴、甘草各一钱，枳壳二钱，大黄二钱，朴硝二钱。上水二碗，煎八分，不拘特服之，后二时不行，渣再煎服，煎服加蜜三茶匙更妙。

复元活血汤：治跌打损伤气血滞凝，用此调之。当归一钱，生地一钱，白芍一钱，川芎五钱，炒山楂一钱，防风一钱，羌活一钱，炙甘草。童便是服。

花蕊石散：治跌打损伤出血，金疮刀箭兵刀所伤，断筋损骨，疼痛不止，新肉不易并效。乳香、没药、羌活、紫苏、细辛、草乌、蛇含石（便煅三次）、厚朴、白芷、降香、当归、苏木、檀香（煅便淬）、南星、轻粉各三两，麝香三分，花蕊石（童便煅七次，研末）五钱。上药各焙干，等分研末，罐收听用，葱汤洗净掺之，软绵纸盖扎，一日一换，神效。此药未备，可用生肌散代之暂用，亦可取效。

生肌散：治跌打损伤血出，代花蕊石散用之，亦可能生肌收敛。煅石膏、轻粉、赤石脂各一两，黄丹一钱，龙骨、血竭、乳香、朱砂各一钱。上为细末，用此干掺，二日洗一换。当归、白芷各一钱，煎汤洗净疮口，软绢片轻轻挹干，掺之生肌散，通神效。

三仙丹（名万应丸）：治跌打损伤后，以致气急痰喘，大便不通，睡卧不宁，不时昏聩，饮食不进，胸膈不舒。朱砂（研细）一钱，巴豆（去壳炒黄）五钱，神曲五钱，作糊调药，先将巴豆研霜，后入神曲、朱砂末，以神曲打糊为丸如绿豆大，金箔为衣，每服九丸，要燥嚼咽下，又饮滚水，则泻而愈，若饮食冷水则不泻。

通关散：跌打昏聩一时厥晕，不省人事者，先用此方少许，用葱管吹入鼻中，又以葱管成药塞鼻内，无嚏者难治。猪牙皂角，焙干研末，吹入鼻孔，次以醋涕草自然汁，即酸将水草加酒同灌下即活，甚者加葱汁。

消风散：防风一钱，川芎一钱，南星一钱，桔梗一钱，半夏一钱，肉桂五分，当归一钱，黄芩一钱，白芷一钱，羌活五分，独活五分，柴胡一分，甘草二分，童便煎服，或姜蚕五分，蝉脱一钱。

住痛散：天茴、小茴、杜仲各等分，为细末，每服一钱，老酒调下。

活血柱痛散：治损伤筋骨疼痛，整骨用之。当归一钱，白芷一钱，木瓜一钱，川甲一钱，羌活一钱五分，独活一钱五分，草乌一钱五分，川芎一钱，淮药一钱，小茴一钱，肉桂、甘草梢一钱，麝香一分，各为细末，姜汁酒煎调下作一服。一方有肉桂、小茴、厚朴。

寻痛住痛散：合上治。乳香一钱，没药一钱，天茴、小茴、淮山药、川芎、香附、山甲、乌药、桔梗、牛膝、紫荆皮、降香、当归一钱，枳壳八分，生姜三片，煎服。

麻药方、痹药方：整骨时服之不疼。猴姜一钱，香附一钱，草乌五分，川芎一钱。各为细末，加煎姜煎酒一盅下服之，则整骨不痛。要解，用醋调，冷水服之即解。

加减活血住痛散：川芎一钱，白芷一钱，天茴一钱，血竭一钱，川断一钱五分，牛膝一钱，乳香一钱，枳壳一钱，麝香一分。为末，每服四钱，生姜煎汤，加酒冲服，或当归一钱，羌活一钱，小茴一钱，木瓜一钱，没药一钱，川甲一钱。

桃花散：天黄、黄柏、黄芩。先将三黄炒令大热，入石沙节筛过八两，同炒令烟尽如桃花色，再筛三黄，出火气，磁瓶收贮听用。凡损伤出血，用此掺之，作金疮药，妙。

保命丹：治打内伤。川乌（米泔水浸去皮）、草乌（又照色如此）五钱，五灵脂一两，川椒三两，广皮一两，乌药一钱，肉桂、细辛、元胡索、三棱、莪术、麻黄、柴胡、青皮、枳壳、生军、桃仁（去皮）、红花、苏木、天茴、小茴、归尾、甘草、蜂房、胎骨、生蒲黄、广三七、土憋虫、山羊血（煅灰）各一钱五分，蚺蛇胆一钱五分，血管鹅毛（煅灰）五钱，血竭。各为细末，炼蜜为丸如圆眼大，朱砂五钱为衣，量病轻重，视人老牡用药。如病轻人壮者，服一丸；病重者、人老弱，服半丸，陈酒和童便化下。跌闪腹胀满者，内有瘀血，也用此下之。

治跌打损伤风毒等症：川乌、草乌、乌药、牛黄、花椒、良姜、干姜、血余、巴戟天、申姜（去毛）、半夏、金雀花根各五钱，土珠三两，各为末。先将制过松香一斤溶化，桐油五两煎至滴水成珠，入松香、土珠后，入各末药再煎，将变色，入水中抽拔数十遍，埋土三日，入铜勺内，摊用，加掺药：自然铜（煅，醋淬七次）二钱，血竭一钱八分，乳香一钱五分，没药一钱五分，赤石脂一钱半，胎骨一钱五分，土鳖十五个，麝香一钱，龙骨一钱，大黄三钱，半夏二钱。共研细末，掺上贴之。

跌打闪损膏药方：当归一两，红花一两，赤芍一两，川芎一两，桃仁一两，苏木一两，五加皮一两。麻油三斤熬，煎枯黑去渣，再煎至滴水成珠，膏药掺用。

入飞丹：广丹九两，松香（收成膏）九两，麝香一钱，阿魏一两，乳香、没药、龙骨、血竭各五钱，用布摊贴。又方：当归、川芎、川乌、桃仁、香附、三奈、丹皮、川断、苏木、五加皮、金雀花根、桂枝、申姜、秦艽、血余、独活、赤芍、红色、甘松、大茴、草乌、乌药、细辛各五钱，麻油四斤，如法煎枯去渣，滴水成珠，入黄丹一斤，渐入净松香四两，沉香、木香、三奈、肉桂、檀香、降香、川椒各细末五钱，收贮听用。

下方寺跌打损伤膏药：红花、桃仁、羌活、防风、荆芥各一两，牛膝一两五钱，黄柏、刘寄奴、款冬、连翘、乌药、元参、苏木、赤芍、骨碎补各一两，五倍子二两五钱，阿魏二两，川乌、草乌三两，川甲二两，川椒二两，南星二两五钱，麻油六斤，各药浸七日，文武火法煎枯去渣，用广丹二斤，不住手搅匀收好，再入大黄、天茴、小茴、川椒、甘松、肉桂、山柰、丁香、白芷、当归、细辛、乳香、没药（各去油），俱为末，各三两，搅匀摊贴，加掺药用：乳香、没药、龙骨、血竭各五钱，为细末，加麝香五分，但骨折风湿单末药不可用麝香。如接骨，加乳香三钱，又加自然铜。若治疮毒发散，加阿魏、麝香各二分。又方：白军姜、官桂、威灵仙、大黄、当归、刘奴寄、生地、赤芍、白芷、麻黄、地骨皮、槟榔、申姜、连翘、丹皮、五加皮、延胡索、三棱、莪术、大腹皮、红花、桃仁、川断、苏木、姜黄、乌药、桑皮、银花、香附、枳壳、木通、防风、淮牛膝、荆芥、细辛、木瓜、川芎、羌活、独活、柴胡、黄芩、秦艽、薄荷、良姜、厚朴、玄参、杜仲、米仁、升麻、吴茱萸、小茴、自然铜。上药五十四味，各三两，用麻油十斤，入药浸七日，煎枯去渣，再煎至滴水成珠，然后入松香，每油一斤，下滤净松香三两，搅匀，隔汤炖熟，现摊现贴。

上部跌打损伤方：根生地一钱，归尾一钱，川断一钱，杜仲一钱，桃仁一钱，川贝一钱，大黄（便利者不用）三钱，枳壳一钱，泽泻一钱五分，六月霜一钱，酒煎服。

中部跌打损伤方：当归一钱，枳壳一钱，杏仁五分，生地一钱，红花五分，生军一钱，延胡索一钱，骨碎补一钱，银花一钱，桑树败木二钱，酒煎服，便秘加大黄。

下部跌打损伤方：生地二钱，红花五分，牛膝一钱，丹皮一钱，归尾一钱，红曲一钱五分，独活一钱五分，寄奴草一钱，枳壳一钱，草薢酒煎服。

跌打闪伤罨药：百草霜、姜炭、桑皮（炒焦）、黑栀、松毛、沙糖、酱板。共捣如泥，外敷竹片夹缚桑皮，不可动。

接骨紫金丹：治跌打损伤，挫闪骨断。自然铜（火煅淬七次）二钱，地龙（去泥土，瓦焙干）十条，鳖虫（取来盛瓶，去腹中浸二日，红花食之，又用糯米粉食之三日，酒浸，焙干）十个，桃仁（去皮尖，研）一钱，降香二钱，朱砂一钱，白芷一钱，乌药一钱，三柰一钱，草乌一钱，杜仲一钱，牛膝一钱。共为末，酒调下三钱。又方：自然铜五钱，地龙（去土，醋炙）十四条，地鳖虫（酒浸死，炙稠）七个，乳香（去油）二钱，没药（去油）二钱，麝香一钱，桃仁一钱，雄黄一钱。各为末，作丸，朱砂为衣。

硫麝散：硫黄、麝香共一茶匙，酒下。

紫金丹：治跌打伤可接，吐血可疗，瘀血可下。地鳖虫（火酒浸死，去头足，用新瓦焙干）、没药、乳香、血竭、归尾、申姜、麻皮、自然铜、麝香。共为末，每服三分，酒下，其骨自接。吐血，每服二分，妇人血崩，此用一分五厘，童便酒下，骨折吃七八厘，老酒下。须看病轻重，三四服止，不可多吃。妇人月经不能，加麝香七厘，酒下，即通神效。

夺命接骨丹：治跌打损伤，看五绝症，有一二不犯，只有气者，即用此方：地鳖虫（火酒浸死，加新瓦上焙干，去头足）、红花、桃仁、麻黄皮各一钱，古铜钱（即五制一钱，醋煅七次末）一个，自然铜（醋煅七次为末）一钱，乳香一钱，没药（去油）

一钱，申姜（去皮切片酒浸）一钱，儿茶（透明）、血竭（透明）各三钱，降香一钱五分。共研为末，每服七分二厘，烧酒送下。

六味地黄丸：止嗽方。生地黄八两，砂仁五钱，茰肉四两，山药四两，茯苓、丹皮三两，泽泻二两，陈皮一两，杏仁二两，前胡二两。共研细末，为丸如桐子大，每服酒送宝心清汤。

跌打损伤煎药方（神效）：伤重者，三钱足矣。羌活、独活、白术、苍术、五加皮、白芷、当归、防风、生甘、紫苏、天粉花、姜黄、木香、申姜各七分，灯心三十根，圆眼三个。水一碗，煎八分，药汁磨木香热服。胸膈不宽加红花，伤在上部加升麻、泽泻，中部加杜仲，下部牛膝、木瓜，左右加柴胡，胸前背后加桔梗、青皮。

瓜皮散：兼治腰痛闪挫。广木香一钱，麝香三厘。共为末，闪左吹右鼻。猪肝、皂角（切片培干）、白芷、细辛（炒）、十年霜（即灶头煤）、鬼螺狮白壳（即墙豆上）。各研末，用木瓶贮之听用。不论压死、魇死、产后血晕，加半夏，研末，吹鼻中即活。

劈药方：巴霜一钱，滑石一钱，生大黄二钱。研为末，用端年粽子尖为丸，如绿豆大，每服七丸，酒下，立住，泻不必止。

又劈药方：郁金一钱，巴豆（去油）五钱，滑石一钱，生军二钱。为末，丸醋糊，大人二丸，小人一丸。

胡桃肉酒药方：胡桃一岁一个，敲碎酒浸，每个肉加朴硝二分，酒入锅煮，热吃。

续筋方：白蒺梨（炒）、湖蟹小爪尖等分。为末，每服一钱五分，老酒送下，十服愈。

接骨方：白蒺梨（炒）、三七草各等分。为末，每服二钱，老酒送下。

打死还魂方：小狗胎一个，地龙（去泥焙干）四十九条。二味为末，每岁一分。归尾、桃仁、红花、苏木、陈皮、厚朴各一两，沙糖一两，酒二盅，入末药，沙糖拌调。

打伤眼珠凸出方：大黄、朴硝。共研末一处，蜜调作饼，贴太阳上，即收也。

百会一穴：下不伤脑髓，骨不破肉，只有二七疼痛，头晕不能行走。川芎一钱，赤芍一钱五分，乳香（去油）八分，防风一钱五分，红花八分，当归一钱，升麻一钱，羌活一钱五分，陈皮一钱，甘草二钱。水一碗，煎八分，温服。

太阳一穴：古云：打人内终有后患，瘀血不行，难以救治，七日内还可以进活血丹。当归二钱，红花一钱，黄芪一钱，白芷一钱，荆芥一钱五分，肉桂一钱五分，川芎一钱五分，升麻一钱五分，橘红一钱，甘草二钱。老酒、童便煎服。

洪堂二穴：若点动伤筋，可用宽经活血散为主，牙关紧急，头大发热者，速进五虎散。大黄一钱五分，陈皮一钱，毛节炭一钱，金砖一钱，般铁为末，酒送下。威灵仙一钱，川芎一钱五分，当归一钱五分，甘草二钱，松节炭二钱。酒煎服。

气管食管二穴：若打伤，鼻不出血，不用调治，七日内自然平复，若重者可用。

金砖二钱，川芎。汤煎服，送下即愈。

百会一穴：治伤胁髓出，骨不碎，肉不破，只是二七疼痛，头昏不能行走，或加蜂房巢煅灰一小个服之，即愈。川芎二钱，赤芍一钱五分，乳香八分，防己一钱五分，红花八分，当归二钱，升麻一钱，羌活一钱五分，陈皮一钱，甘草三钱。水、陈酒同煎，温服，加藁本三钱。

太阳太阴二穴：不打入肉，终有后患，瘀血不行，难以救治，七日内不可治，进活血丹为妙。当归三钱，红花一钱，黄芪二钱，白芷一钱，荆芥一钱五分，肉桂一钱五分，川芎一钱五分，橘红一钱，甘草三钱。陈酒煎，冲童便服。

洪堂二穴：若占动伤筋，可用宽筋活血散为主，牙关紧闭急，头大发热者，速投五虎散为妙。大黄一钱，金砖一帖，毛竹节炭一钱，般铁为末，老酒送下。威灵仙一钱，川乌一钱五分，当归一钱五分，陈皮一钱五分，甘草三钱，松节炭二钱，老酒煎服。

气管食管二穴：若打伤，鼻出血，不用调治，七日之内自然平复，若重者用之。金砖两帖，川芎汤送下。

肩窝筋池二穴：若伤不治，伤筋不能直，要用活血膏一张，内吃末药三服。苏木心一钱五分，松节炭三钱，当归二钱，川芎三钱，升麻二钱，老酒煎汤送下。如无膏药，便用膏一张，加阿魏三钱，寸香三钱，研末，投膏内立止。

痰凸二穴：若打伤，其气必急，要用活血利气散为主。当归二钱，红花三钱，陈皮三钱，枳壳一钱五分，杏仁二钱，紫草二钱，碎补二钱，苏木节灰三钱，加灯心一丸，老酒入，再加紫苏叶二钱，荆芥一钱五分，火伏皮、川芎，全煎服。

命门一穴：通心窍而不能走痛，七日速进夺命丹。肉桂二钱，紫草三钱，归尾三钱，苏木三钱，桃仁三钱，红花三钱，陈皮三钱，枳壳二钱，甘草七分。老酒煎，和童便一盅冲服。

脉宗一穴：占伤转手难调治，是二七之症，三日内速进活血散，后用安魂散。归尾三钱，桃仁二钱，陈皮二钱，枳壳二钱五分，川断二钱五分，甘草二钱，寄奴三钱，碎补三钱，苏木节九分，红兰花二钱，桑白皮一钱，山羊血三钱，老酒煎服。

去机二穴：若伤，恐瘀血攻心，速进五虎散。猢狲竹根每二节，锦酱树根皮三钱，槿下浃树皮根三钱，狮子（金毛狮子）。以上四味不拘多少，将药槌碎，老酒煎服，不吐即愈。若吐，再药温服。吃药忌油腻、生冷、腥气，七日外，故可吃腌猪肉。

攒心一穴：通心窍，若伤重者只有七日期，即日发出，如迟不能痊愈。山羊血（如无，即用五虎散代之）三钱，大黄三钱，毛竹节炭三钱，千年秀丁炭二钱半，肉桂二钱，归尾二钱，桃仁二钱，红花一钱五分，杏仁二钱，陈皮二钱，枳壳一钱，川芎二钱，羌活二钱，苏木三钱，甘草三钱，碎补二钱，白芥子二钱，老酒煎服。

肺毛一穴：若打伤，痛三日，身上微热，不时发喘，如三七日，不能得治。归尾二钱，红花一钱五分，陈皮一钱五分，石斛二钱，白芥子一钱五分，杏仁（去皮）二钱，没药一钱，苏叶一钱五分，甘草三钱。加灯心一丸，老酒煎服。

挖心一穴：若伤要泻出瘀血，不可内消，立效。归尾三钱，甘草二钱，枳壳二钱，陈皮二钱，黑丑三钱，羌活二钱，川断二钱，红花一钱五分，白芥子二钱五分，酒煎服。

吊筋一穴：若伤偏身筋缩，面不能中真，只有七日之期，不可乱投药，要宽筋活血为妙。归身、川芎、威灵仙、红花、赤芍、乳香、参三七、延胡、丹参。

攒血捉一穴：每心相通，伤则血渴攒心，先吃金砖，后吃散血汤。归尾二钱，川芎一钱五分，柴胡一钱，桔梗一钱五分，赤芍二钱，大黄二钱，枳实一钱，陈皮一钱，甘草三钱，酒煎服。

占肺一穴：每血仓相通，周年之症，不嗽血不出，一嗽血即出，人黄瘦而苦，之期则去，须用顺肺生血。杏仁二钱，降香一钱，黄芩一钱，苏叶一钱五分，陈皮一钱五分，当归三钱，生地三钱，骨碎补三钱，升麻一钱，白芥子二钱，灯心一丸，酒煎服。

仓食一穴：若伤挖反手，其肚食或上或下隔，不可吃油煎食。山羊血三钱，当归二钱，柴胡一钱，碎补一钱五分，乳香（去油）八分，白芥子二钱，灯心一丸。老酒煎服。

血仓一穴：心肺五脏相关，有此而养心命也。若动此穴，喘嗽不得，吐血，速进山羊血五分，后吃煎药，外用艾火五壮，无有不愈者，此症或七日之期，不可乱吃药也。当归二钱，红花一钱，生地三钱，陈皮、白芥子一钱，羌活一钱五分，川断、赤芍一钱五分，石斛二钱，甘草二钱。酒煎服，和童便冲服。

斩命一穴：若挖伤转手，即有百日之期，人黄瘦骨露，渐渐行瘦，如此瘦而上，只有金砖（先吃）三钱，金丝别（后吃）一个。槌碎，绞汁灌之，其渣再敷，白酒、酱、盐少许，敷之即愈。老酒吞吃。酒当归三钱，杏仁一钱，甘草三钱，老酒煎服。

捉筋二穴：若骨折断，先吃五虎散，后加膏药帮贴。川芎二钱，大黄三钱，黄芪一钱五分，生地一钱，白芥子二钱，乳香一钱，没药一钱，紫草一钱五分，甘草三钱，老酒煎服。

血膝两穴：牛膝、归尾各二钱，川芎二钱，银花二钱，碎补三钱，陈皮一钱，自然铜三钱，羌活一钱五分，甘草三钱，老酒煎服。

心肺一穴：若伤重者，过不得三个时辰。大黄二钱，山羊血二钱，红花一钱五分，当归三钱，川芎一钱五分，川断三钱，赤芍一钱，藿香一钱，没药一钱，甘草一钱，老酒煎服。

短时二穴：其伤若转手，则无救矣，伤重矣，六七之期。大黄三钱，归身二钱，肉桂一钱五分，乳香一钱，没药一钱，广皮一钱五分，橘红一钱五分，桃仁二钱，甘草二钱五分，酒煎服。

结痛一穴：若伤则无救矣，只有一二三期。川芎二钱，生大黄三钱，黄芪一钱五分，生地一钱，白芥子二钱，乳香一钱，没药一钱，紫草一钱五分，甘草三钱，老酒煎服。

捉筋二穴：若骨折断，先吃五虎散，后加膏药帮贴。川芎二钱，桂枝一钱五分，红花一钱，杏仁二钱，当归二钱，枳壳一钱五分，陈皮一钱，肉桂一钱，甘草二钱，老酒煎服。

左右后胁两穴：若重伤，只有一日之期，过之百日缓，可救。川芎二钱，杜仲二钱，木香八分，生军二钱，归尾一钱五分，乳香一钱，末药一钱，红花一钱，陈皮八分，甘草三钱，老酒煎服。

妇人阻穴：若伤其心瓣，挖心，同方可治，外用艾火灸七壮亦妙。

血阻一穴，若伤无救；捉命一穴，若伤无救；气隔一穴，若转手则无救；游魂一穴，若伤无救；归魂一穴，若伤无救；心瓣一穴，与挖心同方用药；血崩一穴，与血仓同方用药；血环一穴，与挖心同方用药，外用艾火灸七壮可愈。

幽凶一穴：百日之期，缓缓可救。归尾二钱，碎补一钱五分，乳香一钱，没药一钱，甘草三钱，酒煎服。

滚血一穴：若点伤，每命脉相同，先吃末药五虎散，后吃煎药，与命脉同方可治。金砖八分，毛竹节炭三钱，千年秀丁炭三钱，地龙三钱，苏木心一钱五分，共研末，老酒送下。

食结一穴：（若伤即血累食而不能行消渐渐能大周年之症）。生黄三钱，莪术三钱，陈皮二钱，当归二钱，川芎二钱，桃仁二钱，山楂二钱，白芥子三钱，麦芽二钱，石斛三钱，虎骨五钱，甘草一钱五分，酒煎服。

幽关穴：（若伤气血，相隔不通，即有五七之期）。肉桂一钱，丁香一钱，降香一钱，陈皮一钱，甘草三钱，枳壳一钱五分，苏木三钱，灯心一丸，老酒煎服。

画眉瘝二穴：点伤与心肺通相。当归二钱，大黄三钱，红花一钱五分，乳香二钱，没药一钱五分，川芎二钱，丁香一钱五分，甘草三钱，广木香三钱。

痰宁二穴：苏叶二钱，荆芥二钱，羌活二钱，桃仁二钱，砂仁一钱，枳壳一钱，良姜三钱，红花一钱，甘草三钱，加灯心一丸，老酒煎服。

肚胫一穴：若伤，眼珠而反上，只有一二之期。肉桂一钱，乌药一钱五分，寄奴一钱五分，乳香八分，当归一钱五分，陈皮一钱五分，苏木一钱五分，川乌一钱五分，白芥子一钱五分，川断一钱五分，甘草三钱，松节炭一钱五分，老酒煎服。

海角二穴：若有伤，多则百日之期，若转手二七之期，不知可乱打抄下吐痢，治之晚矣。川芎一钱五分，黄芪二钱，当归二钱，大黄三钱，荆芥三钱，银花三钱，砂仁二钱，陈皮一钱五分，甘草三钱，酒煎服。红花一钱五分，川断三钱，川芎一钱五分，碎补二钱，牛膝一钱五分，桂枝二钱，归尾一钱五分，陈皮一钱五分，赤芍一钱，老酒煎服。

钻腰二穴：一时发笑，难以救治，不过一日之期，即候三日可治。杜仲（炒）二钱，桑白皮一二钱，枳壳二钱，毛竹节炭三钱，半两钱一个，椒肉三两，老酒煎服。

海底一穴：一身捣筋，若伤着尖腿，小便就出血，小腹肚发胀，难以救治，一切要忌房事，若不忌，其命难保，切禁。地龙（去泥，米泔水洗净）不拘多少，地鳖虫（捣烂和汁，老酒、地龙一同送下，其壳亦将酒糟敷患处，后用汤），灵仙五钱，杜仲二钱，牛膝一钱，寄奴三钱，桑白皮二钱五分，红花一钱，大腹皮（水洗）二钱，甘草二钱。老酒煎，和童便冲服。

血池二穴：若伤，必黄病无力，三年之症。牛膝二钱，当归二钱，肉桂一钱五分，川芎一钱五分，银花二钱，川断二钱，碎补三钱，石斛三钱，陈皮二钱。

脚面筋脉二穴：若伤肉破，外用虽筋草，又活血丹。地松叶毛（用陈糟），生姜四两（捣烂，放在勺锅炒热敷之，亦妙）。皮破骨破，要绵纸裹好。生军二钱，山萸肉三钱，共研末，老酒送下。敷之若烂者，用膏药帮贴亦妙。

诗曰诸死眼晕青，定主身亡难救命，若见气喘当塞呃，且看一七内中应。

跌打辨生死诀

诸骨受铁器伤者，五日内流黄水通内者，不治。鱼际骨有脉者可救，不动者死。两手受伤，脉骨断者不治；两足胫骨断者不治；脉大而缓，四肢不收亦不治；汗出不止、形变者，防五日死；目晕、眼青色者，不治；头目青黑，额汗不流，眼小目瞪，身汗如油，谓之四逆，不治；顶门破而骨未入肉者，可治；在太阳穴，不可治；头骨陷入内未甚者，可治；听开门出浆水者，死；气喘塞呃者，一七内死，过一七可治；气出不收、眼开者，不治；眼闭者，可治；两目俱伤，山根好者可治，断者死；鱼口风，不治；食管断者，不治；气管全断者，可治；肩伤入肉者，不治；老人世间左股压碎者，不治；气管未全断者，其中可救；男人两乳受伤急治，女人两乳受伤，开之必燥，不治；心胸急痛，青色未裹心者，可治；血既裹心者，不治；胸腹受伤，出黄水黑水血者，十不治一；正心中青色，一七死；正心口青色肿者，服药后三日转黄色绿色者，可救；可转者，死；食饱受伤三日死，可治；两髀受有伤，血入五脏者，难治；血出尽者死；外伤入肺者，二七死；赐未全断，可治；肠出不臭者可治，臭者死；肠出色变紫黑者不治，不变色急治；夹脊断者治；上腰伤重而不笑者，不治；伤轻难笑，可治；左腰胁下伤透入内者，不治；小腹受伤伤重吐粪者，眼直视上者，不治，伤轻眼不直视，虽吐粪无害也。

小腹下伤入内，脉不实而重者不治；孕妇小腹受伤犯胎者不治，孕妇受伤胎动不可救，必下小肠有伤，不分男女，不治；阴囊内有子可救，如肾入小腹不治，当时不死，一日必亡；肾子破伤者不治，肾子受伤未入小腹者可治，肾子伤至破而垂绝悬者，又系相连不妨，剪去可治；尾闾骨断者不治；凡一切睡卧不起；泻黑血者不治。

跌打十不治

被伤入肺者，总未即死，二七难过。左胁下伤透内不治。脉不实重者，不治。肠断半者可治。全断者不治。小肠不伤内，症候繁不治。老人左肱碎者，不治。伤破阴子不治。血出尽者不治。

跌打神效方

囟门穴即天庭穴，碎，髓出，不治。截梁即鼻梁，眼直对处打断，不治。二太阳穴，重伤不治。凸穴即结喉，打断不治。塞穴即结喉下、横骨上穴潭，打伤不治。胸前下横骨一直人字，每悬一寸三分为一节，人字骨上一节伤，一年死；二节伤，二年死；三节伤，三年死。心坎穴即人字骨处，打伤晕闷之后，成沉食肚，即心坎穴下打伤，必成翻胃。脐下穴一寸三分名丹田，气海即丹田下一寸三分，内即膀胱，倒插打伤，一月亡。气门即乳下脉动处，打伤即时气急，过不得三个时辰，必须急救。痰门，即左乳上属痰。血海，即右乳下软筋处，属血。两乳左右伤，左伤气急，右伤痰血，必须急救。以上面前部穴，脑后同囟门碎，同不治之症。痰门，即右乳上属痰；血海，即右乳下软筋处，属血。天柱骨与实穴对着，百劳穴同塞穴对着，两肾在背脊左右，与肚脐相对，打碎或笑或哭，不治。尾闾骨打伤，当时尿出，后成脾泄。海底穴，大小便两界处，伤不治。以上背后部穴，小脚膀肚打伤，必成黄病无力。左乳伤，必发嗽，先服紫金丹，助以胜金散，次服六味丸加止嗽药；右乳上下伤，先服夺命丹，助以䗪虫散，继以煎剂。纳引经，左右乳加柴胡，胸前加桔梗、青皮、郁金，手足加落打草、桂枝，煎汤浸洗。腿骨伤，用两头尖膏敷。腰脊伤，用起面皮运服。海底穴踢伤，血必上冲，当时耳内响声大震，心闷昏晕，先服护心丸止痛，此症在下，其患在上，宜服活血散，若便结，用熨法治。外肾伤与上同治。外肾恐其上升，须一人靠其背后，用两手跟从小肚子两旁从上压下，先将喜子草煎汤服之清心，再用喜子草、碱酸草煎汤，待冷缓缓洗之，切不可热洗。小足膀肚痛伤，服紫金丹，次服煎汤剂，入茵陈等，与黄病同治。喉门伤，口噤、目反、身强。五绝症有一二不犯在七日，先服夺命丹，要用煎剂下之。如在上部行不得，先服紫金丹赶下瘀血，用煎剂之行药道。五绝症不绝有微气，嘴唇不黑，一也；心中缓温，指甲不黑，二也；鼻中无嗽，面无烟波，三也；筋骨软宽，目不绝轮，四也；海底不伤，肾子不碎，五也。血海伤久则成血痞，用朴硝熨法，不必用没药，服胡桃酒药，外再贴千槌膏，其痞即消，先服夺命丹，后贴千槌膏，又服虻虫散一料，似愈为度。上部等症以散血为主，用夺命丹百二服，吃不得红花、当归等药。凡小儿，以净为主，药次之；老人力怯，药宜减之。凡服药之日，要忌猪肉、鸭鸡、羊糟、菜油、麦食、戒房事、劳怒等情。若怯，速食虻虫散；吐血，紫金丹；危急，夺命丹；汗，瓜皮散。

治伤四法

运熏灸倒最轻，先服瓜皮散，然后熏法，要知宿可熏，为遇新伤血未归经，不可熏，先恐其血攻心也。熏伤用灸，瘀血宿久，非服药可疗。行不得者，先服瓜皮散，次用灸。最重者，用不着倒，病人口不言，药不食，先服流麝散，然后倒之，使其吐出恶血，然后可服虻虫散三剂。

倒法：病人卧被上，或四人或六人，两边牵被滚左、滚右，使身不定，然后吐出恶血物，如不吐出，则不治。

接骨紫金丹：胎骨、白占、花蕊石（醋制）、山羊血、朱砂（同赤石脂研）、白木耳炭、乳香、土鳖虫（火酒醉死）、血竭（另研）、龙骨（醋淬）、降香（去油）、铜末（醋制）、自然铜（醋淬）、赤石脂、申姜、生半夏。为末，如绿豆大，金箔为衣，每服一钱，童便下。碎伤者当日可服，骨断者收功后可服，服后三日，骨内有声即接定，忌食胡桃、荸荠。跌闪青肿者，先将四膏微刺之，然后贴膏，免变痛毒，且药气易入也。扁鹊（祖名）云：病在血，治宜砭石。

人中白散：治闪打跌扑挫伤极重者。人中白（火煅酒醋），为末，每服五分，酒调下。

芙蓉膏：治跌打损伤，肿痛紫黑。紫金皮、南星、芙蓉叶、独活、白芷、赤芍。为末，姜汁、茶汁调，温贴。紫黑不退，加肉桂干掺之。

洗损伤方（景岳全书）：凡伤重者，用此淋洗，然后敷药。荆芥、当归、生葱、生姜。水煎，或只用葱亦可。

宽气解郁散瘀没药：川乌一钱，草乌一钱，血竭一钱，三奈一钱，南星一钱，乳香一钱，木香八分，没药一钱，姜半夏、紫金丁八分。共为末，用沙糖调服，老酒送下。

接骨膏上掺药：自然铜二两，归身一两，降香一两，没药一两，乳香一两，骨碎补（去毛切片）一钱，生半夏一钱，生军一两，血竭一两。

接骨膏药方：木鳖子一两三钱，川柏四两，生地四两，荆芥二两，防风一两，地榆四两，薄荷二两，川断四两，申姜一斤，五加皮一两，秦艽四两，文武火煎收，麻油十斤、铅粉十五两。

清凉膏药方：木鳖子八两，川柏四两，生地四两，防风二两，荆芥二两，地榆四两，薄荷，煎收照式。

治寒湿老臁掺药方：先将淘米泔水洗净后，用掺药加盐一撮。银珠、石膏、甘石（冰擦之）。又方：土茯苓、柏油（洗净），又加葱头。

杨梅疮圣方：水银一两，火硝一两，精盐一两，白矾二两，各等分。共为末，研水银不见，上红下绿。

寒湿疮方：防风、防己二钱，苍术二钱，米仁二钱，川柏一钱，牛膝一钱，木瓜一钱，汤方吃，老连一同。

刀伤末药：血竭二钱，没药二钱，朱砂一钱，白腊一钱，冰片一钱，虎骨，黄连（水制）五钱，龙骨二钱，象皮二钱，乳香二钱，赤石脂二钱，芦甘石二钱，珍珠五分，川断一两，半夏一两，雄黄一钱，防风一钱五分，定风四钱，麝香二钱。共为细末，掺之。

铁扇散：象皮（切薄片，用小锅或瓦片焙干为度），龙骨（用白，生研碎）五钱，寸柏香（松香中黑色者）一两，老材香（山陕等处无漆，棺殓俱用黄蜡、松香涂于棺内，数十年后朽棺内香腊，谓之老材香，东南方无此，陈年灰、石灰代之）一两，松香（同寸柏香焙化，搅匀，倾入凉水，取出晾干）一两，广丹一两。以上六味共为细末，磁罐收贮，遇刀石伤，用药敷疮口，榻之立愈。忌卧热处，如疮发肿，煎黄连，用鹅毛醮之，涂之即消。

刀伤散：南星、半夏、龙骨、血竭、乳香、没药各等分。为末，掺之在患处即愈，年远者不宜。

夹棍药方：闹杨花、胡椒、木耳，为末，缝衣袖，临时用咬，咽下如醉不痛。

鬼代丹：主杖疮不痛。无名异、没药、乳香（各研末）、地龙（去土）、木鳖（去壳）、自然铜（醋制，煅七次，为末）各等分，研末，炼为丸如弹子大，温水送下一丸，其打不痛。

跌打损伤总论

上部用药：乳香（去油）四钱，没药（去油）二钱，茜草二钱，猴姜二钱，京三棱二钱，莪术二钱，川贝一钱，归头二钱，生地一钱，独活六钱，川芎二钱，升麻二钱，羌活二钱，生军二钱，青皮二钱，厚朴一钱，郁金二钱，五加皮二钱。

上部引药：头受伤用川芎一钱，升麻五分，白芷一钱。颈顶用藁本一钱五分。耳龙用石菖蒲一钱，檀香末一钱。头痛发热用柴胡。破伤风用房蜂窝（煅灰）一小个，加防风三钱，荆芥一钱五分，羌活二钱，菊花一钱五分，再加薄荷一钱，没药二钱，淡竹叶，煎服，汗出为度。

中部用药方：乳香一钱五分，没药一钱五分，枳壳一钱，延胡索一钱，独活一钱，茜草二钱，三棱一钱，生地二钱，大黄二钱，骨碎补一钱，自然铜（醋煅七次，要忌地力，如不忌要痛）二钱，金银花二钱，无名异一钱。

中部行药方：宽气加乌药三钱，沉香一钱，腰痛加川断二钱，杜仲一钱五分。开胃加豆蔻一钱，砂仁八分。手加桂枝一钱五分，羌活一钱。伤筋加威灵仙二钱，独活一钱，川断二钱。背加厚朴二钱，青皮一钱。左筋加柴胡一钱。右肋加白芥子一钱。

下部煎药方：牛膝一钱，猴姜二钱，乳香一钱五分，没药一钱五分，独活一钱，生地一钱，归尾一钱，红花五分，茜草二钱，刘寄奴一钱，无名异一钱。

下部引药：大便不通加大黄、朴硝各二钱。小便不通加车前子一钱，木通一钱五分，滑石五分，瞿麦一钱。止泻用泽泻五钱，木通，花粉一钱，白豆蔻一钱。腿加奴鱼一钱，须草一钱，牛膝一钱。小脚膀加行血、加当归。

跌打宽气接骨没药方：沉香一钱，降香一钱，木香一钱五分，乳香一钱五分，丁香一钱五分，没药一钱五分，香附二钱，茜草一钱五分，桃仁二钱，枳壳一钱五分，檀香一钱五分，当归六钱，桂枝五分，灵仙一钱五分，申姜二两，肉桂一钱五分，乌药一两，牛膝五钱，五加皮八钱，自然铜一两，无名异一两。

飞熊方：用三白草煎汤即愈。小便不通，用此通之：边苎、瘰麦。破血中之疼：五灵脂、青果（煅灰）、白果、生半夏。退打伤青肿之知，用井水洗，痧药、细辛、丁香各一钱，白芷一钱，广黄八分，三棱一钱，牙皂一钱五分，莪术一钱，广苏四分，蚕苏四分，天面一钱，中冰四分，辰沙六分，原麝一分。

块头风方：全当归二钱，麻黄节三分，赤芍叶二钱，白夕利三钱三分，荆芥一钱五分，泽泻、秦艽一钱，茯苓一钱，泽兰一钱，独活三钱，广皮一钱五分，丹参一钱，牛膝一钱，葱二支。

珍珠散：又名八宝丹，疮毒脓腐之后，用此掺之，生肌长肉，神效无比。珠母（拾去露天大蚌壳，左顾者切片，刮去背后黑衣，火上煅，研细末），芦甘石（以黄连二钱煎汁煅）三两，血竭二钱，粉口儿茶一两，煅石膏二两，赤石脂（煅）三两，陈年丝吐渣（煅灰），冰片（临用时凡药五钱加），碾如香（灰式）。

黄药方：治喉咙难症，真仙药也。生蒲黄（节细末）五钱，皂角（炙，研末）一钱，姜蚕（研末）一钱，大泥五分，共研一处听用。此治牙关齿舌、木连花舌、一切肿胀未破、痰涎难出。未成红肿，吹之去消脓，未穿，吹之主破，百发百中之神药也。最忌经破之症，切不可用，如误用，非吾从无一而反有损折，为将军之药也。秘传喉咙口舌之药也。

青叶方：苏龙（艮真薄荷叶不流水者，日晒干，研末）四钱，粉甘草（去粗皮，日晒干，研末）一钱，青黛一钱，王蝉丹（即明矾、枪硝二种，等分，艮锥内炼，研末）一钱，斧末（艮锅看灰）六分，龙骨（炙）一钱，轻元（即灯草灰）二分，大泥

道家伤科

一钱，俱研细，末合一处。此治蟾痹喉痛，乳蛾喉闭，痰涎难出，气不能通等症。

出游风流方：当归二钱，桃仁一钱，木通二钱，皂角六分，川芎一钱，红花一钱五分，木瓜一钱，独活一钱五分，牛膝一钱五分。

生肌散：收功立效。象贝一钱，制甘石一钱，朱砂四分，象皮一钱，白腊一钱，大泥一分，轻粉一钱，参三七一钱。

接骨没药方：切不可多，吃八分足矣。自然铜（煅七次）一两，朱砂（淬七次）八分，灵验如神。忌核桃地力、一切油腻发食，房事等情一概忌做。

没药方：宽气散郁，行血破瘀。老人只吃一钱，不可多吃，少人一钱二分，如多吃，即速姜汁可解。川乌、草乌、血竭、三奈、南星、没药、乳香、半夏各一钱，紫丁香八分，木香八分。共十味，不可多吃，一钱二分足矣。

肚痛没药：蒲黄（炒）二两，五灵脂（炒）二两，煎服。

八宝丹：珠子、珊瑚、玛脑、琥珀各一钱，龙骨（水漂七次）二钱，象皮一钱，白腊一钱，参三七一钱，朱砂二分。

隔纸膏：用青油调纸上摊。赤石脂、扫盆、广丹、铅粉、大泥、制甘石、蜜陀僧、白腊、红花。

乌龙膏：治无名肿毒。陈年小粉（炒乌米），醋调好，贴之患处即愈，愈陈更佳。

没药方：自然铜、无名异、乳香、龙骨、血竭、木耳、沉香、郁金、人中白、山树炭，要地七分，三分共末。

五汁膏：徐大伦专治跌打损伤接骨等症，此膏发散能败毒。大蒜、葱白头（地种可用），凤鲜花四斤，生姜一斤，胡椒三两，川乌一两，草乌一两，五倍子二两，生半夏一两，生南星一两。用麻油五斤，红丹五粒，煎至滴水成珠，再加掺三奈、阿魏各一两，乳香、没药、肉桂各一两，搅匀，贴之立效。

引囊风：狼毒三钱，鹤虱三钱，蛇床四钱，川椒一钱五分，甘草二钱，银花三钱。

珍珠散：石膏二钱，青黛五分，轻粉一钱，大泥少许。

海底一穴，血不泻出，用此方。当归二钱，生地二钱，边芎二钱，瞿麦二钱，车前子二钱，木通二钱，桃仁三钱，泽泻二钱，生军、枳壳三钱，林硝、刘寄奴一钱五分，用温水汤并药内服之，更妙。

海底一穴，待其血尽，自止不用地榆，先止治法，其大似斗，用生地一两，归尾三钱，川芎一钱，赤芍三钱，桃仁三钱，厚朴二钱，青皮三钱，槟榔三钱，车前子二钱，木通二钱，泽泻三钱，枳壳二钱。

头破汤药方：生地一钱，地榆一钱，枳壳一钱，红花一钱，当归一钱，羌活二钱，乳香二钱。头进风，加甘菊二钱，薄荷二钱；身进风、手足，加荆芥二钱，防风二钱；头大疼痛，加蝗蜂窠（煅灰）一小个，服立即愈。

清凉药跌打膏：川乌、草乌、南星、半夏、山甲、白芷、木香、川椒、赤芍、金

178

皮、秦艽、独活、三棱、莪术、防风、荆芥、当归、加皮、乳香、没药、倍子。

膏丹掺药：乳香、没药、甘松、三奈、龙骨、血竭、丁香、肉桂、木鳖子一斤，贝麻子四两，川柏四两，生地半斤，薄荷五两，地榆四两，赤石脂一斤，扫盆一两，月石一两，自然铜一斤，川贝一两。

内麻方：白芷、川芎、番木鳖、牙皂、半夏、当归、木香、大茴、紫金皮、乌药、川乌、草乌各一两。上药共为末，每服二钱，好酒送下，即麻木止痛，或用刀割开，取铅子取骨，以手整顿筋骨，归原端正，用夹板夹定，或箭入骨不出，皆可用之。若人昏沉，用盐水或淡水盐汤即愈。

外麻方：溪芋叶八分，蟾酥、川乌、草乌（不可并用）各一钱，麻黄花五分，半夏二钱。共为细末，敷肉上用力骨，后如破，用桃花散。

整骨麻药：开取箭头，服之则不痛。川乌尖、草乌尖、胡茄子、闹杨花（倍用）、麻黄、姜黄各等分。共为末，每服二钱，茶酒任下，以草梢汤解之。

外敷麻：欲整骨去腐肉，必先以火酒喷之，或银粉霜掺之。川乌尖、草乌尖、生南星、生半夏各五钱，胡椒一两，蟾酥四钱，荜茇、细辛为君。上为细末用之，蟾酥要烂肉，整骨后，以甘草汤洗之。

刀伤药方：乳香（去油）二钱，没药（去油）二钱，龙骨一钱五分，血竭一钱五分，制甘石一钱五分，轻粉一钱五分，冰片八分，朱砂四分，白占一两，石膏一两，浮石一钱，象皮六钱，雄粉精五分。

接骨百法再不同，编歌依次授启蒙，若能洞达其中意，缚法都必掌握中，骨折大出手足多，或短或长或脱窠，或凹凸或不正多，各将手足来揣摩，长者脱下短缩上，凹凸不正俱不讹，若上身诸骨断，须三指伤处二摩，内如脉息一般，动折碎断何别。

又缄骨折断治法，不论长短、歪斜、凸凹，但二手托在伤处，摩其内渐往不下脱落便是。

铁针入喉腹，用桑树根，下勺三尺，深根下去，田鸡一只，将乌珠去出，用菜叶包之，温水送下，从下便出，立效。

背板节骨撮拢，用竹杠一支打平，或钱板一块摊平，用膏药一张贴之，即效。

腰子滴落，勿是哭定是笑，交用被单一张，或四人或六人左滚右滚，使人不定，腰子归于原位，不笑不哭可以医，倘若不定，不治。

铅子打伤，入于皮肉内，交用笔干、竹管同铅子岩进，起竹同拔出铅子出，倘已长入，或用麻药搽之，又刀割开，用刺节泉出亦可，或用青娘子、红娘子、斑蝥共研细末，掺上疮口，又用清凉膏贴之，用此药而出，极妙。

肾子破伤，膀胱割开，阴子流出，外门门壁诸关，切不可进风，阴子浸在麻油内，心空小腹用凉水喷之上，用通关散吹鼻，阴子吸进，又桑皮线缝之，掺药即敷，凤凰衣贴之（即鸡子青）。

版油蔡落，版油热用，跌打膏一张，油落落而响，不能医治，用取田鸡子晒干研末，腐皮包之送下，枯七日可包。

反胃，又一名反肚，左则反青，右则反黄，反黄切不可医，反清可治。反住枯一个时辰，可治，反黄多过三个特辰不能医治，和胃散，豆腐皮包之，温水送下。

牛角搅伤大小人，牛角触出破肚肠出，流入外面四围，肠用麻油浸上，用通关散吹鼻，不可进风，用桑皮线缝之，用凤凰衣贴之，又用火酒口内病人顺进，唯旁出气，用药掺之，等一时辰，病人叫一声可治，倘有等候不开声，无法可保。

男女伤于酒色二字，情伤元气，有一句右言，男女二夫妇，走龙一刻色，云晕迷不省，女人身上卧之，吃不可退落，将女人做男人，舌见啮一口，人即省完而落，女手奄误手将外，极妙。

一治大小肠出，用麻油浸一碗，肠浸入油中，不可进风，口中用冷水巾盖之，鼻中用卧龙丹次之，吹入鼻内，打喷冷水泼法心空，肠入肚内立收，心即清，又用桑皮线缝之，顶好掺药撒之，用凤凰衣盖之，日久而愈，不可惊慌。根生地、延胡、广木香、丹参、赤芍、桃仁、地榆、生甘草、归尾、红花、大腹皮、生军，藕节引。

治伤四法

运熏灸倒，最轻先服瓜皮散，然后用熏法。如久宿可熏，如遇新伤，血未归经，不可刮熏，先恐其瘀血攻心也。重伤用灸，瘀血宿久，非药可疗，行不得者，先服瓜皮散，次灸。最重者，用侧病人口不言，药不入之，先服硫麝散，然后侧之使其吐出恶血，然后可服虻虫散二剂。侧法，病人卧被上，或四人或六人两边牵被，滚左滚右，使身不定，然后吐出恶血，如不吐出，则不治之。

胡氏真传

脉经：跌扑损伤内有瘀血则肠胀，及脉坚强者生，小弱者死。跌扑不分十二经络，恶血必归肝，留于胁下，痛甚则必汗，汗由风化也，治则先逐恶血、通经络，次和血止痛，后调气，补益胃气，养血，自能获效。如伤痛，按之痛甚者，瘀也下之，下而痛不止，按之仍痛者，瘀未尽也，复元活血汤调之。腹痛按下不痛，血气伤也，四物汤加参、芪、白术补而和之，若用大黄等药，血不下及胸胀气喘者，宜顺其气，用肉桂、木香等分，酒服即下黑血。及前所服之药而虚弱者用下药，亦加木香、肉桂同煎，借其热以行其气，然服行气等药，反胸痞胀，气促，食少体倦，及色黯脓清者，形气虚也，宜补之。胸腹胀痛，大便不通，喘咳吐血者，瘀滞也，当归导滞汤通之。下而胸腹反痛者，肝血伤也，四君子汤加芎归补之。下而发热，阴血伤也，四物汤加参术补之。下而恶寒，阳气伤也，十全大补汤补之。下而欲呕吐者，胃气伤也，六君子汤加当归补之。下而泄脾，肾伤也，六君子汤加肉桂、草果、破散纸补之。下后手足冷，昏聩出汗，阳虚寒也，参附汤补温之。吐泻肢冷，甲青者，虚虽甚也，参附汤倍用之。

若口噤撒手遗尿，唇青痰盛体冷者，虚极之坏症也，投大剂参附汤，多有得生者。脉浮紧，发寒热，身体痛者，祛外邪，治宜发散，春用五积散、香苏饮，夏用香苏饮，秋用正气散，冬用和解散，宜再随症加减。患处或诸窍出血者，肝火也，加味消遥散服之。中气不足，血无所附者，补中益气汤。元气内脱不能摄血者，独参汤加炮姜，如不应，加附子。血蕴于内而呕吐血者，用四物汤加秦、柴服之。伤重愦者，虽有瘀血，切不可下，急服独参汤补之，花蕊石散化之，恐因泻而亡阳也。凡损伤劳碌，怒气腹胀，服大黄等药者，伤阳络则为吐血、血尿、衄血、便血等症；伤阴络，则为血块、血积、肌肉清点，此脏腑损亏经络矣，取急补脾肺，亦有得生者，但恐患者不悟此理，不用此法，惜哉。凡伤重气绝，不语者，以热童便灌之，不问壮弱及瘀血有无，并胁胀作痛，发热烦燥口干者服之，绝胜他药，有催陈致新之功，内加打血药，立效。

上部伤者加韭汁，闷者乌金丸，红花酒加童便化服。骨断皮破者，药宜水煎，皮不破者，药酒煎，然必加童便，以活其瘀，纯用酒煎，反能作胀，同损药服，反能涩秘。

跌扑停瘀，先利二便，不可待秘，恐成重疾，然下之太过则脉愈坚大，妄为瘀滞而重下之，因而夭折者多矣，损伤忌服草药，服之所生之骨必大，不能入臼。槟榔、蓬术、白蔻各为末，和匀，用童便、黄酒、砂糖各一碗，煎为膏，和药丸如弹子大，每服一丸，酒下，或赤砂糖化之。

复元活血汤：治坠下胁痛，跌打损伤。生地三钱，赤芍二钱，柴胡一钱五分，当归二钱，川甲（炒）二钱，蒌仁一钱五分，红花七分，桃仁三钱，甘草七分，生军三钱。酒二分，水二分，煎一盏，食远服，以愈为度。

五加四灵散：治打跌损伤。五加皮、骨碎补、川断、威灵仙三钱，酒煎五分服。

五加三皮散：五加皮二两，桂皮二两，绵皮一两五钱，良姜五钱。如骨碎，加丹皮一两，乳香、没药、血竭。为末，每服三茶匙，茶黄酒调服。

琼花散：闹羊花，洗净、焙干，为末，每服三分，酒调服，随饮至醉为度，外避风。

接骨金丹：亦可代杖。土鳖阴干听用，另加乳香末、没药、龙骨、自然铜（酒煅七次）、麝香少许。共为末，每服三分，取土鳖另加一个为末，加入和匀，酒调服。

先须整骨而后服之，否则骨接错矣。一用土鳖（象房者佳）、倒雄虫（俱银灌内炙为末）。每服用鳖五厘、虫末二厘，安舌下，急从黄酒下之。一只鳖五七厘，烧酒下。截血膏敷伤处四围，能化血破瘀，止痛消肿。

截血膏：花粉三两，姜黄、赤芍、白芷。为末，用清茶调敷，如伤颈面，血出不止者，药涂头上周围。伤手足者，药涂胫臂周围。伤颌处者，药涂疮口周围，能截其血不来。以金疮看水，则疮口如番花者，用韭菜汁调敷疮口四围，次以微火炙之，又用早稻烟熏之，疮水出即愈。如关水出，则风袭也，倍加南星加敷。如疮口内硬不消者，风袭之也，加独活，用热酒调敷。如不消，风入深也，加紫金皮和敷自消。如跌伤，瘀血淋漓者，嚼三七末罨之即止，青肿即消。整骨麻药可以接骨，可以开取箭头。

麻药： 川乌、佛茄子、麻黄、闹羊花、姜黄等分。为末，每服三分，茶酒任下，甘草汤解。

又整骨方： 蝉酥、川乌、花椒、胡椒一钱五分，荜茇、闹羊花、生半夏六分。为末，每服半分，酒下，药用大，加白酒药一丸，涂患处亦佳。重者折骨，伤筋脱臼，必兼手法，另有专门。

腰中阳油方： 制首乌、白茯苓、厚朴、杜仲、丹参、焦冬术、青皮、川断、狗脊、申姜。又方：用田鸡晒干为末，并胡桃肉汤送下。

治跌打损伤，一切跌打损伤，遍身青疼停作痛。跌扑内伤，外用药一服即愈。用白木耳四两，如无白者，黑亦可用，焙为细末，每服一两，麻油三茶匙，冲好酒服，日服一次，药完其患若无。

跌打损伤，昏迷不省人事，此药灌下立愈。苏木、白笈皮、细木耳，以上各一钱，俱在瓦上焙焦色，黑木耳要焦为妙，黄酒同红糖调服之后，将酒饮醉，避风睡一宿即愈。

跌打损伤，跌打擦伤刀伤并冻病，久荫足疮，眼肿烂、流水及皮光潮湿，用羊皮金纸，看患处大小，以剪刀剪取，将金面贴伤处，过夜即愈。

治闪腰挫药： 以番葡萄干一两，用好酒煎服，至重者，两服即愈。

治重物压打并跌扑闪伤筋骨方： 无论手足肩背或青肿紫赤，血瘀疼痛，以苏木煎浓汁，广香、降香涂之，不可落水，连搽数日，其肿消散即愈。降香，一名紫金藤。

通关散： 广木香一钱，麝香四分，白芷一钱，丁香一钱，雄黄一钱，大泥四分，辰砂三钱，牙皂六钱，细辛一钱。

八宝丹： 收口掺药必效。珍珠一钱，玛瑙一钱，龙骨二钱，白占一钱，朱砂三分，珊瑚一钱，琥珀一钱，象皮一钱，参三七一钱。

刀伤药方： 花乳石三钱，参三七二钱，象皮一钱，甘石二钱，扫盆一一钱，白占一钱，象贝二钱，辰砂六分，大泥四分，龙骨一钱。

夺命接骨丹： 治跌打损伤者，五绝症有一二不犯，只有微气，即用此方。地鳖虫（其治同前）、归尾、红花、桃仁、黄檗皮、古五铢钱（醋制七次）、自然铜五钱（醋煅七次）、乳香、没药（去油）二钱，骨碎补（去毛）二钱，儿茶（透明）、雄黄、血竭（透明）各三钱，降香一两，其为末，每服七分，火酒送下。

紫金丹：打伤接骨可治，吐血可疗，瘀血可下。硼砂一钱，地鳖虫三钱，血竭一钱，归尾二钱，生军一两，骨碎补三钱，朱砂二分，乳香八分，末药八分，黄檗皮、自然铜二钱，麝香等分。共为末，每服三分，老酒下，其骨自接，吐血每服二分，妇人血崩者，一分五厘，童便和酒下。

骨丹掺药方：乳香、没药三两，肉桂八两，甘松四两，山木香四两，白及三两，龙骨三两，丁香三两，原寸五分，拌药用。

银防散：治破伤。防风二钱，银花散钱，川柏一钱五分，赤芍三钱，花粉三钱，黄芩一钱五分，归尾三钱，丹皮三钱，根生地八钱，生甘草一钱，竹节三个。

桃花散：石灰一升，入牛胆内阴干七次，同大黄四两，入铜锅内慢炒，看灰入桃花色，取出，安地下一夜，研末，瓶收贮听用。用些填疮口，再用乌龙散敷上，夹缚。

桃花散：陈年石灰一斤，大黄四两，入铜锅内同炒，看灰入桃花色，取出研末，配血竭、龙骨、螵蛸，共研和敷。

桃花散：陈年石灰、降香、节松、血竭、无名异。共研用之。

黑龙散：川甲六两，丁香六两，土归身一两，百草霜五钱，枇杷叶（去毛）五钱。共研末，焙干听用，用时取一两，姜汁调涂疮口四边，细纸包好，杉木皮缚好，当服淡姜汤，待醒后服调气散。

调气散方：木香、乌药、厚朴、白芷、青皮、杏仁、陈皮、苍术、桔梗、前胡、甘草梢，姜三片，枣三枚，水煎，服后服接骨丹。

陈伤方：血膝用此药为主。生地六钱，当归三钱，肉桂六分，焦术三钱，茯苓三钱，奎勺二钱，灵仙四钱，红花八分，桃仁三钱，甘草梢一钱。

接骨方：土鳖（干用）大者五六个，小者十余个，人发（爆炒）或灰陈末，醋米粉一盅，炒黄为末，陈醋调敷。重伤骨接薄木片帮住布带敷束。又方：自然铜五六两重，鸡捣末，涂之患处。

治跌打损伤奇方：当归，接骨虫（捣汁）五个，威灵仙二钱，玄胡索二钱，自然铜（醋煅）二钱，五灵脂（醋炒）二钱，申姜（去毛）四钱，制军三钱，乳香三钱，乌药二钱，没药（去油），香附二钱，广木香一钱，五加皮三钱，茜草二钱。如伤轻，减半。头上伤，加川芎、白芷各一钱五分。若伤腰胁，加朱砂四分，沉香一钱五分。伤足，加牛膝、木瓜各二钱。如真重，加肉桂、三七各一钱。共研末，冲服，或用酒三碗、水二碗和煎。

十不治症

被伤入于肺者，总未即死，二七难过。左胁下伤透内者，不治。脉小至重者，不治。肠断半者，可治；全断者，不治。小肠伤内者，症候急不治。老人左肱碎，不治。

伤破阴子，不治。肩内、耳后伤透于后重者，不治。血出虚者，不治。囟穴即天庭，骨碎髓出，不治。塞穴即喉结下横骨上空潭，打伤不治。

胸前下横骨一直至八字，每悬一寸二分为节，人字骨一节伤，一年死；二节伤，二年死；三节伤，三年死。即人字骨处打伤，昏闷，九日后必成血沉。食肚，即心坎下打伤，必成翻骨。脐下一寸三分名丹田，气海即丹田下一分，之内即膀胱，倒插打伤，一月而亡。气门即乳下脉宗处，打伤即时气急，过不得三个时辰，必须急救痰门（即左局痰）。伤血海，即右乳下横骨肋处，局血。两乳左右伤，左伤气急，右伤痰血，必须急救，以上面前各穴。右乳跌确伤，则足月而亡，急救可治。脑后与囟门碎，同不治之症。天柱骨与突穴对看，而劳穴与塞穴对看。两肾在背脊左右，与肚脐相对，打碎或哭或笑，不治之症。尾闾打碎，当时尿出，后成脾泄。海底穴，大小两界处，重伤不治。以上部穴背后，小脚肚膀打伤，必黄病无力。右乳必发嗽，先服紫金丹，助以胜金散、六味地黄丸，加嗽上药。右乳上下伤，先服夺命丹，助以虻虫散，断以煎药，纳引药。左右伤，加柴胡。胸前伤，加桔梗、青皮。手足，加落得打草煎汤浸洗。腿骨伤，用两头尖膏药贴之。腰脊伤，用麸皮连服。海底穴踢伤，血必冲上，当时耳内响大震，心闷昏晕，先服护心散止痛，此症在上，其患在下，宜服活血药剂，若桔梗，用熨药法治之。外肾伤与上同治之症。外肾恐其升，须一人靠其背后，用两手跟从小肚子两旁从上压下，先切不可热洗。尾闾穴伤，服车前子七钱，米汤送下，或先用熨之，连服表汗药。小膀肚痛方：先服紫金丹，次服煎药，入茵陈等，与黄病同治。喉闷伤，口必噤，目反身强。五绝症有一二不犯，在七日内先服夺命丹，在七日内外要用煎药下之。如在上部行不得，先服紫金丹赶下瘀血，又用煎药行药。五绝之证：不绝有微气，嘴角唇不黑者，一也；心中暖温，面无烟波，二也；鼻中热，无指甲不黑，三也；筋骨宽软，目不绝伦，四也；海底不伤，肾子不碎，五也。血海伤火则或血痞，用硝刮法，不必用药服。

调理编成十三方

重伤者牙关紧闭，先服吹鼻散少许，以芦管入鼻中，男左女右，如无嚏者，吹两鼻又无嚏时，灯心以寸许蘸唾津，取药入鼻，如有嚏，并口中有痰血出为妙，否则凶症，不必用药。气门受伤，目反口噤，身直如死，遇此症者，过不得三个时辰，如救迟，气从下降，大便浊出，则无救矣。此为不可慌张乱急，以我侧耳近听病人之口，听其气息，有无气，必是倒插拳打伤，须一人揪发伏我膝上，其背上用磨运轻摘之法，病人气从口出，复醒，不必用药。左右部位受之，皆为昏闷，但不可服表汗药。右服夺命丹，左服紫金丹，回至三日后。发热者然后服表汗药，以去风。如斩伤，七日内血未归经，口服七厘散，若七日后再用行药下之。如骨折，先服瓜皮散，又贴鼠绿膏，在膏药上用运法，其骨自接。若不肖之人故意用劫药，不过南星、半夏、草乌，遇此毒者，过时辰，药自解，不必用药解也。

治伤四法

运熏灸倒，最轻先服瓜皮散，然后用熏法。如久宿可熏，如遇新伤，血未归经，不可刮熏，先恐其瘀血攻心也。重伤用灸，瘀血宿久，非药可疗，行不得者，先服瓜皮散，次灸。最重者，用侧病人口不言，药不入之，先服硫麝散，然后侧之，使其吐出恶血，然后可服虻虫散二剂。侧法，病人卧被上，或四人或六人两边牵被，滚左滚右，使身不定，然后吐出恶血，如不吐出，则不治之。

一脉相法

凡欲识跌打损伤生死，先察其六脉，起者生，否矣死。沉细者生，洪大者死。坚强者生，小弱者死。大者二十日死，若命脉和缓关实，虽重不妨。命脉虚促，总伤浅者亦死。

凡跌打损伤，有不治者五：不肿痛并法战，一也；天柱骨折并太阳伤，二也；小肠带断，伤心腹，肠破，阴囊穿破，三也；若罨曰气喉断者，四也；汗出如油，尽力叫喊，五也。

凡人手足骨但有两胫，一胫断可治，两胫全断不治。凡骨碎要看平正如何，大抵骨不曾伤左右，再看方知伤处，要先拔捺端正，方可外面用药，先用桃花散二钱，填内黑龙散三钱。凡识伤处，只须要揣摸骨头，平正便见。凡左右损伤处，只要相度骨缝，仔细拔捺，骨归旧处。

凡顶门伤，虽破骨未入内，可治。凡耳喉一寸三分伤者，不治。凡食饱受伤三日不死者，可治。凡女人两乳受伤，不可治。凡心包紧痛，青色不裹心，此乃偏受伤，可治。凡男人两乳受伤，紧急救之，方可医治。

凡正腰受伤自笑者，不治。凡肾子受伤入肠者，不治。凡腹内受伤吐粪者，不治。凡口为鱼口缠风者不治。凡肾子受伤扯破未入肠者，可治。凡顶门出水者，不治。有黑水者，亦不治。血水者可治。凡正心伤，口青肿者，不治。凡夹脊断，不治。

二拔捺法

凡腕出血，医人须用左手仰捺被伤人手臂，又用右手拿住下节手近掌处，一把拿定，不可让其退缩，尽力一扯，即归故位，服接骨丹，仍贴膏药。凡两目受伤，可治。

凡两目关，气出不收，不治。凡指断者，凑正，用水油烫摸包好放，用生肌散。凡小肠受伤，不分阴阳，不治。凡跌打损伤腹痛，可治。凡孕妇小腹受伤，犯胎不治。凡跌打，不知疼，并发战，不治。凡跌或肿，此血凝也，热药汤先洗，后外敷黑龙散。

凡一时闷挫，内伤中部，末药外膏贴。凡人由高坠下而堕于平地，昏死不省人事，以为恶血奔心也，谁知是气为血壅乎。夫跌仆之伤，多是瘀血之攻心，然跌扑出于不意之动也，唯知高坠下者，失足之时心必惊悸，自知堕地必死，是先挟死亡心，不比一蹶而伤心不及动也。故气血错乱，每每昏绝而不救，治之法，逐其瘀血而又醒气之品，则血易散而气易开，倘徒攻瘀血，则闭不宣，究何益气乎，方醒气汤亦妙。

凡肩胫间骨若折，必一头高翘不相平，治先用膏药贴之，后加油纸数重铺衬，又用粉匣板以长布缚定紧之，方服接骨丹。凡跌打损伤大小便不通，不可服接骨丹，丹况骨丹方大约热燥，又兼酒调，又两燥，且食饱服膏丹，或被跌打不死，可治。凡拔伸，要看左右骨如何出，用正伸斜拔，伸要指处上三分不到处，第三节骨上。凡髓出不治，捷梁即鼻梁，眼直对处打断，不治。凡上太阳，重伤不治。凡突穴即喉结，打断不治。凡塞穴即喉结，下横骨打断，不治。凡手臂脱臼，令患人低处坐，自用两手又定抱膝上时，借力一扯，其手臂随手直前轻轻放下，两手就入故位，方照前。凡肩甲骨出，用椅当圈住胁，又用软衣绵被铺好，再使一人捉定手伸拔，即堕下手腕，绢片缚之。凡金井骨在胁下，如损，不可夹缚，须捺正平妥，贴用黑龙散，缚之绢片包好，胁亦如此治法。凡阴囊跌出有血者，先用桃花散止血，以丝绵缝好，再贴膏药。凡手骨出者，要看如何脱出，则向左边拔入。凡脑骨碎，轻轻用手捺平，用黑龙散破，用桃花散填，疮口用绢包之，不可见风着水，犯之必成破伤风，若发，内须剪发敷药。凡胯骨从背上出，可用两人捉定捺拔，如胯骨内挺出，当者不可治矣。凡重伤者，大概要伸拔捺正，然后用桃花散、黑龙散，再夹缚，大抵伸拔，要近伤处，不移在第二节骨上，拔捺须相度左右，看如何出，或当正拔者，或当斜扳者。凡拔捺，或一人或四人，看难易如何，可定。

三夹缚法

凡夹缚，夏二日，冬三日，解下，用温水洗去旧药，洗时不可惊动伤处，其势不可长夹，恐好后不能伸曲，只用黑龙散敷贴，绢包，使便于腕转伸曲。凡跌打，先以末药敷口，次用伞纸包好，再加杉木缚。凡夹缚，用杉皮如脂润，四边排匀，用绳带紧缚，小便浸过者佳。凡脚膝盖骨乃为生者，如跌碎，如脱出，用物做成一筐，如骨盖大小箍以长短缚定，外用护膝再缚。

四修整法

凡骨跌打出肉，外折处两头心，锋刀相似，或长短不齐不复入，用麻药麻定，或用锉之，或用小铜锯锯骨，然后接入方敷药、贴膏药，外加绵纸数层，再用薄杉板夹好，过二日贴膏，进接骨丹两次，倘遇热天，用酒洗净，勿令作气，若胫骨别出在内者，难治。在外者，用手如法推入臼位，方可服药。凡跌打肿处，患者不肯令人摸著，看又肿破，难辨内骨之碎否，必先用刀割开，如有血来，再用止血药，并用麻肉麻药麻住，然后取出碎骨，用别骨补之，膏药中贴之，用油纸包好，与淡盐汤一杯，服之即醒，后服接骨丹。凡伤骨一月内，尚可整法，久则不治矣。

五医治法

凡重伤，必用药水洗过，方可敷药，轻则不必洗。凡腹肠出者，百无一死，医得其法，医人先油捻手，后送肠入腹，若肠久出在外，风吹肠干不入，即将麻油捺润肠上，又用一人托住其肠，再使一人暗含冷水，当面一喷，其人必惊，托肠人即要乘势一推入，自然收好，即捺定伤口，用银针丝线缝好，用止血药，后贴收口膏，少顷腹内作响，乃肠归位，位归后而其中伤否，目力难知，急取烧酒一杯，令患者饮尽，再念一人鼻闻伤处，若有酒气，其肠已断，不可治矣。缝时不可露一毛针孔，如少露亦不可治之，慎之。

凡头颅骨碎难治，白浆流出，不在太阳穴边可治，用上部没药，倍加黄荆子，或孔血不止，先用血见愁捣罨，日换两次，孔小贴膏药，孔大罨三日，见红色加收口膏药贴之，脑浆出者，不治。凡喉断，当仔细看之，若食喉断，不可治；气喉断，可治。急用一人扶住头，托凑喉管，捻紧勿令气出，用大针线、银丝隔寸联好，外罨马阑草，日换二次，三日见红色，换膏药，敷收口膏。凡血出，用桃花散，不止以三七掺之，仍围桃花散。凡骨碎筋断有破处，俱用桃花散涂四边，缝好敷黑龙散更佳。

打杖肿痛

凤仙花叶捣如泥，涂肿破处，干则又上一夜，血散即愈。又方：杖后即饮童便一碗，以勉血攻心，再用热豆腐铺伤处，其热如其腐，即紫复易之，命紫色瘀血散尽，淡血色为度。

跌打膏：川乌一两，草乌一两，南星一两，半夏一两，川山甲一两，白芍一两，广木香半斤，防风半斤，荆芥半斤半，川椒半斤，桃仁一两，红花四两，紫金皮一两，独活一两，三棱一两，莪术一两，陈皮四两，五加皮一两，川牛膝一两，加倍子一斤半，生军十二两，铅粉（炒净）五斤，麻油拾斤，煎水成珠。

接骨膏：直皮四两，黄柏四两，地榆四两，秦艽三两，川断三两，申姜三两，当归三两，大黄三两，防风一斤四两，荆芥一斤四两，薄荷一斤四两，木鳖子六两，倍子三两，铅粉生八斤，麻油廿斤。

鸭子膏：乳香三钱，没药二钱，红丹三钱，儿茶三钱，樟脑三钱，共研末，油调贴之。又方：桐油、月石、甘石、儿茶、赤石脂。共研末，桐油搽纸上，立效。

传秘正骨丹：治跌打损伤，骨折瘀血。降香、乳香、没药、松节、自然铜（醋制七次）、苏木、血竭各一两，地龙（去泥，酒浸，焙干研末）、虎骨各一钱，土狗（用酒浸死焙干）十个。上药十味，用为末，每服五钱，不拘病之上下，酒调服，觉畅自顶门而通至周身，枕玉病交，飒飒有声，而筋骨彻愈，病人自银之。

紫金丹：接骨方拌膏，专治接骨。乳香（去油）三钱，白疾黎（炒）二钱，三七草三钱，龙骨三钱，血竭、生军、松香、川断、自然铜、申姜、没药、黄麻皮、归尾、赤芍。共研细末。

接骨紫金丹：半夏一个，自然铜（醋制七次），乳香（去油）三钱，没药（去油）七钱，土鳖（去头足）一个，申姜（去毛，切片，炒干）四钱，川断二钱，归尾（酒洗炒），生军，血竭，降香三钱，共研末，调拌膏掺药。

还魂丹：毛节（煅灰）、地龙、松树川张（煅灰）、金砖石（要漂砖豆，用童便浸十二月，一个月白炭煅，醋淬，研末）、白狗胆（用竹管一个，咸煨）、苏木心（煅灰）。共为极细末，用酒捣为丸，陈酒送下。

接骨丹：地鳖虫（去泥）、自然铜（醋制）、申姜（去毛）、菜花蛇骨、老鹰骨、五制钱、胎骨、乳香、没药。共研细末，掺上，干膏药上。

刀伤药：广黄五厘，煅石膏（四研）一钱，轻粉（九研）五分，白胶香（七研），象皮，花乳石三钱，制甘石二钱，朱砂一钱，梅片六厘，红丹（漂）一钱。共和再研，用麻油调敷，外用桃花纸贴之。

乾三连　坤六断　离中虚　坎中满　兑上缺　巽下断　震仰盂　艮覆碗

跌打膏：专治跌打陈伤等症，贴之全愈。川乌三两，草乌三两，南星三两，半夏三两，川甲三两，白芷三两，木香二两，当归三两，赤芍三两，荆芥三两，防风三两，川椒三两，桃仁三两，红花一两，紫金皮三两，秦艽三两，独活三两，三棱三两，莪术三两，五加皮三两，申姜（去毛切片）十二两，牛膝三两，阿魏三两，培子一斤，铅粉（炒净）四斤。麻油十斤，此油煎，滴成珠。

接骨膏：专治接骨损伤等症。防风三两，荆芥三两，薄荷三两，黄柏四两，生地（即直皮）四两，地榆四两，秦艽三两，川断三两，申姜（去毛切片）一斤，当归三两，生军三两，木鳖一斤半，白接骨草四两，铅粉（炒净）四斤。麻油十斤，煎滴成水珠。

生肌散：专治疮口永不收口，长肉收敛。龙骨、血竭、甘石、月石、朱砂、冰片、赤石脂、乳石、乳香、没药、轻粉各一两，共研细末，撒上疮口，立即见效。又方：长肉方。花乳石（先研醋制七次）三钱，朱砂一钱，红丹（水漂）一钱，轻粉四钱，制甘石二钱，象皮（砂炒）一钱，白胶八分，广黄五厘，梅片七厘，龙骨一钱。共和再研，用麻油调敷，外用桃花纸贴之。

吹口药方：薄荷花一两，明雄黄五钱，月石七钱，桔梗一钱五分，生甘草一钱，清黛粉，冰片，人中白一钱五分。以上共为细末，吹之。

刀伤药：治血流不止，一切金疮破伤等症。花乳石二钱，梅片六厘，红丹一钱，朱砂一钱，制甘石二钱，象皮一钱，龙骨一钱，轻粉四钱，广黄五钱，白胶香八分。

医块方：槐块（用金砖石粉）、木香各等分，脾积块（用皮硝）三钱，胡桃一个。

没药：天门三叔专方。乳香五钱，木香二钱，当门子一钱，木鳖一钱五分，柴胡一钱五分，延胡一钱五分，没药一钱五分，丁香一钱五分，桂枝一钱五分，白信一钱，草乌（姜汁炒），川断，山胡（用去泥火煅），杜仲，辰砂八钱，肉桂二钱，川甲五钱，丹皮五钱，苏木五钱，沉香一钱五分，自然铜二两，牛膝五钱，木耳五钱，香附子五钱，姜黄五钱。

没药：川乌、草乌、南星、半夏、丁香、三奈、乳香、三七、青木香、没药、红木香、红丹。

跌打膏：川乌三两，木香一两，当归二两，赤芍一两，草乌三两，防风一两，荆芥三两，川桃三两，南星三两，桃仁三两，独活三两，申姜四两，半夏三两，红花一两，三棱三两，培子一两，川甲三两，紫皮三两，莪术三两，牛膝三两，白芷三两，秦艽三两，加皮三两，铅粉五钱。麻油十斤，收滴水成珠。

日头病丹方：斑蝥（十脚全对肚脐）一个，眼一个，贴之膏药对脐中，立效。又方：猪苓、泽泻、白术、茯苓、柴胡各一钱，煎好吃。

估切伤积急效神方：不询金石木器手足，及骡马咬伤等类，见血敷上即封口，一止痛。生半夏，松香，或煎或尘去油，各等分，末敷伤处，神效，不可见水。

生肌散：去腐解毒，拔脓生肌。木香二钱，轻粉二钱，黄丹一钱，枯矾五钱。为细末，用猪胆汁拌匀，晒乳再研细收贮。

桃花散：治诸疮并治刀伤、刀诸疮、拔毒、长肉生肌。石膏煅、黄丹、冰片、樟脑、龙骨等分。共研末，掺患处。

木事接骨方：治打折伤损。接骨木五钱，乳香五钱，当归、赤芍、川芎、自然铜制各一钱。为末，用黄蜡四两溶化，入前药搅匀，丸龙眼大，如折伤筋骨，及闪痛不堪忍，用热酒化一丸，乘热饮之，痛立止。

八宝丹：制甘石一钱，冰片一分半，药珠二分，石蟹五分，珊瑚三分，玛瑙三分，月石三分，煅朱砂三分。

金疮散：治刀伤出血不止，及久年恶疮。石灰研极细末，鸡子清和成饼为度，上将灰蛋饼煅过候冷，刀伤掺，立刻即愈。恶疮，用姜汁调敷。

整用接骨紫金丹：秘传，李子春自验良方，专治骨断筋断，一切难症可治。胎骨（顶刺煅，用药考究，其伤何处，用何骨），菜花蛇骨（净制），老鹦骨（净煅）八钱，小狗胎骨（制），接骨虫（即地鳖虫）十一两，五铢钱（制），接骨木（即川断）五钱，接骨草三钱，骨碎补，申姜（去毛切片炒）五钱，自然铜一钱（醋煅七次）三钱，麝香三分，没药三钱。

接骨奇方：验过。地鳖虫（酒浸死干）、自然铜、骨碎补、生军、血竭、片石、乳香、没药各等分。为末，每服七分，用酒送下，其骨自接。

闪扭手足：活蟹捣烂，涂之极效。又方：用生姜、葱白同捣烂，和面炒热熨之。

闪肋脚踝作痛：绿豆炒黑热，以油包裹煨之极妙。又方：烂稻草烧灰，童便拌作饼敷患处，并治夹棍伤。

刀斧伤：端午午时，用韭菜、细石灰共捣烂，极融如膏，阴干，研末存贮，如遇伤时敷之。凡无名肿毒，敷亦妙。

人咬伤：先用热尿洗去牙黄，蟾酥丸涂孔中，或嚼生白果涂之，或用小米细嚼敷上，每日一换。

指咬伤：急用人尿入瓶，将指浸之，一日即愈。如烂，以克蛇、龟壳灰敷之。

打伤眼睛：如突出急揉进，用生猪肉一片，将当归、赤石脂末少许掺肉上贴之，去毒血即愈。又用紫金藤散添眼，即降香为末，不论肿青流血，皆可点之。

凡眼睛打出，或触伤或火爆伤，用南瓜瓤捣烂封原，外用布包好，勿动，渐得肿消痛定，干则再敷。如瞳神未破，仍能视矣。瓜愈老愈佳，或用鲜地黄亦可。

跌打损伤，扑压跌伤，从高坠下，及竹木所磕，落马覆车者，皆瘀血凝滞，大小便通者轻，不通者重，以淡豆豉一合煎，饮之，或用生姜汁自然汁和麻油温服之，再将土五升蒸，以旧布重裹，分作二包，更换熨之，不可太热。若骨筋打折离脱，捣生蟹极烂如泥，淡酒冲服，任量饮之，以蟹渣敷患处，或用大蛤蟆生捣如泥，敷患处，缚定，其骨自合。

生肉丹：白占七钱，血及七钱，龙骨三钱，乳香一钱。

打跌单方：用虎翘柏、五香草、古山龙（叶五片，根红）。

陈伤方：生地六钱，当归三钱，焦术三钱，茯苓三钱，奎芍二钱，灵仙四钱，红花八分，桃仁三钱，肉桂六分，甘草梢一钱。

吐血方：胡桃肉半斤，白蜜四两，拌炒研末吃下。

清凉膏：专治一切恶疮等症。生地十两，荆芥半斤，防风三两，薄荷十两，川柏半斤，木鳖三斤十两，土培十两，铅粉（炒净）七斤。麻油二十斤，煎滴水成珠。

千槌膏：即铜绿膏，此膏专贴疮疡、疔毒初起，贴之即消，治瘰疬连根拔出、大人臁疮、拱头等症，并效。木鳖（去壳）五个，铜绿（研末）一两，乳香一钱，松香四两，没药一钱，巴豆肉五粒，杏仁（去皮）一两，麻油子（去壳）七钱。上八味合一处，石臼内捣三千余下即成膏，取起浸凉水中。用时随疮大小，手捻成薄片贴疮上，用绢盖之。

神异膏：治痈疽一切毒及收口甚效，此疮疡中弟一方也。黄芪一两，蛇蜕五钱，麻油二个，杏仁一两，血余五钱，黄丹十一两，元参一两，蜂房一两。上先以黄芪、杏仁、元参入油煎，将里及入蛇蜕、蜂房、血余，再煎去粗，徐徐下，再慢火煎，收成膏。

白玉膏：专治老臁裙边一切古冷寒湿恶症等症。樟脑三钱，扫粉一块，松香三钱，扫盆三钱，乳香三钱，白占腊三钱，三梅三分，白矾（煅）三钱，热猪油五两。共研细末，熟猪油煎调好。

万应膏：生地二两，元参二两，肉桂二两，当归二两，白芷二两，生军二两，棘子草二两，广丹十二两，杜大黄根二两。麻油二斤，煎滴水成珠。

当归膏：治一切发背疮毒、汤火等症，去腐肉生新肉，止补血，续筋生肌，其效如神。当归四两，黄腊四两，生地四两，麻油十二两。先收归、地，入油煎黑者，但乃入腊溶化，候冷搅匀，即成膏矣。

芙蓉膏：治跌打损伤，肿痛紫黑。紫金皮、南星、白芷、芙蓉叶、独活、赤芍。为末，姜汁、茶汁调温贴。紫黑不退，加肉桂。治齿干掺之，用油亦可。

五汁膏：徐大伦专治跌打损伤接骨等症，此膏发散能败毒。大蒜头，生半夏一两，凤鲜花四斤，葱白头（地种可用），生南星一两，五倍子二两，生草乌一两，生川乌一两，胡椒三两，生姜一斤，麻油五斤，红丹五录。煎滴水成珠，再加掺跌打药拌入膏药内。

红华膏：不论癞疥脓窝，一切疮俱妙。麻黄（去节）五钱，生地（切）五钱，斑蝥（全）七个，黄柏（末）五钱，荆芥五钱，蛇床子（末）五钱，明矾（末）五钱，青黛（末）五钱，大枫子肉（研极烂）百粒，归身五钱，雄黄（末）五钱，蓖麻子肉（研极烂）百粒，丹参五钱，花椒（末）五钱。用猪油十二两熬去渣，先入麻黄，熬至炒米色，不必枯，即去麻黄，再入斑蝥，熬枯去渣，后入归身、荆芥、丹参、生地，煎枯去渣，后入雄黄、花椒、青黛、蛇床子、大枫子、蓖麻子、明矾、黄柏共末搅匀，搽患处。

会通膏：凡诸痈毒疮、痞块风气、骨节痛，无所不治。生军、栀子、皂角、红花、当归、苏木、香附、枳壳、苦参、赤芍、羌活、官桂、半夏、生地、荆芥、川乌、苍术、麻黄、乌药、草乌、防风、川断、南星、艾叶、川芎、蓬术、姜蚕、木鳖子、独活、槐花、干姜、骨碎补、三棱、蜈蚣四条，穿甲、苍耳子、巴豆、蛇脱、蜂房、萝卜子、细辛，血及五钱，独蒜五钱，透骨草、白芷、倍子、生甘、皂角刺、连翘、全蝎每药各一两，蓖麻子、桃仁、虾蟆三只，水红花。共药五十四味，用麻油五斤浸三日，先煎血及、蓖麻子、木鳖子、桃仁、巴豆、虾蟆、独蒜七味待半枯，然后药煎黑，去泽黄丹，收后下细药十味各一两，阿魏一两，每油一斤，下红丹七两五钱，乳香、没药各一钱，丁香、雄黄、朱砂、血及、儿茶各五钱，麝香、射干、丁香、木香最用下之。

神仙碧玉膏： 治结毒冻疮，溃烂臭秽，疼痛不敛，及风臁等证，俱效。轻粉一两，杭粉二两，白占五钱，乳香三钱，没药三钱，樟冰二钱。用公猪净熟油五两同白占熬化，倾入碗内，上药和匀，炖一时取起，临用，抿脚挑膏，手心中搽化，摊油纸上，用葱汤洗净疮，对患贴之。

没药末药： 专治上焦胸中打伤，此药破瘀血，活血顺气等药。制川乌、制草乌、制半夏、制南星、朱砂、乳香、山柰、丁香。共研细末，各一两，此药用砂糖拌吃，或老酒温水送下，每一钱服三夜，不可惊风立效。

没药末： 治肚中反胃，反胃自造，不准不真。川乌一钱，乳香一钱，没药一钱，陈沉香一钱，藿香一钱，砂仁八分，红蔻五粒。共研细末，用砂糖拌至，又用老酒送下，服之七分，用不着自著拟方。

没药末： 治小便血流不止，治海底穴血流不止。人中白一钱，地榆三钱，血竭三钱，生军三钱。共研细末，用童便送下。

没药末： 海底穴治小便不通。地龙（即曲蟮，酒洗倍干）七支，生军五钱，地虎（即油古，酒洗倍干）七个。共研细末，用麦干草汤送下。

没药末： （名七厘散）：专治跌打损伤，不论刃、他物伤至骨断筋折，血流不止者皆治之其治法，伤用之大小，伤用烧酒服之，撞伤如法调敷，并治一切无名肿毒，亦用前法调敷，此方传之军营。朱砂一钱二分，麝香一钱二分，冰片一钱二分，儿茶一钱四分，乳香一钱五分，没药一钱五分，血竭一两，红花一钱五分。上药共研细末，照单调治，用七厘散，烧酒服之，送下食之七厘。

专治伤科跌打损伤，昏迷不醒，止血定痛皆妙，顶好铜皮铁骨。参三七三钱，研末，童便送下，立效。

接骨末药方（接骨第一方，末药）： 乳香一钱五分，没药一钱五分，土鳖一钱五分，自然铜一钱五分，龙骨三钱，血竭三钱，麝香三厘，酒冲五分。

跌打药： 专治跌打陈伤入白，破瘀活血杂症。龙骨（煅）三两，没药（去油）三两，丁香三两，血竭三两，甘松四两，肉桂（去皮）半斤，乳香（去油）三两，山柰四两，麝香一钱。共研细末，此药拌跌打膏，此膏倘有起泡，用消风散搽，见《散簿》。

紫金丹（即骨丹）： 专治接骨损伤等症。龙骨（煅）三两，申姜（去毛，切片炒）

三两，降香（炒）三两，血竭三两，半夏三两，川断（炒）三两，乳香（去油）三两，生军（炒）三两，土鳖三两，没药七两，全归（炒）三两，自然铜（醋制七次）半斤，接骨木（前有即川断不用）三两，胎骨。共研细末，此丹拌接骨膏。

回生丹：专治跌打损伤、刀伤血见、铳伤、自刎、惊死溺死等症，遍体重伤。地鳖虫（瓦上焙）五钱，真边及二钱，巴豆肉（去油）一钱，自然铜（制七次）二钱，真劈珠，当门子二分，真乳香（大的）二钱，真劈砂（水漂）二钱，真没药（去油）二钱。共研细末，酒冲。大人服之一分五厘，小人服之七厘。

救命丹：专治癫犬啮，头顶有红发二三根，急寻拔去，择无风处，以冷茶洗净污血，用杏仁捣敷，内服韭菜汁一碗，隔七日再服四十九日，共服七碗，伤口用煎热鸡蛋白盖上，以艾烧白上四十次，百日内忌淡醋，一年内忌猪肉、鱼腥、酒色，终身忌食犬肉、蚕蛹、红饭豆，或万年青根洗净捣汁多饮。

点药：如狗伤，此药连点九遍，讲十句话点一遍。火硝（提净）五分，制炉甘石一钱，大冰片三分，雄精五分，当门子三分。共研细末，点二眼角，看伤处伤口流黄水，有黄水流出浮愈，亦治蛇啮。疯狗咬，一过二十八日不治，蛇伤狗咬皆妙。

金丹：歌曰：浑身疼痛病难当，金丹塞鼻须离床，有人疼痛取一粒，立时却病即安康，心中刺痛皆由肺，绞肠痧痛均向香，赤白带下全然好，水泻痢疾妙无双，心中恍惚霎时住，牙痛见了拔一场，有人配合身边带，救人急难子妙昌。乳香、麝香、雄黄、朱砂、巴豆、牙皂、沉香、官桂、大黄、川乌、良姜、细辛、硼砂。上药等分，为细末，用小红枣肉为丸，如黄豆大，用时以新棉花包，塞鼻内，男左女右，治一切风邪伤寒、头痛等症，孕妇忌服、忌问。

还魂丹：此药活血顺气，等药有起死回生还魂之妙。苍蝇虎（随有随收，酒浸焙干）、地龙（去泥，酒浸焙干）、地鳖虫（酒浸，瓦上焙干）、泥巢（随上细腰踝做有是也）。各焙干为末，酒捣为丸，如萝卜子大。若打死人，撬开口，上用童便服四五粒，立刻即活。

火炮丹：青凉膏煎枯木鳖子，研末，麻油调丹。

九一丹：此药拔毒，无毒长肉，治一切恶疮疔毒等症。黄灵丹一钱，石膏（尿浸煅）九钱。共研细末。

八宝丹：专治诸疮溃后生肌长肉，定痛收口为妙。珠子一钱，琥珀一钱，龙骨（水漂七次）一钱，血竭二钱，冰片七分，朱砂二分，青粉一钱，白蜡一钱。共研细末。

救苦丹：硫黄黄一钱，硝一钱，麝香一钱。共研细末，先收硫黄，溶化后入硝、麝搅匀，倾铜盆内，摊薄片，切作半粒米大，放在患处用火炙之，大毒五粒，小毒二三粒即愈。

红升丹：此丹治一切疮疡溃后，拔毒去腐，生肌长肉，疮口坚硬，肉黯紫黑，用丹少许，鸡翎扫上，立刻红活，疡医苦无红白二丹，决难立刻取效。朱砂五钱，水银一两，白矾一两，雄黄五钱，火消四两，皂矾六钱。

黄灵丹：即三仙，照红升丹功效皆同。水银一两，火消一两，明矾一两。

八宝丹：花龙骨二钱，玛瑙一钱，三七一钱，白占一钱，珊瑚一钱，朱砂三分，药珠一钱，琥珀一钱。章济椿传，李子春　介甫先生亦方。

白降丹：此丹治痈疽发背，一切疔毒，用少许，疮口大者用五六厘，疮小者用一二厘，水调敷疮头上，初起者立刻起疱消散，成脓者即溃，腐者即脱消肿，诚夺命之灵丹也。朱砂一钱，雄黄二钱，水银一两，硼砂一两，火消一两，食盐一两，白矾一两，皂矾一两。

夺命丹：此丹专治阴阳二气，痈疽疔毒恶疮等症。轻粉五分，血竭一钱，铜绿一钱，麝香五分，雄黄一钱，蟾酥（干者酒化入药）一钱，白砒（面裹火煨）五分，乳香一钱，蜗牛（连壳）二十一个，白矾（煅）一钱，没药一钱，辰砂（为衣）一钱，寒水石（煅）一钱。上为细末，先将蜗牛烂如泥，匀合前药丸，如不成，加好黄酒少许，打三五百下为丸，如绿豆大，每服二三丸，先用葱白一寸，令病者嚼烂，自吐于手心内，男用左手，女用右手，将药丸裹葱泥内，用无灰酒一大钟温热送下，被盖汗出为度，重者不过三服，不可多用。

万灵丹：此方治痈疽疔毒，封口发颐风寒，湿痰流注，附骨阴疽，鹤膝风及左瘫右痪，口眼歪斜，半身不遂，血气凝滞，偏身走痛，步履艰辛，偏坠疝气，偏正头痛，破伤风牙关紧闭，截解风寒，无不应效。防风一两，细辛一两，草乌（汤泡去皮）一两，川乌一两，石斛一两，全蝎一两，甘草一两，天麻一两，荆芥一两，麻黄一两，羌活一两，川乌一两，当归一两，何首乌一两，雄黄六钱，茅山苍术八两。上十六味为细末，炼蜜为丸，重三钱，朱砂为衣，磁罐收贮，视年岁老壮、病势缓急斟酌用之。如恶疮初起二三日，间或痈疽已成，至十日前后未出脓者，状若伤寒，头痛烦渴，拘急恶寒，肢体疼痛，恶心呕吐，四肢沉重，恍惚闷乱，皮肤壮热及伤寒，四肢感冒，传变疫证，恶寒身热，俱宜服之。用葱白九枝煎汤，调服一丸，盖被出汗为效。如汗迟，以葱汤催之气，汗必出，如淋如洗，令其自收，不可露风。患自快疮未成者即消，已成者即高肿溃脓。如病无表里相兼，不必发散，只用热酒化服。又按：此方原载诸风瘫痪门中，今移录于此者，盖疮疡皆起于营卫不调，气血凝滞，始生痈肿，此药专能发散，又能顺气搜风，通行经络，所谓结者开之也。经云：汗之则疮已。正与此相合也。服后当避风，忌冷物，戒房事，如妇人有孕者勿服。

立马回疔丹：轻粉一钱，蟾酥（化）七厘，白丁香一钱，凶砂一钱，乳香六分，雄黄三分，朱砂三分，麝香三分，蜈蚣（炙）一条，金顶砒五分（注末卷）。共为细末，面糊搓如麦子大，凡遇疔疮，以针挑破，用一粒种入孔内，外以膏盖，追出脓血疔根为效。

透骨丹：此清脓要药。蟾酥五钱，巴豆五钱，麝香二分，硼砂五钱，蜗牛二个，轻粉五钱。上先将巴豆研如泥，此时入蜗牛、麝香再研，后入各药研极细末，以小磁瓶收贮，每用少许，以乳香计化开洗用，针轻轻拨破毒头，挑药米粒许油于疮上，外用清条音贴之。

保命丹：治打损内伤。川乌（米泔水浸去皮）一两，草乌（又照色）五钱，五灵脂一两，川椒三两，广皮一两，乌药一钱，上瑶桂一钱五分，细辛一钱五分，三棱一钱五分，莪术一钱五分，元胡索、麻黄各一钱五分，柴胡、青皮、生蒲黄、枳实各一钱五分，大黄、桃仁（去皮）、广三七、红花各一钱五分，苏木、大茴、土鳖虫（酒浸焙干）、小茴各一钱五分，归尾、甘草、山羊血（煅）、蜂房各一钱五分，胎骨一钱五分，冉蛇胆一钱五分，血鹅毛管（煅灰）五钱。共为细末，炼蜜为丸如圆眼大，朱砂五钱为衣，量病轻重、视人老壮用药。如病轻、人壮者服一丸，病重者、人老弱服半丸。陈酒和童便化下。跌闪腹胀漏者，内有瘀血，也用此下之。

蟾酥丸：蟾酥（酒化）一钱，胆矾二钱，朱砂二钱，轻粉二钱，乳香一钱，雄黄一钱，铜绿一钱，没药一钱，蜗牛二十一个，枯矾一钱，麝香一钱，寒水石（煅）一钱。以上各为末，称准，于端午节午时，在净室先将蜗牛研烂，同蟾酥和研稠粘，方入各药，共捣极匀，丸如绿豆大，每服三丸，用葱白五寸，令患者嚼烂吐于手心内，男用左手，女用右手，将药丸裹入葱泥内，用无灰热酒一茶盅送下，被盖约人行五六里路，病者出汗为度，甚者再用一服。如外用之法，搓条作饼，随证用之。修合时忌妇人、鸡犬等见之。

十香丸：治疥疮极效。乳香（去油）一钱，没药（去油）一钱，樟脑一钱，花椒一钱，硫黄一钱，水银（用唾研如泥）三钱，麝香二分，蛇床子（炒）五钱，大力子（去壳）二两。共研末，旧柏油烛二两，油胡桃作丸擦之。

火炮油：专治汤泼火炮，浑身皮破红肿，立刻神效。内用打大便表寒邪，外用火炮油搽之。细生地五两，生地榆三钱，薄荷五两，川柏四两，防风一两，木鳖五钱，荆芥四两，刘寄奴三钱，虾蟆一个，桑白皮三钱。麻油十斤，煎滴水成珠。

脱壳油：专治一切疥赖烂症。金头蜈蚣一条，雄黄末一钱，用纸一张，雄黄掺上纸上，蜈蚣一支，包在纸内，用香油浸一宿，第二日，蜈蚣火上煅灰，火下用瓦碗一只接蜈蚣油亦妙，此油搽疮上，神效。

清凉油：专治恶疮、聍耳等症。清凉膏煎枯膏油，搽一切疮上皆妙。

刀伤药：即七厘刀伤散，专治血流不止，活血、长肉、收口皆妙。花乳石三钱，象贝二钱，朱砂六分，参三七一钱，制甘石一钱，三梅四分，扫盆一钱，象皮一钱，白占一钱。共研细末，掺上破疮刀伤，此药能止血等症。

和胃散：专治反胃，左则反青可治，右则反黄不治。白矾、朱砂。共研细末，用豆腐皮包之，温水送下，三服立效。

紫金藤散：专治破瘀活血止血等症。即降香，研末，掺上破伤，神效。

消炮散：专治跌打，膏贴之，倘有起炮用此散，又用麻油调搽立愈。川柏二钱，银花五钱，生甘草四钱。共研细末，可煎汤洗之，立效。

腊风散：此药备风之妙。陈年灯笼壳（煅灰，研末），用麻油调搽破伤。

通关散：专治痧气，夏日受暑浑闷不省，倘有打伤不开声，此药吹鼻。细辛一钱，辰砂一钱，灯草灰一两，牙皂六钱，天回三钱，麝香少许。共研细末。

排骨散：治人咬伤，先用童便洗之，后用此散。龟板（道路旁死龟板），研末掺之。

离骨散：专治离骨，点牙即落，立刻见效。玉簪花根（干者）一钱，白砒三分，白囟砂七分，硼砂二分，威灵仙三分，草乌豆分半。为细末，名离骨散。

飞熊散：专治一切咽喉肿痛。人中白二钱，苏薄荷二钱，梅片八分，青黛粉二钱，儿茶二钱。共研细末，此入喉中。

眼药方：炉甘石七分，熊胆一分五厘，朱砂四分，珍珠二分，黄连一分五厘，硼砂三厘，没药六钱，乳香六厘，玛瑙三分。为末，点眼。

冰片：此药能收湿退火，解毒亦可。四梅、月石、煅石膏，各等份。

平乳散：专治乳疽、乳痈、乳刺，一切内外乳症可用。黄鱼鳞（煅灰），研末，每服一钱，陈酒送下，连吃三服立效。

青露散：专治一切无名肿毒，恶疮等症，此药能愈发散。芙蓉花、冰片、樟脑。共研末，用醋调，掸立效。

桃花散：专治长肉，止血拔毒。龙骨一钱，生石膏一钱，樟脑五分，广丹二分。共研末。

金黄散：治疮上发肿，破瘀消肿，无名肿毒，一切杂症，能发散。天花粉四两，苍术一两，白芷一两，生军二两，厚朴一两，生甘一两，南星二两，姜黄一两，陈皮一两，川柏一两。共研末，醋调。

生肌散：专治生肌长肉，收敛定痛。边及二钱，朱砂一钱，酸梅八个，赤石脂三钱，制甘石三钱，月石（煅）三钱，乳香（去油）三钱，龙骨三钱，没药（去油）三钱，轻粉一钱。研极细末，撒上疮口。

玉肌散：治收湿老臁等症。制甘石一两，血竭六钱，酸梅三个，扫盆六钱，人中白一两，赤石脂一两，樟冰一钱，煅石膏一两，密陀僧一两，龙骨六钱，蜜蛇参一两。共研末，麻油调掸。

琼酥散：此散治一切肿毒等疮，服之开针不痛。蟾酥一钱，半夏六分，闹羊花六分，川椒一钱八分，荜茇一钱，川乌一钱八分，胡椒一钱八分。上七味，共为细末，每服半分，黄酒调服。如欲火开，加白药丸。

万应散：治痧胀绞肠腹痛，抽筋，中暑吐泻，手足厥冷，小儿急慢惊风，牙关紧闭，一切蛇蝎虫毒伤，及一切疔毒，以数厘好酒调敷患处，吹鼻。茅山苍术（米泔水浸软，切片焙干）二两，丁香（不拘公母）六钱，天麻（切片焙干）三两六钱，大黄（切片晒干）六两，蟾酥一两八钱，雄黄（水飞）三两六钱，原寸三钱，甘草（去皮微炒）三两四钱，麻黄（去节细挫）三两六钱，朱砂（水飞）三两六钱。上药共研细末，端阳午时合散，磁瓶收贮，黄蜡封固，大人每服一分，小儿减半。如药放久泄气，可依症加倍用。

苍耳散： 治头面之疾，皆由清阳不升，浊阴逆上所致，浊气上烁于脑，则鼻流浊涕为渊，数药升阳通窍，除湿散风，故治之也。苍耳子一钱五分，白芷一钱，苏薄荷一钱五分，辛夷一钱五分，细辛五分。研细末，吹入鼻中，服冲汤送下。

平安散： 治痧胀及一切腹痛，专治目疾。朱砂三钱，火消三钱，荜茇二分，雄黄二钱，明矾二钱，麝香五厘，小赤金箔十二张。共研细和匀，收贮磁瓶，如用时只须点大眼角，男左女右，鼻吸亦可。

立效散： 治牙痛不可忍，痛连头脑项背，微恶寒饮，大恶热饮。防风一钱，炙甘草三钱，草龙胆（酒洗）四分，升麻九分，细辛叶三分。上用水一盏，煎五分去渣，以匙抄立口中漱痛处，少时立止如旧。多恶热，多少饮，更加龙胆草一钱者，法不定，宜随寒热多少。

雄黄散： 治蛇头疔，紫痛根坚，火毒攻。雄黄二钱，轻粉五分，蟾酥二分，冰片一分。研细末，新汲水调浓，重汤炖温，敷于患指，用薄纸盖之，日换三四次。

柏叶散： 治火丹恶疮湿热等症。侧柏叶（炒黄为末）五钱，蚯蚓粪（即蛇缠，韭菜地内者佳）五钱，黄柏五钱，大黄五钱，雄黄二钱，赤小豆二钱，轻粉二钱。上为细末，新汲水调搽，香油调搽更效。

冰玉散： 治牙疳痛喉症，齿缝出血。生石膏一两，月石七钱，冰片三分，姜蚕一钱。为极细末，用磁瓶成收贮，吹之。

六一散： 专治痧气，血流不止，气中要药。滑石六两，甘草一两，共研细末。

七厘散： 麝香五分，冰片五分，朱砂五钱，红花六钱，乳香六钱，没药六钱，儿茶一两，血竭四两。共为细末，磁瓶收贮，黄蜡封口，随时皆可修制，五月五日午时更妙，总以处心洁净为度。主专治金石跌打损伤，骨断筋折，血流不止者，敷伤处，血即止。不破皮者，用烧酒调敷，并用药七厘，烧酒冲服，以治食嗓割断，无不神效。烧酒须用大曲者佳。

密陀僧散： 治汗斑等症。雄黄二钱，蛇床子二钱，石黄一钱，硫黄一钱，密陀僧一钱，轻粉五分。共研末，醋调搽患上。

必效散： 治癣疮六种等症。川槿皮四两，大黄一两，斑蝥（全用）一个，海桐皮一两，百药煎一两四钱，雄黄四钱，轻粉四钱，巴豆（去油）一钱五分。共研极细，用阴阳水调药，将癣抓损薄敷，药干必待自落。

三白散：治漆疮等症。铅粉一两，轻粉五钱，石膏（煅）三钱。共研匀，韭菜汁调敷，纸盖，如无韭菜汁，凉水调亦可。

臭灵丹：治疥疮五种等症。硫黄末一两，生猪胎油一两，油核桃一两，水银一钱，捣膏用，擦患处。

痧药方：细辛一钱，丁香一钱，白芷二钱，广黄四分，三棱二钱，牙皂四钱，莪术二钱，蚕酥四分，天面二钱，冰片四分，辰砂六分，原寸二钱。共研细末，吹入鼻中。

骨胫散：治吞铜钱，消铁石器，立效。羊头骨（煅灰研末，米泔水饮下）三钱，立愈。

牙齿成取：金凤花子研末，入砒少许，点疼牙根取之。

白玉膏：治臁疮寒湿诸疮。炉甘石一两或八两（煅炭火红，入童便再煅，淬七次，细末），龙骨（每甘石一两，煅龙骨二分，煅研细末）。上药末，入磁瓶，再用麻油不拘多少煎老，另用磁瓶收贮，用时量用油调末摊贴，切不可揭动，一服可愈。

清凉膏：当归四两，白芷一两，木鳖一两，白蔹一两，乳香一两，白胶一两，黄丹十两，麻油二十四两。

隔至膏：红丹五文，铅粉五文，轻粉十文，甘石十二文，铜绿五文，陈香油调纸，穿眼贴之。

牙痛掺药：孙少京先生传。元明粉二钱，朱砂五分，冰片二分，硼砂三钱，椒阑核（煅灰）少许。共研细末。又方：月石二钱，火硝二钱，雄黄二钱，冰片五分。研末，掺上牙床。

治牙痛方：有痛十日半月不能饮食者，擦此药无不立效。杜仲炭三钱，生军三钱，青盐三钱。上药共研细末，擦牙患处，吐去涎末，再擦末药，过时即愈。

吊药方：妙。白芥子，桃仁，面粉，黄珠每三文，葱头白，鸭子青一个。以作为饼，用米醋共并敷外处。

陈伤吊药方：生姜（研末），白胡椒一两，火酒调盐。

斑蝥方：绿头粉一两，甘草一文，煎，调搽。

吊药方：白芥子五文，研末，火酒调敷外处。

活孙甘方：三十捅押甲，男左脚，女右脚，太阳太阴。

头风方：青娘子一个，红娘子一个，斑蝥（十脚固全）一个。研末，入于膏内，左太阳，右太阴。

寒湿疮丹方：淡芪一两，牛膝（煅灰），桐油二两。

吹口药：薄荷一两，雄精一钱，青黛三钱，冰片五钱，生甘二钱，寒水石二钱，月石。研末吹之。

富孝纲方：珍珠三钱，象皮三钱，琥珀二钱，玛瑙二钱，山茸三钱，龙骨四钱，血竭五钱，乳香八钱，没药八钱，牛黄五分，参须五分，白术一钱。共研细末。

火炮药： 牡蛎粉（掺）二钱，苦栏银锭（灰）。用麻油调丹。

老臁疮方： 虎骨（煅）一两，白矾（煅）。麻油调捭，捣细。

白虎丹方： 古路治头根，野田菜根，捣研贴肚。

肺痈方： 川贝一两，生甘二钱，月石三钱。

杨梅结毒疳疮妙方： 红升丹一钱，阴阳水调洗，立好。

吊药方： 丁香，白胡椒，朱砂，白芥子。火酒调服，即愈。

耳流黄水方： 五倍子一两，全蝎，火酒调。

五虎骆西川： 治疥疮等症。樟脑二钱，蜈蚣三支，松香一钱，少盆一钱，雄黄三钱，加香油卷，同少油听用。

铁箍散： 治恶疮无名肿毒。芙蓉叶六钱，倍子一两，半夏三钱，南川柏一两，白廉一两，生军四两，南星一两，雄黄三钱，白及一两。米醋调敷，立刻即收。

痛木风炙方： 米细研，用川椒先炒焦，米醋调，并外处用艾炙之，立效。

四脓丸： 制没药（去油）二钱，升药五分，冰片四厘，麝香三厘，乳香二钱，蜷螂五分。共研细末，调为丸。

诸疮不开刀： 白丁香、硇砂、没药、乳香各一钱，糯米六十粒。用块石灰一块置于碗内，入井水，待热气收息，收糯米，挑入灰中，如水晶色闪出；如米未熟，再用灰制上各另药末，和匀收贮。用时以粒饭丸如麦粒大，每用一粒，温水贴疮头上，其脓自出。

金黄散： 治寒湿疮、天泡疮等症。滑石一两，生甘草五钱，绿豆粉二钱。共研末，用麻油调敷。

必效散： 治瘰疬。硼砂一钱半，轻粉一钱，麝香五分，巴豆（去膜）五个，白槟榔一个，斑蝥（去豆糠米炒）四十个。上为细末，取鸡蛋二个，去黄，用清调药，仍入壳内，以湿纸数层糊口，入饭锅蒸熟，取出，晒干研末，每服一钱，服后觉小腹痛，用煎益元散一剂，其毒但从小便出。疮毒去后，服益气养荣汤数剂养气。血虚者先服益气养营汤二三剂，再服必效散。孕妇勿忌此药，斑蝥、巴豆似如峻利，然巴豆能得斑蝥之毒，用者勿畏。

肠痈秘方： 凡肠痈生于小肠角微肿，而小腹而隐痛不止者是。红藤一两，酒两碗，煎一碗，午前先服。后再紫花地丁一两，亦用酒。前服二碗后，痛必渐止为效，然后服末药：归身五钱，蝉退、僵蚕各二钱，天龙、生军二钱，石蛤蚆（此草药也）五钱，老蜘蛛（捉放新瓦上，以酒盅盖定，外用火煅干，存性）二个。共研末，空心用酒送下一钱，日逐渐服，自消。

荔香散： 治疝气、小腹气、痛心腹、胃脘痛等症，神效无比，立愈。荔核（炒微焦）一钱，广木香八分。散为末，每服一钱，清汤送下。疝气痛，去木香，加大回香

（炒）一钱，研末，每二钱，酒送。百草煎，治百般痈毒、诸疮损伤、腐肉肿胀、湿气。百草不拘多少，煎浓汤，乘热熏洗患处，每日二三次，盖草性之寒者，可以除热之者，可以散寒香者，可以行气毒者，可以解毒，无所不用，亦无所不利，此诚外科中最要最佳之处也。

如神散：治瘰疬已溃，瘀肉不长，疮口不合。松香一两，白矾。为末，麻油调搽，轻掺亦可。

槐米蕊：治杨梅疮下疳方：槐米三钱，每日早、午、晚进三服，用酒送下，如不能饮，用四钱盐水汤送服三二升，则热毒尽去，可免终身余毒之患，亦无寒凉败肝之处，此经验神方也。连翘、全贝煎枯。阳分痈毒或在脏腑肺膈胸乳之间者，此方最佳，甚者连用数服，无有不愈。

八宝丹：乳香（去油），没药（去油），龙骨，血竭，珍珠二分，冰片二分，轻粉一分五厘，煅人参。治一切疮疡不收口者，掺之即愈，研末收贮，不可透气。

眼药方：富盛　俞和轩传。文蛤五分，川连五分，遂仁霜五分，枯矾三分，当归五分，广黄一分。共研细末，点眼。

专治肚痛丹方：雄蒲地子根，用醋涂立愈。此方专治吊足痧症，初起者霍乱吐泻，脚足寒冷，心腹疼痛。用老姜放在脐上，又用艾放在姜上灸之，周身暖热，即刻见效。再用热姜汁一杯，分作三回吃，又用生姜，火酒敷手足湾，周身和暖即效。此方有起死回生之巧，真仙方也，忌一切汤水。

白浊良方：野田叶卅株，押霜露吃，立愈。

治赤蛇缠：白螺狮壳煅灰研末，真菜油调之，立效如神。

治白蛇缠：黄鸡屎粪搽之。

治一切痧症方：野苋菜（捣烂），足手湾头，擦之即愈。

治脱肛奇方：用蝉退为末，菜油调敷肛门，立收。

治小儿便血不止方：地骨皮，用烧酒一盅，煎至五分，去渣，空心服。

参贝陈皮：一治伤风咳喘，肝脾二气伤寒，老人淡火病；一治头痛身热；一治风寒等症。党参三两，陈皮四两，川贝二两，当归二两，甘草一两，冰糖十两。用流水煎好，七蒸九晒，吃片内藏。

治咽喉痛：霜罗卜叶一把，万年青根二个，舂捣涂之。

走马牙疳方：硼砂一钱，蒲黄一钱，青黛一钱，川柏一钱五分，儿茶一钱五分，人中白一钱五分，马尻勃一钱，甘草八分，麝香一分，冰片八分。上为末，先用清水净口，漱净，次吹入即愈。

生化汤：当归五钱，川芎一钱，焦姜三分，桃仁三钱，熟地四钱，甘草八分，枣引温服。

治咽喉痛：羌活一钱，牛蒡子一钱五分，水煎服。

治粪后下血方：艾叶、生姜，煎浓汁，药服二合。

女人生裙边疮良方：广丹一两，生石膏二两，煅石膏二两，研末，油调。又方：甘草，艮花四两，煎洗净，又搽药。

清晨丸：治中暑错闷不理并伏暑、伤食吐等症。半夏（醋煮）四两，茯苓二两，甘草二两。共为末，生汁为丸绿豆大，每服五六十丸，开水送下，此方真人立神方也。

走马牙疳神方：人中白三钱，青黛三钱，月石三钱，生石膏一钱，姜蚕一钱，冰片五分。研极细末，搽之。

瓜霜散吹药：西瓜霜一两，将皮硝灌入西瓜内，秋风吹透，瓜面上起白霜即是。人中白（火煅）一钱，辰砂二钱，雄精二分，冰片一钱。共研细末，再研无声，如非白喉，减去雄精。更有一种白喉，无恶寒发热等症，喉内起白皮，随落随长的是寒症，非桂、附不愈。又劳症亦有白喉，阴虚火燥，水米难下，渐至朽烂，法宜补剂，若以时行白喉认为此症，为害不浅。

脚上生茧：葱颈地龙（捣汁），松香一两，麻油二两，煎滴水成珠，摊贴膏药于茧上，贴之即落。

马氏喉痹真传

辨　症

喉者，一身之关隘也，闭而不通则道路隔绝，饮食难进，生死安危系焉。使不早治，则罔救矣。喉痛之症，从阳明烁金，以至火克金生痰，故治之须顷解热除毒，却风顺气，以平而后已。缠风最急，乳蛾次之。若左右皆乳蛾，是亦缠风也。缠风云者，热赤咽喉，里外皆肿，微有一线之通，急用生桐油灌之，鹅翎搅之，牛黄清心丸坠之，二陈汤加减服之。乳蛾云者，肿处如蛾形，犹有可通之处。要其致病之由，皆缘平时感受风热，积之既久，壅于上焦，一时未乘会而动，或醉后，或醉劳后，或而劳动，其相火一炽，而平居所积之风热齐马之起，痰血腾涌为潮之至，结于咽喉，外不得吐，内不得下，为肿为痛，苦楚呻吟，饿不能食，渴不能饮，煎药卒难奏功，丸散罔能施效，病热已迫，时死立至，必用小利刀破其紫里患处，后用八宝丹吹之，丹果神效。医者或者用低假之药丹，终无功，慎之志之。若痰喉声出如雷，餐食眼张，天柱倒陷，面黑唇焦，鼻无气息，目睛突出，汗如流珠，罔治。外无肿，身亦发热，面赤，乃热毒之余极也。外有肿，身亦发热，邪火外之由也。牙关不强，外不肿，第喉间红者，曰暴感在心，如左病退传于右，此余毒未尽也。

咽喉有数症，有积热，有风热，有寒热，有病后余毒未除，变化乳蛾，或单或双，如病中喉间有红肿色，数日光似镜者，此积热也。如喉中有肿色微白若臂形者，此风毒喉痹也，此热毒感风相搏而发也。或咽有肿，色带紫者，此为寒热，谓其人暴感热毒之气，壅塞喉间也。或有变木舌者，心热郁结于胸也。或风毒喉内外俱肿，风毒之气结于喉间，风毒与痰相搏而生也。素问曰：无风则不动痰，无痰则不受风，风痰相搏结塞咽喉，外形如鸡子大，色微白，腮上有肿形似疮，身发寒热，牙关紧强，言语不出是也。紫黑色处用小利刀破之，吹八宝丹，无不效验。

入　药

喉症，口噤不开，刀针无自而入，宜寻经络刺之。唯刺少商穴，其穴在大指甲边，去甲如韭叶许者是，不分男女左右，两手皆刺，血出即宽。盖此穴乃手太阴肺经之穴，直通咽喉故也。其针用三角柳叶匾薄者，非针刺针耶。若患人畏刀针者，急分开两边头发，但抓住顶发一把尽力拔，其喉乃宽，一要法也。

妙计神术

救急第一，李子青看验过，仙方秘术矣。

喉闭不通，以致巴豆烟通之。其法，用粗纸数重，一头用巴豆末摊上，一头不用巴豆，紧卷作炬，长二寸余，将有巴豆一头点火，随吹令灭，其无巴豆一头令病人含在口中，使人对火轻轻吹之，令烟透喉中，立破脓血，稍宽，烟透即取出，否则令作泻。或病瘥后，口臭腹绞痛，皆缘热毒积脾中，急用苏子降气汤，或病瘥后喉干痛，皆缘肾水枯涸，心火冲上津液燥，须保肺益金，滋肾不足。或腮颔浮肿，外感于风毒，急用紫苏、枫叶、柏枝汤洗之，用荆防羌活汤以治之，去厥风也。

或病缠右畔，余毒未尽也，用牛蒡子汤降火治之，或舌上有白胎结硬，必作木舌。或虚阳上攻，上下不升降，水火不济，腰冷不知痛痒，口中痰多，唇黑者不治。或前症手足冷，声音不响，喉中无肿干痛，不治。或前症手足冷，不能自收，头低不能举，眼目昏暗者，不治。或舌上卷大，不得咽吞，皆由热毒冲上，急用紫雪加脑、麝掺舌上，再吹八宝丹。或舌白胎坚硬，药不得入，揩拭干净，用竹片刮舌，然后吹药。热毒攻于舌，故舌生疮，寒风吹干津液，故舌硬也。王叔和云：三部俱数，心家热，舌上生疮，唇破裂，或口中猝然有肿转长转大，此名飞疡，渐进杀人。用小刀点出血，服鼠粘子解毒汤，加红花、牡丹花皮。恶心腹胀满者，难治。女子喉中肿而色红者，月经不调也，经不行，则壅于上，故咽中而痛也。女子有孕，心头痛者，不治。患处色白而脚冷者，此虚阳上攻也，或牙关紧强，不得开口，心头闷乱气绝者，可用皂角末吹喉中。或妇人伤寒，身发潮热，咽痛者，经上行也。《活人》云：伤寒经水适来，昼则明明，暮则谵语，如见鬼神状，此热入血室，犯胃气及上二焦，不可下也，小柴胡汤主之。咽喉痛而潮热往来，面赤唇红者，邪热上壅也，不用小柴胡汤，宜用竹叶石膏汤清上膈，除心烦，次用四物汤。或伤寒病四五日发热，鼻干口燥，咽喉痛者，阳明经病也。阳明主胃，汗多则胃汁干，故津液不能潮咽而干痛也，宜用人参败毒散主之。或伤寒三五日，咽喉中有肿，其色鲜红，痰涎自出，头痛颈强，须知主太阴经，邪气入手经络，触动心腑，但积热之毒攻于咽喉，则咽喉肿痛，甘桔汤内加牛蒡子、玄参、生姜之类，吹药同前。或伤寒八九日上，身无潮热，腹痛自利，咽喉痛者，此太阳经受病也，伤寒得汗不解，转入太阴，腹满时痛自利，咽喉肿痛，色微白可治。如手足厥冷，自利不止者，用真武汤主之，此汤能补下元两阳正气，以手足和暖为妙。经云：但要口中红活，有痰可治，宜随症加减。若口中黑，则血已枯干，声哑，目上视，自汗者，不治。或伤寒八九日上，得汗不散，喉咙痛，舌干唇燥者，皆少阴经自病也，太阴受病，得汗未解，传入少阴经，此经主肾，汗多则肾汁干，肾水不能调润咽喉，故病是也。如自利，腹中痛，手足厥冷，咽中肿痛，不可吞咽，如无涎唾及唇上干者，不治。或病人八九日上，身微温，无他症，但喉中痛而无肿，及声哑者，不治。或伤寒十余日上，得汗病解，无潮热，脉平静，咽喉痛者，气毒上攻也，宜用鼠粘子解毒汤。或口中干，夜发潮热不得卧，时发谵语，举手起足妄动者，用十味人参汤。

厥阴受病者，难治。咽喉干痛无痰者，不治。咽喉痛而舌卷者，不治。口中黑者，难治。咽喉头汗者，不治。哑瘴喉风，此症哑不能言，舌出常将手拿，急以两手大指侧爪甲缝，用三棱薄针，每指三针，有血可治，无血不治。若针少商穴，亦妙。用铜匙排开口，取丹硝丹吹喉中，再用鹅毛蘸灯窝油脚，搅出痰涎，服雄黄化毒丸，清茶送下，后用疏风甘桔汤，再吹八宝丹。平舌熏法，人舌长寸，不能入口，用巴豆仁三粒，取竹纸包之，打出油，将此油纸燃条点火熏之，其舌自上，急服清脾降火汤。完舌围法，人无故舌缩不能言，用芥菜子碾末，醋调敷颈下即能言，服清脾降火汤，再用紫雪冰片散吹之。一人忽舌胀大满口，以百草霜搽之，即服粘子解毒汤，多加黄连、连翘、苏梗，或服黄连解毒汤，并服牛黄清心丸，如无百草霜，以八宝丹代之，排针刺出血。

喉节症，此症生瘀于鸠尾中，初起如梅核在喉膈间，吐不出，咽不下，至三日，渐至喉节间，名曰喉节症，用难黄化毒丸服四七，气运。气痛喉闭，此症因聚毒塞喉间，痰涎稠实，发寒热者，分上中下三关，毒在下关者难治，上中二关用茶汤送下雄黄化毒丸，然后服参苓顺气散。

餐食喉疯，此症因在心经，咽喉燥而无痰者，著苔餐食者不治，用川桔散服之，如落心肺间刺痛者，用当归连翘散加大黄利下，再久不治，便为飞劳毒，可不慎欤。

喉瘤，此症生喉间两傍，或单或双，形如圆眼大，血丝相裹，肺经受热，多语损气，或怒中高喊，或诵读太急，或多饮烧酒，或多啖炙煿，犯之即痛，不犯不痛，须敛神泰息，以药攻之，则此瘤自落，不用刀，宜服益气疏风汤，麝香散吹之。悬痈，此毒生上腭，形如紫李，坠下抵舌，口不能言，舌不能伸，头不能仰面而立，鼻中时出红涕，若不速治，毒入脑即死，服荆防败毒散。又一肉球，此症生口内，有根线长五寸余，球吐出方可饮食，以手轻捻，痛入骨髓，前药益气疏风汤、麝香散三日，根化而愈，方并见前。又人喉间生肉，层层渐渐肿起，有孔出气，用臭狗桔叶频煎，服二剂愈。又人舌上忽出血，如孔簪，用赤小豆一升杵碎，水三碗，和捣取汁，每服一盏，不拘时服，槐花末掺之。一人齿根出血不止，用苦竹茹四两，醋煮，含漱吐之。

治喉舌间丸散丹诸方

八宝丹：珊瑚二钱，琥珀一钱，朱砂一钱，冰片二钱，制甘草一两，石燕二分，珍珠二分，石蟹二钱，或加牛黄随用。

冰片散：冰片一钱，硼砂五分，蜜炙柏一钱，钞（煅灰）三张，鹿角霜，枯矾一钱，蛇花草一钱，粉花末一钱，玄明粉，鸡内金（烧存性）一钱，口中臭气（加人中白烧存性），紫霜铜青（煅不宜过）五分，青矾（煅红，放地上出毒）。为末极细，放舌上或喉间。

牛黄清心丸：牛黄胆，南星一两，麝香五分，珍珠五分，冰片五分，连黄（末）一钱，防风一钱，荆芥（末）一钱，五培子（末）一钱，桔梗一钱，玄参一钱，茯苓一钱，当归一钱，雄黄一钱，轻粉二钱，天竹一钱，鹿角（末）一钱。以上为细末，匀和甘草膏为丸，如龙眼大，辰砂为衣，日中晒干，入磁瓶内，勿令出气，用薄荷汤磨服一丸。

益气疏汤：甘草、升麻、当归、川芎、生地、白芍、桔梗、花粉、门冬、前胡、青皮干葛、紫藕、连翘、白蒺藜、黄连（末）、麝、冰片。和入匀，吹患处，一日夜五六次。

川桔散：防风、川芎、桔梗、鼠粘子、玄参、栀子、白芷、枳壳、乌药、归须、花粉、甘草、陈皮、连翘，葱一根、灯心一条煎吃，食远服。

茯苓顺气散：人参、茯苓、乌药、苍术、紫苏、白术、甘草、陈皮、玄参、花粉、枳壳、栀子、桔梗。

四七气汤：甘草、桔梗、枳壳、花粉、栀子、生地、玄参、陈皮、连翘、鼠粘子、茯苓、紫苏，用姜三片、水二盅煎服。

清脾降炎汤：丹皮、青皮、当归、生地、黄连、防风、茯苓、台术、麦冬、泽泻、猪苓、黄芩、白芍、桔梗、薄荷、山栀子、玄参。

疏风甘桔汤：归尾、桔梗、枳壳、茯苓、黄芩、人参、栀子、黄连、荆芥、防风、甘草、川芎、连翘、砂仁、玄明粉、陈皮、甘葛、花粉。

雄黄化毒丸：雄黄（水飞）二两，郁金一两，蝉退一两，甘草（炙）一两，巴豆三十四粒，绿豆粉一两。以上共研末，面糊为丸如豆大，头七丸服清茶送下，吐出痰涎立醒。未吐，再服七丸。如人死，心尚热，研细末灌之。

苏子降气汤：陈皮（能散泄）、肉桂、前胡（散气清痰）、苏子（散气消痰）、半夏（消结化痰）、厚朴（能散泄）、桔梗（载药上行）、黄芩（去肺火）、防风、枳壳（泻肺火）、甘草（泻火解毒）、生姜三片（散肺解毒）。

　　清火降气汤：苏子、前胡、厚朴、甘草、陈皮、半夏、黄芪、桔梗、人参、肉桂、当归、五加皮、羌活、玄参、花粉。

　　二陈汤：原方上用半夏、茯苓、甘草、陈皮。陈皮、半夏、茯苓、甘草、玄参、升麻、桔梗、花粉、连翘、当归、苏子、生地、黄连、白术、黄芩、青皮、苏梗、山栀、赤芍。

　　甘桔汤：原方上甘桔二味。生地一钱，桔梗一钱，花粉一钱，粘子一钱，连翘一钱，黄芩一钱，生甘一钱，山栀一钱。

　　鼠粘子解毒汤：粘子、甘草、升麻、生地、连翘、白术、黄芩、花粉、黄连、栀子、桔梗、青皮、防风、玄参。

　　黄连解毒汤：黄连、粘子、桔梗、花粉、连翘、生地、当归、白芍、丹皮、青皮、枳实、柴胡、前胡、干葛、玄参、金银花。

　　凉膈散：当归、陈皮、黄连、黄柏、甘草、薄荷、黄芩、花粉、青皮、栀子、川芎、赤芍、银花，灯心草三十根，竹叶三十片，水煎，食后服。

　　三黄汤：黄柏、黄连、黄芩、黄栀、川芎、赤芍、薄荷、甘草

　　桔梗汤：兼治喉痈。桔梗、贝母、归身、防风、杏仁、甘草、玄参、米仁、枳壳、黄芪、百合、桑皮、干葛、黄芩、青皮。

　　千金内托散：金银花、花粉、陈皮、甘草、桔梗、白芍、赤芍、川芎、连翘、人参、当归、防风、青皮。

　　夺命无忧散：治缠喉疯，喉痛风涎壅盛，口舌生疮，心腹胀满，脾积癥块，小儿奶癣，误吞骨屑，硬咽不下，涎满气急，闷乱不省者。玄参、贯众、缩砂、黄连、茯苓、炙甘草、荆芥、山豆根各五钱，硼砂二钱，滑石一钱五分，寒冰石。共研为极细末，每服一钱，干搽舌上，后用冷水咽下，不拘时。

　　假如吃了巴豆、杏仁毒物，辛辣姜桂、胡椒及诸药毒，亦可用此，每服五分，能润三焦，消五火，杀九毒，赶瘟疫，治渴痰。

　　立验方：缠喉疯、双乳蛾极妙。用榆树上出过刺毛窠一个，剪病人指甲、脚爪。如左边乳蛾，剪其左足、左手；右如之；若双乳蛾，左右皆剪。用食盐少许，同入锅内煅过为末，吹在患处，以手足拍其后项，视其所患，在左拍其左，在右拍其右，两边皆患，两边皆拍，即时破溃，痰血立出。或用钩金皮，磨半分点之即破。或用蜘蛛一枚，放入小银瓶底，以明矾填瓶，煅过为末，吹患处，立宽，以蜘蛛能截能擒也。若有五色遍身者，尤妙。此方不得口用之，物禽命重也。

　　喉症轻者，不必用刀，亦不必用煎药，但用白硼砂、灯草灰、风化硝、黄柏、青

黛为末，以芦管吹入至妙，兼治口疮。或用青鱼胆一枚，胆矾入，于中线扎口，若悬于当风，阴干为末，患者以鹅毛蘸药点喉中，即大吐血痰而愈。

附烧灯草灰法：紧扎为把，令坚实，塞入罐内，用土固封，煅之罐红为度，待冷取出，方用灰存性。

紫雪冰片散：青片（火煅通红，取出放地上，出火毒）不拘多少，冰片、麝香各少许，硼砂，玄明粉。上为末，放舌上，或上下喉间。

胆硝丹：冬月入朴硝、黑牛胆、肉桂，在风处，过百廿日去皮用之，夏月宜服冷香，需其罐口用雪里红捣之，随地生多。

杂探喉舌灵方：入房被惊舌出方，不收方，阳缩如之。人参五钱，煎浓汤服，舌渐收入。

小儿走马牙疳时，腐烂即死，方用妇人溺桶中白垢（火煅）一钱，铜钱三分，麝香一分半。为末，搽。

治走马牙疳：黄连（能坚厚肌肉）一钱，雄黄一钱，胆矾（二味悍能杀虫）三厘，冰片（能利肌腠）五厘半，又方：青黛、桔矾、黄柏、五倍子。

治口疮方：芦甘石（制）、黄连、薄荷、人中白、儿茶。将倍子开一窍，入明矾少许，煅灰存性，又加麝香、冰片，研末，吹疮处，立效。

治男妇、小儿口疮并喉癣：寒冰石（火煅过）三钱，仁砂五钱，樟脑一钱，儿茶一钱。共为末，先将茶漱口，没药吹入，效。

治喉癣：薄荷一钱，赤石脂一钱，雄黄一钱，朱砂二分，牛黄半分，龙骨五分，贝母一钱，冰片五厘。共研末，吹喉。

治痫喉喉癣：冰片半分，干姜一钱，薄荷一钱，白硼砂一钱，黄柏一钱。共为末，日二吹入，以愈为度。

治喉痹欲死：姜蚕（炒末），生姜自然汁调灌之，盖姜蚕同作相火，散浊逆结滞之痰，故也。

治急喉症：熟地五钱，生地一钱，射干、薄荷。

治伤寒舌出过寸方：冰梅五分。为末，掺舌上，随手缩入。

治风入心络暗不语方：蜜陀僧，为细末，茶调一匕服，即愈。

绿云散：治口疮烂为神。白砒一钱，用好小枣（去核）十个，将砒入枣心，线缝或缚之，火煅过通红，烟尽为度，放凉，和黄柏末三钱、枯矾一钱五分共为细末，先将牙根洗净，用米泔水洗之，后将药擦患处即卧，口开候涎流出，及一二次全愈。

治喉闭方：鸭嘴，胆矾，研极细，醋调灌。

治销喉方：人指甲（不拘男女大小，立时剪下，煅灰）五分，吹入喉中，少睡愈。

治喉痹牙关紧方：青鱼胆一枚，取汁滴鼻中，须臾吐痰即愈，不吐再滴。

治咽喉忽肿欲死方：苦酒和黄柏末，敷肿上。

治咽喉肿痛欲死方： 生矾为末，入银砂少许，吹入。

治舌忽肿方： 锅脐灰和老酒涂舌上，重出。

治舌上出血方： 蓖麻油纸燃，熏烟于鼻中自止。

治舌肿胀塞口方： 蓖麻仁四十粒，壳研油，涂纸上，伴燃烧烟熏之，未退，复熏，以愈为度。有人舌肿出口外，立愈。

治误吞竹木入喉： 锯渍之，酒饮之解。

治刺入喉中： 刮象牙屑，研细，调饮生煎服之。

治喉痹寒热： 秤锤烧红热，投酒中饮之。

治小儿重舌方： 用伏龙肝和苦酒涂舌下，捣细末，水调服，治小儿夜啼。

治枣核梗喉： 用朝南桑虫粪，新瓦焙干，研末，清汤送下。

治笓帚丝梗喉： 用入土陈年旧笆竹，煎浓汤饮之，立化。

治针硬喉中： 用韭略煮食之，针从大便出。

治喉内生双喉蛾、单蛾或喉闭不能开口，汤水不能入方： 取白梅三个去核，加百草霜三厘，先捣如泥，次用大蜒蚰三条同捣匀，令病人徐徐咽下，得入口，其喉即进饮食，忌热物煎炒。

治喉咙十八症，名悬旗： 用壁上钱（带壳）七个，蜒蚰（同在新瓦上焙干）七个，又用箸头蘸麻油，润蜒蚰一二次，再焙，研极细，吹入大吐涎末，奇验。

治牙关紧急： 用细红蚰蟮阴汤，瓦上生文。

治舌出口外寸余方： 用牛膝数两，煎浓汤饮之，即收。桑白皮中白汁点唇皮裂、小儿吻疮。

治舌肿出口外方： 雄鸡冠刺血，盏盛，将舌授之，即愈。

治牙肿难忍方： 好烧酒漱口，吐出烧酒及涎后，用绿豆七粒、胡椒七粒共研碎，勿至如泥，将绵裹如黄豆大，每一丸，咳痛处。

治喉闭方： 猪牙皂角（去皮弦）五钱，枯矾五钱，贝母、薄荷各五钱，研极细末，吹入患处。

治喉闭方： 山豆根、姜蚕、桔梗各一钱，月石、麝香、冰片各一分，研细极末，吹入患处。又方：山豆根为末，吹患处，少顷，用水漱出。

治虫牙立效方： 韭菜子一钱，用一大碗，上覆一小碗，底上加一烧红瓦片，片上将韭菜子放上，加以好香油二钱，微微起烟，用纸套凑烟接入鹅毛管或笔管熏，或再熏牙痛处，其虫自出，大碗内想常盛水。

治骨鲠方： 仙人立传。白芷三钱，研细末，用无根水下，立愈。如喉痛，加冰片少许，大人一分，小人半分。

固齿乌发异方： 仙人传授。骨碎补不拘多少，用槐条拌炒七次，放地上出火毒，碾碎，筛过，擦牙。

神效上清噙化丸：治口舌生疮，咽喉肿痛，热闷咳嗽，服之心清肺润，膈宽气化，烦除热解：侧柏叶、薄荷、细辛、苏叶、乌梅肉、寒冰石、硼砂、玄明粉、儿茶、砂仁、甘松、五味子、桔梗、玄参、片脑各五分。为末，甘草煎膏，甩丸为弹子大，辰砂二钱为衣，噙化。

玉霜露治喉痛方：薄荷（苏州者佳）一斤，天花粉一两，甘松一两，甘草四两，豆粉二斤，白糖二斤，柿八两。先将薄荷四味水润湿，用大砂锅一个注水少半，放一箅，箅上铺前四味，再用湿白布一块铺开，将豆粉、糖和匀处，铺白湿布上，即以余布四角拆，盖糖，糖上以瓦盆扣住，用面固口，下用木柴火，先文后武，打一炷香去火冷，冷仍作末贮用。

声音不出肾虚方：人参、白术、茯苓、甘草、半夏、牛膝、菟丝子、五味子、益智仁、破故纸、巴戟天、胡芦巴、石菖蒲、姜、枣，煎于五更肾开时，不许咳唾、语言，默服之。

马氏真传喉症

第一症：咽门分两路，其受病不同，左咽软，主吞咽，右喉主出声。经云：喉能候气，咽能行气，故喉病总言之为咽喉，医者可别而治之，其病种种各类，其状各各不同，宜细审此图种，即双乳蛾左畔虚阳攻上，其肿微红者，若手足厥，冷痰涎自出，头重目昏，急用韭汁、酸汁加玄明粉灌之，旋去痰涎，服苏子顺气汤、二陈汤加甘草桔，如厥重不省人事，其气欲绝，急以茱萸研烂，调醋涂足心。

第二症：此症多由生于忧心，劳碌大过，或对风入肺经作痰，务用去痰为要，其色鲜红，久而紫赤，急用小刀利刃轻为点之出血，火即泻矣。服前药，并吹冰片散。凡赤紫者变成痰，愈之渐也。

第三症：疯热喉症。（书中缺如）

第四症：木舌。其舌硬如穿山甲，外症憎寒壮热，言语謇涩，此心经受热也。治法，以小刀点紫黑处，煎药内多加山栀泻火要物。

第五症：重舌。舌下生小舌，其舌鲜红，外症颔下浮肿，有硬核，此心经受热，毒气于舌下，急用柑橘汤加姜、灯心煎服。

第六症：重腭舌。舌上生一疮，其状若杨梅，外症无寒热，但作事烦心，先以甘桔汤，后服黄连解毒汤，不宜用刀。

第七症：酒毒喉痹。其形若鸡子，其肿鲜红，其光如镜，外症发热恶寒，头痛顶强，此上焦积热，心脾受之，盖心、脾二经主上焦，宜服粘子解毒汤，治法同前，多加干姜、天花粉、生地、黄连、山桃仁、连翘、玄参、枳壳、桔梗。

第八症：疯毒喉痹。外赤肿，内微红带白色，其形似蒸饼，连腮肿痛，外症身恶寒而无热，腮颔浮肿，牙关紧强，此风症相搏，结塞喉间，治法必以去痰为要，吹药数次，若外面红肿，用围药敷上，中留一大孔，再润之，以助药力。

第九症：疯热喉痹。肿红而微紫，其形如拳，其人面赤、目上视，外症壮热恶寒，俨若伤寒，此病人久积热毒，因感风所致声哑不响，宜用润肺药治之。

第十症：舌微黄。右畔虚阳攻上，其色微黄，其形若蚕茧，故为之风蛾，其症亦手足厥冷，治法同前，倘腰痛加干姜、赤芍。

第十一症：牙痛。牙适边生痛如豆大，脾胃二经火也，用刀点破，服清胃甘桔汤：当归、生地、丹皮、黄连、升麻。此清胃药。

第十二症：口疮。舌上生疮如黄栗，外症怯寒而口张，先用蚌水或田螺水，或苦茶，洗净喉搽药，服鼠粘子解毒汤，加栀子、黄连；口臭，冰片散加人中白、枯矾、青黄连末。

第十三症：莲花舌。舌下生三小舌，其类如莲花状，舌乃心之苗，思虑太过，心火上炎，或火气所伤，或酒后当风取凉，以致火痰相搏而成，急用清凉解毒汤加减服之。如肿不散，用小刀点出血为妙。

第十四症：上腭生疮。上腭生疮如黄栗，口腥臭，外症手怕冷，足怯寒，此脾经积热也。上腭主脾，脾气通于口，故脾经受热，则上腭生疮也。先用蚌水蘸布洗净患处，先服清脾降火汤，次吹冰片散，戒酒。附取蚌水法：用蚌洗净，打碎取水，另用湿线布滤清，若用夏布，则夏布孔遇水则疏滑，恐蚌中蚂蝗竟在水碗，误入口中，将何处之？咽喉之症主太阴之火，蚌乃河中之物，主太阴之精，故诸水以治火耳。

第十五症：缠喉疯症。此症外如蛇缠项颈，身发热潮热，头目大痛，其肿紫糖色，依总论治之，吹药内加脑、麝，服荆粘子、二陈汤，急用鹅毛蘸灯窝油，去痰涎三小碗方活。如痰不能去，难治，急避风。

第十六症：双喉痈。此症风热所积，或食其气所生，三四日要出血，五六日要出脓，如此症口内出者，愈；口外出者，难愈。宜服三黄凉膈桔梗汤治之。

第十七症：走马疳。此症不用刀割，如夏天齿腐烂，不治。将属薄荷取汁加干蛤唉之，久难治矣。烂则服土茯苓末。

第十八症：悬祈。此症赤肿舌烂，下喉落尽颊内必死。

第十九症：死梅核。此症如核甚硬，或腮肿胸膈，风痰气壅，力之至平软迟者，不治。

第二十症：书中缺如。

第二十一症：珍珠疮。此小儿舌上珍珠疮，宜早用刀破之，自能服药者，将黄汤服之。如此不能服药，乳母服之，再以吹药搽乳颈，上使小儿吞之。

第二十二症：角架。此症牙关尽处赤肿，宜早用刀，日久牙关紧急，即紧牙关也。

第二十三症：右喉疔。此症因夏月豆腐中滴有人汗，食之乃生此患，服千金内托散。

第二十四症：开花疔。此症与前同因，风热劳气而成，如古黑色，不治。如不黑，用千金内托散托后服凉膈散，吹末药。

第二十五症：此症受风热而生，如里出脓者，服三黄汤；外出脓者，服凉膈散与千金内托散。

第二十六症：死舌痈。此症服桔梗汤，有刺者刮去，黑色不治，刺黑者死。

第二十七症：舌下痈。此症在出脓，有出脓，服三黄汤。

天医堂　见天心　神农谱　仁术　仁人　活我　功同良相　著手成春　妙手回春　是乃神术　触手回春　二神妙术

天医：十月十六日圣诞。

药王：四月廿八日圣诞。

财神：九月廿七日圣诞。

李祖纯阳仙师：四月十四日圣诞。

药能医病不能养人，食能养人不能医病。

齿者乃骨之余，发者乃血之余，甲者乃气之余，齿属肾，而此乃骨之余，爪者筋之余。

气行些肿消，血行些痛止。

风为四时不正，寒乃节候不调。

毒则散而拱于内，入经络而亡。

一个月不治则有管，二个月不治则有虫。

其性浮而不沉，其用走而不守。

虚火上喉，火烧上楼。

一人将军一个令，一人郎中一个方。

妙药能医宽享病，仙佛难度十恶人。

人生以心为根，以肾为蒂，天地相去八万四千里，人之心肾相去八寸四分，中有一脉，以通息，总百脉，一呼则百脉皆开，一吸则百脉皆阖，化工流行亦不出呼吸二字，人之呼吸常在于人身正中处，则血气自固，元气行壮，七情不炽，百病不治自消矣。如酒色二字，情伤元气，更须食饮。所犯者并于五旬，百病来侵。

悟医成道，李可功着造要诀，伤科心法：手阳明大肠经，足阳明胃经，足太阴脾经，手少阴心经，手太阳小肠经，足太阳膀胱经，足少阴肾经，手厥阴心包络经，手少阳三焦经，足少阳胆经，足厥阴肝经，手太阴肺经。

青赤黄白黑，酸苦甘辛咸，木火土金水，肝心脾肺肾，眼口手鼻尿。

胎是混沌之皮，气一大疫人，一小天化为人，人变为一形，二字呼吸，三宝神气精，四季寒热温凉，五脏心肝脾肺肾，六腑胆胃包络三焦小肠大肠。又有六欲七情，喜怒忧思悲恐惊，八风相感，冬至日正北大刚风，立春日东北柔风。

十天干日：不宜用针，犯之病多反复。甲不治头乙耳喉，丙肩丁背于心求，戊己腹脾庚腰肺，辛膝壬当肾经收，癸日不宜针手足，十干不犯则无忧。

十二地支日，人神所在歌：子不治头君须认，丑日腰耳寅胸应，卯日鼻脾辰膝腰，巳手午心真捷径，未头手足申头背，酉行膝背同其类，戌日在阴头面间，亥日游行头凶风，春分日正东婴风，立夏日东南弱风，夏至日正南弱风，立秋日西南谋风，秋分日正西刚风，立冬日西北折风，应时而至主生养，万物不应时而至，主杀万物，若人感受，内生重病，外生痈疽。凡此八风为病，九宫尻神，尻神所在有振乾，坤内外踝圣人留，震宫牙口腨宜记，巽位还居乳口头，中宫肩骨连尻骨，背面目从干上游，手膊兑宫难针灸，艮宫颈位十二支，神禁灸歌男除女，破应腰项也须休，离膝肋胁针难下，坎肘还连肚脚求，为医精晓尻神诀，万病无于禁忌忧。

凡人胁骨左右廿四枝，凡有背节骨二十四节，凡有臼碗，总有六十九个，凡人有三百六十五骨节，毛孔九万，筋脉九千。

胆：子时气血注胆经，重三两三，铢长三寸，盛精汁三合。

肝：丑时气血注肝经，左三叶，右四叶，重二斤四两，主藏魂。

肺：寅时气血主肺经，管九节，重三斤三两，六叶二耳，主藏魄。

肛门：卯时气血注肛门经，重十二两。大肠重二斤十二两。

胃：辰时气血注胃经，口大一尺六寸，径五寸，长二尺六寸，横屈受水谷三斗五升，其中之谷常留二年，水一斗五升而满，胃重二斤一两。

脾：巳时气血注脾经，重二斤三两二，广扁三寸，长五寸。

心包络：戌时气血注心包络经。

心：午时气血注心经，重十二两，中有七孔三毛，盛精汁三合，主藏神。

小肠：未时气血注小肠经，上口即胃，下口即大肠，长三丈二尺，受谷一斗四升三合，大二寸半，径八分，重二斤十四两。

膀胱：申时气血注膀胱经，重九两二铢，从广九寸，盛溺九升九合，口广二寸五分，阴溺时出。

肾：酉时气血注肾经，肾有二枚，重一斤一两，主藏精。

三焦：亥时气血注三焦经。

治癫狗啮伤经验救急神效方：每年惊蛰后，桃花正开，虫蛇出洞，霜降后梅花正开，虫蛇入洞，其出也必呼气，其入也必吸气，吐纳之毒气常流于洞口，犬性喜嗅，适感触其毒，从口鼻吸入，遂病癫，名疯犬（音制狂犬）。春夏日桃花癫，秋冬日梅花癫，犬性义而善守，癫则不识人，不守家，颈硬头低，耳落尾拖，直向前行，不能返身顾后，闯入人家，不拘生熟，遇人见犬，无不乱啮，好犬被啮，即触毒而癫，若人不善避，或被啮，或被唧衣，即触毒气，设自昧不觉，未经早治，或治之又未中肯，急则七日发作，缓作则七七日至百日定当发作，卒病，心腹绞痛如刀割裂，神识不清，痛剧中心无赖，自拍其胸膺，嚼其舌，啮其指，啮其肤肉，甚至嚼衣服、磁瓦，不过二三时即死，惨状难言。欲辨病症，是否须以葵扇（即蒲扇）向病人重扇，见风即身缩、战栗者畏甚，又急鸣锣，闻声即心惊惕不安，确是中癫犬毒无疑，即验犬是否病癫，亦葵扇风试，见风即战栗，又以锣声试，闻声即乱窜，确是癫犬无疑，当其触毒，尚未发作，以闻锣声，其癫即激发矣，人与犬皆然。仆（我）曾见数人患此，在旁观，皆不忍入目，束手无策，遍考方书，并无起死回生良法，间又先用斑蝥（音班谋）一两草药攻，追逐恶血，从溺激出，痛割难禁，虽不即死，亦于死中求活，似此诚非良法也。道光二十六年冬，仆（我）在湘潭经过沙湾，目击一米船，有帮伙卒病心腹绞痛，心无依赖，乱咬，百药罔效，医亦不识为何疾，万分危急。会邻船澧陵人，以葵扇向病人以扇，大呼曰：殆哉，此中癫犬，发作死证也，能谢六千钱，我有秘方，立可治愈。船主哀告，当帮伙者身无多文，允谢四千，船帮人皆苦劝，谓救人急难，是大善行，澧陵人以不遂所索，竟袖手不救，由是众怒甚险，恶其心忍，执澧人，缚其手足，置病者侧，澧人畏抓啮其身，甚自悔，愿治，不索钱，请解缚，毋与病者卧，众不允，谓此忍人也，得缚解，定食言，必传出真方，能包不死乃可，澧人亦无如众何如，报用大剂人参败毒散，加生地榆一两、紫竹根一大握浓煎，如病人牙关已紧，须用棰击去门牙，急灌一剂尽而神识清醒，两剂尽，其病若失。此仆亲目所击、经验者，据澧人云：凡癫犬来家，或遇诸涂不及躲避，或被啮，或唧衣，感触毒气，自觉有恙，畏扇锣声，或在七日进药一剂，至二七日嚼生黄豆，试验有无留毒，如嚼豆时口中作生气，合心恶欲呕，是毒已尽除，不必再服。若嚼豆时口中不作生气，如食熟豆，可吞，不合心恶欲吐，急再进一剂，至三七日，仍用黄豆照前嚼试，服至三剂，留毒必尽除，永保无患。即好犬被咬于未发癫之先，亦用此方，再加乌药一两浓煎，拌饭与食，断不致癫。仆俟后照方施治，应手取效，即孕妇都可服愈，不唯保其无虞，且无他患，屡经神效，方之灵验，不可思议，每有途远，奔赴寒舍求方购药还家，迟迟莫及，病者已毙，仆闻之，殊甚惨悼不止，特细述得方缘由与效验，如乡斯应刊刻印送，冀知方者多，随遇即可施治，更乞善士仁人广为传播。方列于后：真纹元三钱，羌活三钱，独活三钱，前胡三钱，红柴胡三钱，枳壳（炒）二钱，桔梗二钱，茯苓三钱，甘草三钱，川芎二钱，生地榆一两，生姜三钱，紫竹根（湖南人呼为紫竹，赣州人呼为黑竹）一大握，浓煎温服。

痧症秘旨卷之一

痧症秘旨序

盖夫天地，以正气生长万物，亦以邪气夫杀药物，何哉？夫正气恒流，阴阳和而睛雨刀，万物得其正而生长焉。邪气降行，雹雾作而寒暑乘，万物受其邪而夭杀焉。夫人，亦一物也，岂有异哉。放古昔帝皇，其于人也，唯深加保爱焉，察天地之情，审人民之疾，首立方书，详诸药味，以瘳民疾，谆谆而告诫，使民保正驱邪，调和身体，以享永年者，因由来旧矣。然从未闻有云痧症者，吾独怪。夫近季以来，往往见人之有病也，则曰是痧也，非病也；又曰某人之有疾也，曰是某痧也，实非某病也。乃治痧者不诊脉也不服药，仅以手持针刺，应手而愈者不可胜数。予甚异之，因请其详焉。于是治痧者抚掌而言，夫痧者乃邪气入于脏腑，瘀结而成者也。邪气者，何曰？夫天之疾风暴雨、寒暑燥湿、重雾浓霜、夏雹冬雷，地之山岚瘴气、臭水毒泉及脏粪腥膻等物，莫非天地之邪气施行，而为正气之恶贼也。盖人禀天地之正气以生，故正气充实于中，与体血融会贯通，周流躯质而无间者，虽有邪气，本无由而入也。实如人不慎重，常失保护之方，或当风而偃卧，毛孔开而邪气入于肌肤，或遇暑畏炎，过贪凉而体沿臭露，或腹馁而远行，或衣单而寒迫，更有喜食腥膻而腹沾秽气，又有沉于色欲而体弱神伤，总之，行为莫非，藏折元气而引邪之道也，于是邪气充满于中，正气虚耗于内，主贼战搏，血亦因之停滞，日久而为痧痼矣。然痧有轻重，重则顷刻而亡，轻则迟久而死，轻则易治，重则难疗，不可一概论也。盖有七十二症，焉若不视其精详，审其端的，思痧针穴，思穴治痧，不几失之毫厘，谬以千里哉。不观夫世之偶识一二者，妄以痧医，或许无论其症之重轻，痧之曰，已漫刺患者之指甲，放出黯血，曰痊矣，不知轻者可痊，重者不疗也。假令目前略杀其势，不数日仍然毙者，不知凡几，甚可畏也。乃更有医者，不识痧症，漫指人之某痧为某病，误投药饵，妄杀多人，不更哀哉。由是观之，可曰无乎。噫！彼虽云尔，予终未信，不意适于丁亥仲秋，拙子仲芬初患伤风，随施汤药，久服无效，后变似疟，续变伤寒，更成漏底，一月后饮食不沾，六脉将绝，甚至舌硬唇焦，牙关紧闭，四肢不举，眼定不移，医者皆云不治。偶有相知金兆行探问，予答以无救，金曰：莫非痧乎？六月间甥允又霎时昏晕于地，汤灌不进，面赤牙僵，急请奚姓医士视之，曰：此痧症也，当用针刺钱刮即愈。又邻李长庚亦为之，邀奚观视，亦用此法而愈，用石膏阴阳水调服。若此者不可枚举，试请来一看何如。予曰：伤寒泻痢，舌强脉绝，恐看亦无益矣。况病月余，未闻腹痛，痧又何来？金曰：不服药饵，有何疑为。强请奚至，奚曰：是痧症也，幸感邪甚轻，禀元尚厚，惜用药过多，邪气蔽内，前攘后夺，无门可出，致屡屡变病，若邪盛正衰，稍迟不治焉。能延久至此，况痧不皆痛，今即不药亦能也。遂用针刮，约及一时，刺出黯血，睛流舌软，六脉起，手足亦动矣，以陈米糊汤饮之三四日后，饮食渐进，一月痊可。因是，始倍有痧而深服医痧之妙，遂与奚桐识，间许治痧之由，奚曰：非敢杜撰，有所由来，受师训，举手救人，非为利己，实欲授人，恐学者乘危计利，殊失济世之心，故未敢轻授。再诘其本，以书示予，时天台老僧普净之传，议论精微，条分缕析，盖有经络之不同，轻重之或异，视其异而治之，非泛言痧者可比。

天命之人卒然患病，狂躁咆哮，或疑撞神遇祟，求神问卜，广费钱财，即或延医家，识痧者百无一二，或有知痧而不知治者，反怪言乱讲。初诊脉曰：此因感冒风寒而起，饮食消少，宜用疏散导表发汗之剂，葱姜断不可少。岂知葱姜，痧症再忌。一服之后，重则气胀，周身红紫而暴亡，轻则口焦身热，日重一日昏一日，甚至转语发狂，欲食不进。及再延医，诊视曰：此热症也。更投数剂凉药，乃至与食搏击，变为痢泻，否则胃寒脾绝，竟致不治，是谁之咎。与不知识痧者治之，不诊脉，不服药，不亏元气，不损厚资，究索病根，依法摩抚，按穴针刮，顷刻平复，真有起死回生之力，斡旋造化之能，虽扁鹊复生，灵医再世，亦宁有加于此哉。鸣乎！予非有所私而敢附会憶说也，只因其屡验，功效甚速，且观其事、传之所言，又甚合乎理，故愚不揣其孤陋，略叙数言，以陈其是，明载治条。

痧症秘旨卷之一上部

颠折痧

此症头摇痛如打折，面带麻木，颠摇不止，此系感冒痧邪入，视为缓症，不放在心，如久不治，邪走心经，致舌麻木，舌尖吐出者，用香油钱刮脑户穴，其穴在枕骨上一寸五分陷中，属督脉，忌针刺，刺则令人哑口，俗云脑门是也。此后凡云刮者，必用上一枚钱，香油刮透痧为是。用针刺风府穴，其穴在颅下，下入发际一寸，两筋间凹陷中，枕骨一五会脑户下一寸是也，若再下五分，是哑门穴，倘误针刺则失音，俗云争食岩。

日月痧

此症两太阳或左痛右痛，耳受寒邪，日久不治，邪入脉经，心肺俱胀，则满身麻木，眼目酸痛，饮食不贪，口吐酸水。两悬厘穴刮后再针刺之，其穴在头上两旁，从额针上头角下陷是穴，属足少阳胆经，俗云两穴阴阳内是也。针刺丝竹穴，其穴在眉梢尽处，发际陷中是也，属手少阳三焦经，凡用针，只宜浅横，不宜直刺，恐伤筋骨。

蟹眼痧

两睛定而凸出疼痛，满头亦胀痛，先用两大拇指抵住两眼眶斑，以针眶上少顷，针刺印堂穴，其穴在眉中间，属督脉。又法：以指头捻出红斑或紫斑，以针轻浅刺出血，亦妙。

头疯痧

头脑胀痛，外受风邪，先将两手指捻眉心印堂穴，再针眉梢尽丝竹穴，只宜横浅，不宜直深。

蛇舌痧

如蛇舌吐出，伸缩不止，心经受邪，口吐酸水、顽痰，钱刮痛肩井穴。其穴在头上，缺盆大骨陷中一寸五分，以三指头取之，当中指下陷中是也，属手少阳三焦经，俗云肩井穴是也。此穴不宜针，用针刺舌尖，若久不治，则令人笑，笑后心偏而发痴病矣。

羊舌痧

舌斜冲左边，眼亦偏左边，舌斜冲右边，眼亦偏右边，此是肝经受邪，因脱衣，先脱左，左受邪，先脱右，右受邪，胸膈闪痛，日久不治，邪气下降，满身胀紧，多笑而成痴呆。用针刺，舌斜左针左，斜右针右，再斜再刮两肩井穴，其穴在肩低岩里。

耳镇痧

耳内响如鸣钟，鸣则聋，此是肾经受邪，气脉不顺，针风府穴，再针刮悬厘穴，两穴载则于前。

脑后痧

脑后疼痛是脑门受邪气故也，若误用表药，死在顷刻，只针风府穴，刮两肩井穴。

黑眼痧

眼白变黑，外皮受邪，用豨莶草、皮硝各一钱，阴阳水煎汤，洗三四次愈。若久不治，邪传肾经，两目昏暗，迎风下泪，怕日羞明，渐成外胀目疾，刮两悬厘穴，刺两小骨空穴，此穴在两手小指尖处，或第二小节刺出血。

白眼痧

眼珠白膜遮睛，此系肾经受邪，更怒气伤肝，若久不治，身体发热，眼珠内胀，将乌珠煎干而失明矣，治同上。

黑齿痧

齿变为黑色，此肾经受邪，日久不治，毒深入骨，大寒大热，难治。刺水沟穴，此穴在人中鼻柱下三分，口含水凸珠上，属手阳明大肠、足阳明胃二经是也。刮两臂臑穴，此穴在肘七寸高肉上，大筋两骨缺陷中，平手取之，不得拿则高急，其穴忌针，属手阳明大肠。凡人臂有两节，上节属肘，自肩下居中，臂湾为曲池穴，下节是手腕也。

黑舌痧

舌上变为黑色，此系心经受邪，日久不治，舌黑而硬，是不治之症，刺舌中间出血，刮两臂臑穴。

锁喉穴

耳下项颈胀痛，睡卧受邪，枕上漏风，喉中疼胀，食物难咽，针翳风二穴，此穴在两耳后上，青脉络间，属手少阳三焦经，不宜针刺，左痛刮左，右痛刮右，灸亦可也。

喉疯痧

喉下肩上皮肉刺痛，日久不治，则成漏肩风，两手不举，亦有偏左，左手不举，偏右，右手不举，渐成半身不遂，治法同上。

鹤顶痧

眉心红色刺痛，此系心经受邪，热毒上冲故也。如凸起变为黑色，不治，刺印堂穴，若症轻，只宜手捻出红紫而止，若症重，将针横浅刺破皮。

樱桃痧

舌上生紫泡，亦系心经受邪，刺破舌上紫泡，出血而愈。

黑泡痧

舌上生黑泡，此系心经受邪极重，稍迟不治，急宜刺破黑泡，出血为妙。

鼻砧痧

左鼻塞、右鼻塞、或左或右俱塞三症，总为外受风邪，将灯草打喷嚏，再刺水沟穴。

天顶痧

顶心胀紧疼痛，外皮受邪，日久不治，或误用药饵，必成痼疾。头摇之症，刮头顶心其督脉即愈，不愈，用蒜热穴上，以艾灸之。

卷上　江湖乞头

医生，即皮包；针灸，飞针；伤科，拗皮条；串另，火叉；丹青，作阳通；风水，土堆；久坟，汉墩；招牌，都纸；变西法，犯利子；抬头纸，报纸；贴纸，飞；看相，赞盘；批五星，卜黑；卖大字，大黑；测字，小黑；桌上用物，卖包；洋测字，女板；地上用物，软地；英洋，净宫、未老、月老；铜钱，情丁；砚，黑底；墨，文魁；纸，薄张；笔，钻天；吃茶，造青、蒙青、染青；吃水烟，烹青、造青龙；吃素，亦净；吃荤，减；吃饭，扪捻、造汉；旱烟，烹同；天，干；地，坤；日，小干；月，小坤；雪，雨，摆；风，摇起青飘；疮，实事；地方好，取雀；争斗，犯朱雀；一上不去，情不薄；一上不卖，飘丁根；生意好，得赚；价贵，富本；本上，首手；酒，令子；疯气，云吊；眼药，照汉；桌，梁桥；方马凳，长马；萧，通帐；本事好，赞功；息，大兴；卖，飞；饭店，闲汉；乌龟，亥老；宿店，城头；帽，顶贡泰山；鞋，铁土；衣裳，肥令；袜，千同；裤子，叉子；看戏，班天王、班花老；种田人，其盘孙；读书人，文通孙、笔管孙；里山人，龙骨孙；女子，斗宫；妇人，随时；丈夫，八老；老人，苍老；老妇，苍妈；爹，日宫；妇，月宫；西洋景，卖亮壳子；摆，放；一，丁；一，当；二，抄字；拾，厘；百，分；千，钱；拾千，匹；拾千，汪孙；坐庙，挂帐；长守，坚；人故，土不；生意隆，进；摆地方，言地；亲眷宿，眷通；朋友宿，朋通；坐，盘装；困，拖调；睇，乱把；禁，封；收摊，扫；牙齿，柴条；出门，出马；课筒，圆头；立看，抢金；床，八折；妻，则；兄，步；子，愆；气，父；血，母；死，衰；在，旺；山江，口；干，王；扇，摇风；瞎子，严招；算命，訢牙；拷铜锣，报众；船，底子；赶会，闹党；无会净做，清党；卖瘟药，瘟汉；生意好，落情；山字头，和尚；尼姑，四字头；讨饭来，飘一家换一家；贼来，须言；贼来，汝言；老兄，水窑子；水窑子，穷家；借，通；大便，开卯；小便，放青；灯笼，亮壳子；烛，透光；灯盏，手光；拷门，别查；做小生意，水金高；米，软西；柴，桂；盐，海沙；油，牙独；酱油，熟水；走路，沿长；大窑，丙窑；茶壶，青把；茶碗，青定；筷，甘治；蛇，流子；打大褂，做包；换糖，劈白；贼，摇包；风，冒入山；短路盗，柴；假物种人，火；火，山光；白盐，耕；虱子，琵琶；蛤蚤，跳老；臭虫，高边其盘；鸡，行则；鸭，谷则；鹅，汉则；猪肉，台块；羊肉，肥块；狗，皮条子；鱼，青甘子；开行，过直生；汤，久青；元宝，遇高做；做皇帝，等高风；上身，顶；下身，川；男女交媾，听矾；小衬，见皮令；长衫，海皮令；发，顶以；须，子以；项，锁；项生串，锁求子；椅子，方马；无上，薄情；衙门人，柴门孙；店，朝阳；犯火烧，犯丙丁；犯水死，通水道；犯吊死，通探；无子，薄愆；新发人，丙窑孙；做子弟，花老孙；犯狗咬，蜜蜂；条子，字迷；血，光；头，胡络；眼，照子；鼻，心田管；口，顶；嘴，樱桃；耳，若户；手，秃爪；背，棋盘；心，传吊；腹，饱宫；腰，断探；屁股，卵宫；八乌鸟，金心；卵泡，毬子；毡，麦九；大腿，悍金刚；小腿，尖金刚；被，天盖关张；被，蓬子；席，骨及流子；绿豆芽，丁香；鳖，团棋；宿夜，山窑子又情头；过年，宿太岁；了环，矮插，妾，矮心子；大海，小尖；老，苍；春占不明，昌；人家宿，清净；生煮饭，羹；破，水；切，嵌；红，择日；做保人，茶恭；多，海；兼言，通相；一，寅；两，卯；三，辰；四，巳；五，午；六，未；七，申；八，酉；九，戌；十，亥；拜先生，头贤良；南货店，卤朝阳；药店，苦水朝阳；绳索断，脱新；菩萨，尊老；马，牲口；席，流子。

纯阳吕祖赞

玉清内相，金阙选仙，化身为三教之师，掌法判五雷之令。黄粱梦觉，忘世上之功名。宝剑光腾，扫人间之妖怪。四生六道，有感必孚。三界十方，无求不应。黄鹤矶头留圣迹，玉清殿内炼丹砂。存芝像于山崖，显仙踪于云洞，阐法门之香火，为后嗣之梯航。大圣大慈，大仁大孝，开山启教，玄应祖师，天雷上相，灵宝真人，燮元赞运，纯阳演正，警化孚佑帝君，兴行妙道天尊。

增辑吕祖全书，参用梵天阁语录（梵天阁）

此诰散见各经忏本中，字句互有同异，丁酉六月，萨祖更正，降笔于梵天阁，嗣后礼诵者，一当遵此也。

吕祖名岩（一作严字），字洞宾（一字严客），世为河中府丞，乐县人（一作蒲阪），唐贞元十四年（一云贞观丙午岁）四月十四日巳时生。咸通中举进士第（一云会昌中两举进士不第），后游长安市，遇钟离祖师授道，又得火龙、苦竹二真君之法（一云初名绍先，因钟离命，改名岩，字洞宾焉），遂成道，其余出处事实及显应灵异，详见全书，兹不悉载（又按《仙诰》自叙云，八月初四日生辰，四月十四日上升，与本传诸说并异）。按，明天启丙寅，吕祖于济南郡悬笔自叙，传曰：余本唐之一宗人耳，名琼，字伯玉，五试始登第，后有日月当空之祸，因移妻小，筑于山洞，故更姓曰吕，易名曰岩，字洞宾，其后妻亡身孤，故扁其号曰纯阳子。与全书中本传不合，然论其实，当以全书本传为据。

纯阳吕祖报恩诰

终南得道，蓬岛成真，白剑腾光，无妖不烛，紫变停驭，有感必通，悯尔众生，亲恩罔报，凌驾于大千之内，垂慈于亿劫之中，下慧手以提携，宣玉音以示化，俾尔现在父母，永享天年，过去父母，长生乐国，大圣大慈，大仁大孝，报恩启教，历劫度人，纯阳广济慈尊。

柳真君训孝歌后序

是册吉我成，我帝师偕文帝降阅，俄而天垂宝盖，地涌金莲，香气氤氲，祥光灿烂，南海观世音菩萨至。评曰：善哉善哉，功德无量，即转法辕，顷复香烟之树，烛焰不摇，万籁无声，繁英尽散，关夫子至，书圣谕曰：可旋回圣驾。文祖乃详加翻阅，阅毕评曰：一函贮尽诗书髓，数页翻完田地心。夫教有三，理实惟一。儒之修德凝道，释之明心见性，道之葆真守元，同而异，异而同也。是册为三教许可也，亦以能通彻三教之本焉耳。方山道士，宏颉真人，柳棨自序。柳真君讳棨，乃纯阳吕祖之首座弟子也，悲愿宏深，广行觉世功，崇德溥位，证宏教真君。敕封方山道士，宏教真君柳棨真人之位。

吕祖图由

唐吕绍先仙，名岩，字洞宾，号纯阳子，京州人，本姓李，为黄巢避乱，改为吕。其祖吕延之，官礼部，父吕让，官右庶子，正五品，母王氏，于贞观十四年丙午岁四月十四日巳时，闻空中异香，有飞鹤入怀，生后年至二十，配刘氏生四子，得一甲进士，至四十六岁，亲命其赴殿试，往至长安饭室，遇一羽士曰钟离为姓，店以烧饭，吕靠桌睡，梦举翰林，官升尚书阁老，娶二贵女妻。得子女婚嫁，管无数仆从家财，后被抄家削职，徒流他乡，死于风雪之野，遂觉知梦。钟吟曰：黄粱犹未熟，一梦到华胥。吕闻其知梦，即拜为师而别，吕即不试回家，父母皆亡，守墓为修。钟来连试十次：一，家人尽死而无悔；二，与交受欺无嗔；三，有丐强讨辱骂，反赔礼施财；四，遇猛虎枪看羊人，自去拦替；五，居深山，一少女挑戏，三日不淫；六，将家物尽被劫去，无恨，自去采浆为食；七，天火烧其草庐，身居岩窟无怨；八，掘药得金十饼，不取；九，见毒药人，自去代吃；十，有冤鬼言讨命，自尽偿鬼命。钟如此试化十次，又与其大魔数十次，跟行跋涉十二年，遂传其点石为金，煮石为银。吕问可变乎？钟曰：过三十年复化为石。吕曰：此后有害，不可。钟闻知其德，传以真诀，赐以法剑（即斩凡情），改名为岩，字洞宾。钟又曰：你虽得纯阳全体，还要作三千功，八百行，多度众生，方可上升。吕曰：我愿度尽终生。吕又入庐山，得祝融君宝剑，斩妖祛邪，各处行化，至湘潭岳阳楼，假作醉人，化度三次，人皆不识。复经洞庭，年已六十四岁，于五月二十日上升。此仙有如此慈悲于世，故为第一至尊至仙，今召一等痴人观戏，不知戏义，反说他为淫仙。若有淫心未断，岂有纯阳理乎？凡看白牡丹戏，是配婴姹之道。凡看彩莲船者，是婴姹迎会之期也。

吕洞宾　背宝剑　斩邪归正

蓬莱洞宾仙，结座茅庵，丹成保守在心田，离却尘缘修仙道，常住云端，常住云端。

吕祖诰

玉清内相，金阙选仙，化身为三界之师，掌法判五雷之令，黄粱梦觉，忘世上之功名，宝剑光腾，扫人间之妖怪。四生六道，有感必孚，三界十方，无求不应。灵雀楼头留圣迹，玉清殿内炼丹砂，存芝像于山崖，显仙踪于玄洞，阐法门之香火，为玄教之梯航，大悲大愿，大圣大慈，开山启教，灵应祖师，天雷上相，灵宝真人，纯阳演正，警化孚佑帝君，兴行妙道天尊。

吕祖赞

晚纵金闺，飘然太清，须髯如戟，绿眉碧睛，鹅黄道服，宝锷燿精，岳阳云绕，洞庭波鸣，婆心悯世，洞宾先生。

吕祖像赞

仙骨而具佛心，宜以度人为急也。师之出处不可知，盖尝游戏人间矣。余考逸书，师曾举进士。唐诗云：直教桂子落坟上，生得一枝恨始消。其时盖艳进士哉。而师往往自题回道人，何欤？回者，吕也，或曰回者，回也。师盖欲挽回世道人心，以自任其拯济之权耳。然大地尽黄粱，师安得人与枕乎，古人三不朽师志，亦兼之矣。这形容，大不同忠孝，若节义固守心中，咳咳大是不同。吕祖纯阳赞。

吾翁方：某月每日数贴。

拥书堂李可功，专医跌打损伤，接骨入臼，蛇伤狗咬，断筋折指，汤泼火炮，一切疑难外科诸症。

《伤科秘书》

觉也　抄录

伤科秘书上集

跌打损伤要诀

夫跌打者，有已破、未破之分，有出血、积血之异，有生死轻重之别。且如从高坠下而未经损破者，必有瘀血流注脏腑，心闷昏沉，二便闭塞不通，当用香魂散入通二便，药服之后，通经散血，安魂定魄，其人自苏。又有损伤骨节者，用接骨丹服之；有破裂血不止者，用止血药收之，外用伤刀膏贴之，即长肉生肌。且有头部三穴，哑门、窍阴、草眼者，三穴伤重，不至一时即死，如过一时服药，可望回生。如中部水堂中心穴伤重，即将立死，轻者不死，若不服药，血不消散，攻于心窍，令人面黄，咯血咳嗽，延至一月不救。如重伤吊胆，不治。伤于肝脏前之角弓反张者，流积成块，不时冲痛，延至四月，不救。如伤右胁、命门、脾胃，血攻脾脏，脾胃不能传化，饮食不进，七日归泉。下肠有伤，小便不通，血闭七窍，延至七日，尿散入脏腑经络，不治。大便不通，常时不服药，挨过七日无妨，服药立通；如头脑骨打伤，未及破者，有治，脑浆出者，不治。两乳下打伤，咳嗽吐痰，无药，久成劳伤之症，一年定必终亡。以上所论之症虽然危险，不犯死候者，药入口自有起死回生之妙，日后不无致积之灾；若不服药，症有轻重，生死有迟速；若轻症不死，积久亦成癖疾类。或肾囊打破，肾子坠地，随时收起，用针线缝密，外用生肌膏贴之；若缩入小腹者，当时脚尖按脐下三寸踏之，用手挖下即愈。夫跌打之症，乃一时间不通，血攻心肠，令人心闷昏迷，卒倒心头暖者，用香魂散汤急救回生，真起死之方也。

诗曰：哑门窍阴不可动，吊胆两胁心肝脉。水堂下滋事更微，九路命符仔细医。心居于中肝胆左，右则脾胃属命门。五脏积伤生死图，定此九处命脉歌。生死要诀君须记，早服汤药切莫迟。

血气流行部位

子时在胆经，丑时在肝经，寅时在肺经，卯时在大肠经，辰时在胃经，巳时在脾经，午时在心经，未时在小肠经，申时在膀胱，酉时在肾经，戌时在包络，亥时在上中下，左乳下属肝，右乳下属肺，肚脐上三四寸是脾所聚，左腰是肾，脐下是小肚。

损伤总论

论手有折骨六出臼者，此骨上段是臼，下段是杵。四边骨筋脉锁定，或出臼亦必出筋，所以六出臼。此骨须拽动，此处筋多，吃药后若不曲伸，则恐瘫成。凡肩髃臼脱者，只是手骨不脱也，或出手腋下，或耸突于肩腋，或出于胸前，或举手高向于上力拔。杵出于下者，先用手拽挺，遂用棒一根，用二人扛，将患人手、膝靠在棒上，二人揿定腋下推紧，又将患人手足用带缚紧，称钩系手，又将石一块，约五六斤重，麻索缚好，作一牌手，绵绵坠下，遂将称钩搭在鼻领内，使二人缓缓扛起，一人从患人手内扳开，随其所向何边，以手揿定，则撮其骨，乘势搦入臼内，缓缓放下两边，即以膏药贴之，好时用摆动则活矣。

凡足上六出臼、四折骨者，惟膝骨从尻处或出左右前后者，须将患人仰卧于板凳上，用布从凳底，连患者身背皆缚定，又将用布连裆兜定，或对楝树间，用布紧系推上，将麻绳一根，凑患者大腿骨上敷紧，留两头，再用力入腰内，将一足蹬在患者裆内，遂将腰掬开以伸直，则患眼亦挺矣。即看所向何边，或从手用力，揉入其臼矣。又人膝骨从裆内出者，则不可整矣。凡手足腕骨他出脱臼偏者，即将前法推看，临时机变，只要力拽其者，揉搦不可怆忙，必须缓缓依法为之。凡下颌脱落者，必须平身正坐，不可太高，先以手揉动五十遍，遂以手拇指放入患口，捺定牙盘骨，从患人肩下捺开，将四指兜定下颌，以掌向胸托，即上矣。凡闷胀不通，痞寒气遇，一时作痛者，须用神膏贴上，将热瓦揉慰一口，令药气透入内，血气流通即止矣。

凡指节或打断或砍断，连皮筋骨不服者，用好苏木为细末，缚于断处，遂用蚕茧剪开，周围裹好扎定，勿令摇动，自然接矣。或经敷理，已作溃者，风流散、红玉膏皆可敷之。

凡阴囊破则易治，不破，内瘀作胀，闭塞水道，危倾迅速。若是急者，须用条打成有滴珠者尺许，遂以尿管内通入至底，徐徐抽扯，令瘀血带出，道道水行方止；或令亲丁吸之脐上，不可用通窍破瘀之药贴慰其脐，若服药，须用桂枝少许、瞿麦、萹蓄、木通、刘寄奴、五灵脂、桃仁、红花数件加煎服之，再若不愈，临危者，用草乌散调之，待其不省痛，用小刀割其囊底，拨出瘀血，乃可生也。如破者，即用桑线缝之，用风流散外搽，内服散瘀通利之药即愈矣。

盖折骨者，骨骼损伤之重也；皮破者骨出，损伤更重也，须用麻药草乌散服之，令患者麻木不知疼痛，然后整理或剪出之骨锋，或拨去芒刺，挫动用手扯定，要骨缝相对得安，不使偏错，外以风流散填之，再用玉真散外固之，不可移动，隔四五日再换，若不动，不必换，内服活血顺气、通调脉络等药，每日用接骨紫金丹，早晚服二剂。若皮肉破烂，当归膏贴之；若皮肉不破，骨不出，但觉疼痛骨折者，接骨膏外贴之，再以杉木皮夹之，取糕匣片缚之，更服接骨紫金丹为妙。

夫刀伤者虽易治，所难筋骨断、肠破皮连；骨削箭伤者虽易攻，所难赖入骨间镞断在内，或破后伤风，如此数等，最宜良手。若破而开长烂者，必用细针将两边新破之肉漫漫扯合，以针钉好，内外涂药，切不可用膏药盖之，恐其败血一合则成脓矣。然皮肉烂而难敛者，若燥痛者，或以猪油，或以香油，搽之润矣。若腹破皮开肠出者，须平卧柔床，不可当风，先以油搽破处四旁，缓缓将肠送入腹内，又将皮上用药线缝好，以药敷之，三日内不可转动，待服药后，使其血气流通，不知疼痛，略动无妨。或镞刺入骨，内用麻药草乌散服之，不可钳取，小刺不出、肿痛者，以黑宝丹敷之即出。如小指或骨骱皮伤而偏者，或连带屈折者，必要初伤时节予以理整，若至溃，则不可整矣。贴时须仔细扎缚，勿令粘连，至使成脓。若老年虚弱羸瘦，不能忍痛者，若不可理整，总以救本为主。

或头上伤坏筋骨穴道之间，血来必涌，须用调备止血之药。打开看其内，如有碎骨、断发之类，宜尽行去之，速以药敷上，又用玉贞散盖护，恐其伤风之患。如足髁等处破者，即宜止血，不效，又护盖骨，惟玉贞散护之，用绢裹之为妙。如损伤烂坏者，不必用纸膏贴之，宜用葱汤淋洗、当归膏搽之尽好，或用收敛之剂，至肉满不得生痂。如肌有小孔者，肉不能合，此内必有碎骨、芒刺、断发之类，故是牮住新肉难合也，须用乌金膏之品锭插入溃内，好肉细擦之，取出方能收敛其结痂。或生疔，或内有窠脓者，先用葱白汤淋洗，当归膏搽之，后用收敛之药为妙。

凡刎喉，断一根者可治；若伤至喉内，不饮食，则难治矣。若断者，先以血竭散搽于口内四旁，勿令喉管肿满，闭塞气道，惟肺不能藏物，水物入之，必呛而难禁，搽后用线缝其外皮，以风流散敷之，又以补膏盖之四周，周围勿令气泻，内服通气之剂以接元气，并服清气血之剂，自然愈矣。

咽喉之脉，两寸洪溢，上盈下虚，切忌微伏，若喉闭塞，不能言语者，俱是风火痰盛也，宜服清凉之剂；若喉闭紧急者，须用三棱针一枚，将少商穴刺之，放出毒血，并豁吐痰涎为要。若迟缓不救，死之速矣。夫咽喉之症，大抵俱属风火痰，宜用醋噙漱，吐痰为要。若治之喉痹，大分虚实也。

十二经络血路流行总论

子时血路在胆（三焦肾、十四骨）　　　丑时血路在肝经（胆、十一骨）
寅时在肺经（十九骨）　　　　　　　　卯时在大肠经（脾肠九骨）
辰时在胃经（胃、十一骨）　　　　　　巳时在脾经（脾十一骨、五骨）
午时在太阴心（心、五骨）　　　　　　未时在小肠（小肠、五骨）
申时在膀胱经（膀胱、十四骨）　　　　酉时在肾经（肾、十四骨）

戌时在胞络（心包、脾、十一骨）　　亥时在三焦（十四骨）

凡人即小天地，四时八节，分配阴阳，布输血气，推时算定。人有三魂、七魄、十二精神。天开于子，地辟于丑，人生于寅，为之三神；午、卯、酉为之三魂；辰、巳、未、申、丑、戌、亥为之七魄。心藏神，肝藏魂，肺藏魄，脾藏气，肾藏液。

十二时血路定规

子时血路在胆经，至尊肝胆连相气藏魂，借向身体在何处，乳下三骨通中门；丑时血路在肝，故肝胆相同，相连相表也；寅时在肺经，血路右畔行，三枝骨节归中也，左右平皆一般行；卯时血路在中央，大肠管局在长强，二十一骨尖各现，大便脱气死香台；辰时血路在胃经，血路脐边行，左畔开局有四寸，若打后夭败，定见丧人身；巳时在脾经，积食如仓廪，问穴在何处，就是居章门；午时在心经，血路归中庭，问穴在何处，便是太阴经；未时小肠经，血路脐下行，若打后地胀，大旱草无青；申时在膀胱经，阴阳一理同，若打精水干，佳期永绝定；酉时在肾经，血路脐中行，问穴在何处，就是肾中行；戌时在心经，包络配命门，男妇为至尊，问穴在何处，居背十四骨中尊；亥时在三焦，无状腹中超，穴居两腿上，朽木不可雕。

穴道部位指明

盖天有阴阳，人有男女。昼为阳，夜为阴；男为阳，女为阴；背为阳，腹为阴。故天三百六十五度为一岁，人有三百六十五骨节，所以某节配某骨，某穴通某经，昼夜循环运行，气血周流一身。凡医者，必细查审其老小、虚实、男女，风、寒、暑、湿、燥、火，方可施治。

诸穴所在

浮白、风府二穴在耳后，入发际一寸在风府二穴；浮白、期门二穴在妇人屈乳头向下尽处，骨间得穴；丈夫及乳小者，以一指为率，瘦人一寸五分得穴。乳头属阳明胃经，乳属厥阴肝经，上脘一穴在两乳中，又曰膻中。中脘一穴，在脐上四寸。下脘一穴，脐下一寸五分。气海一穴，在脐一寸，男子生气之海也。丹田一穴，在脐下三寸，又曰关元，足少阴肾脉之会于阳，阳之门户，人之身根本，精神会聚也。大椎一穴，项下第一横是也。大杼一穴，在大椎骨两傍各一寸五分，诸骨架此而起焚炙，若然板牙干燥，切不可灸此穴。中府二穴，在云门下一寸，乳上三肋间，动脉应于陷中，肺之募也。巨厥一穴，在鸠尾下一寸，心之募也。章门二穴，在其外脐直季肋端，脾之募穴也。期门二穴，在不容旁寸五分，在内乳第二肋端，肝之募也。京门一穴，在廉骨腰中季肋夹脊，肩之募也。肺俞二穴，在三权骨下两傍各一寸五分。心俞二穴，在五权骨下两傍各一寸五分。膏肓一穴，在四权骨下，五权骨上，此气血往来之要道，切不可灸。脾俞二穴，在十一杈骨下两傍各一寸五分。肩俞二穴，在十四杈骨上下两傍十五分，此所背属阳，腹属阴，所以募行于腹，俞行于背也。太冲二穴，在两足大指本节后二寸陷中，动脉者是，足厥阴肝经之所注，可决男子生死。太溪穴，在足内踝后跟骨上，动脉是也。小阳肝之经，男左女右，皆以肾为愈门，主生死之要会，病人有此脉者生，无此脉者即死。冲阳一穴，一名会原，在足跗上五寸，骨间动脉上，去陷谷三寸是也。阳明胃之经，四时皆以胃气为主，谓四时之变症，生死之要会也。凡病人必诊冲阳二脉，以察胃气之有无，以定生死。膈俞二穴，在脊骨第七椎两傍各一寸五分。人迎一穴，在左手关前一分是也，肝胆之位。气口一穴，在右手关前一分是也，属太阴肺经，黄帝乃云人迎，亦胃脉也。左手关前一分，看人迎之位，夫喉咙两傍者，人迎之穴也，人迎之位，属手太阴肺之经，人迎之穴，属足阳明之经，水谷之海，要令六腑始终之门户也。合谷二穴，在大指次指歧骨间陷中。太渊一穴，在掌后横纹头陷中，是脉之大会，手太阳脉动也，乃肺之原，故曰朝夕脉。大陵一穴，在掌后两筋间陷中，乃心之原。太白一穴，在足内侧，核骨下陷中，脾之原也。兑骨一穴，在手掌后，兑骨端陷中，一名神门，乃少阴经，心之原也。丘墟一穴，在足外踝微前陷中。京骨一穴，在足外侧，大骨下，赤白肉际陷中。腕骨一穴，在手小指外侧，腕前起骨下陷中。

十二经之原出于某穴

肺之原出于太渊，心之原出于大陵，肝之原出于太冲，脾之原出于太白，肾之原出于太溪，少阴原出于兑骨，胆之原出于丘墟，胃之原出于冲阳，三焦之原出于阳池，膀胱之原出于京骨，太阳之原出于合谷，少阳之原出于腕骨。肝有七叶，左三右四。心有二窍，无毛愚人只有一窍，甚小。心有七孔三毛，中智之人有五窍二毛，下智之人有窍一毛。肺有六叶二耳，共八叶二耳，即小叶也。人有小关九窍、五脏七神、八会七冲门也。

九窍：目二、鼻孔二、耳二、口一、管一、喉一是也。五脏七神：肝藏魂、肺藏魄、心藏神、脾藏意与智、肾藏精与志也。

八会：腑会太仓，太仓穴在脐上四寸，即中脘也。脏会季胁，季胁穴，章门穴也，乃足厥阴经之穴也，带脉开于此也，章门乃脾之募，在季胁之端。筋会阳陵泉，足少阳之穴，在脉下一寸外廉陷中，众筋结聚之所。髓会绝骨，中骨也，亦足少阳经之穴名也，在外踝上三寸，必以踝上小骨绝处为是。血会膈俞穴，在背骨第七杈骨两傍各一寸五分是。气会三焦。骨会大杼。脉会太渊。

七冲门：唇为飞门，齿为户门，会厌为吸门，胃为贲门，太仓下口为幽门，小肠为阑门，下极为魄门。

中极一脉，在脐下四寸，会阴之所，督脉起于二阳之间。任由会阳而行腹，督由会阴而行背。任脉行于腹，督脉行于背，冲脉行于中，名曰三脉，同一原也。天枢穴，在脐之左右各一寸五分。胃经脉冲脉为病，溲不利而为肿胀者，须灸天枢二穴。鱼际穴，在手大指后，肉隆起处。少商穴，在手大指肉侧爪中。铁盘穴，在肩下横骨陷中，是阳明经穴也。劳宫穴，在掌心，属心包。阳溪穴，在手背外侧两筋陷中。伏兔穴，在膝上六寸起处。

五 窍

肝开窍于目，心开窍于舌，肺开窍于鼻，肾开窍于耳，脾开窍于口。

五 液

肺主涕，肝主泪，心主汗，脾主涎，肾主唾。

胃冷则涎涌，又曰肝主五液，又曰汗乃心之液。

五 属

发属心，故发，血之余。眉属肝，故爪，节之余。须属肾，故齿，骨之余。脾属四肢，又脾生肌肉。毛属肺，故肺主皮毛。上齿龈属阳明胃经，下齿龈属阳明大肠经。

五 参

人参，沙参，紫参，丹参，玄参。人参能扶元气，补真阴，肺气衰及阳火盛者，非人参不保。沙参补肺；紫参补肝；丹参补心；玄参补肾。苦参不在五参之内，能滋阳解毒。

乾部在太阳左，伤气冲胁下，血入肝经，点分寸部。治法：先用苏木七分研细，用水煎至黑色，次用白饭药一把，盐酸草一把，韭菜一把，放在苏木汤内，从上推下后，用七厘散送下，再用药汤服：灵仙一钱，红花一钱，当归二钱，桂枝一钱，茜草一钱，槟榔二钱，桃仁二钱，陈皮一钱半，甘草八分，水一碗，煎七分服。

坎部在太阳右，伤血入脾，边气胀肺。治法：先用埔羌叶一把，大艾叶一把，剪生尿头毛，从上而下推洗，后用还魂七厘散三帖送下，再用汤药服：当归二钱，麦冬二钱，红花一钱，泽兰一钱，加皮一钱，槟榔一钱，陈皮一钱，土黄四分，甘草八分，山药三片，水一碗四分，煎八分服。

艮部位上宫，伤血入心下，气升目上。治法：先用苏木汤泡白饭叶一把，盐酸草一把，韭菜一把，赍苏木从上推下而洗，后用还魂七厘散三帖送下，再用汤药服：虎舌草一钱半，延萱一钱半，归须二钱，灵仙一钱，骨碎补一钱，炒桃仁一钱半，槟榔二钱，桔梗一钱，陈皮一钱，降真香一钱，红花一钱，泽兰一钱，甘草八分，木香一钱，水一碗四分，煎七分服。

离部位阳，满身血气不散，不能起身。治法：先用青蟳一个，合松香、血竭、儿茶、乳香、没药各六分，研细末，合青蟳舂细，敷患处一时久，起定生一核；次用苏木汤泡三项草，推得一核，用针刺破，含酒吸出恶血，又用吊膏一块涂上，再用七厘散二帖，后用汤药送服：天门冬一钱，白茯苓二钱，当归二钱，延萱二钱，泽兰一钱，桃仁六分，五加皮一钱，郁金一钱，槟榔一钱半，红花一钱，陈皮一钱，甘草六分，水一碗，煎七分服。

震部位下宫，伤血入五脏，气冲皮肤，小便不下。治法：先用旱草煎，生尿头毛推洗后，用汤药服：荜茇一钱，红叩一钱，郁金一钱，红花一钱，泽兰，枳壳一钱半，陈皮一钱，归须二钱，桃仁二钱，甘草五分，水一碗，煎七分服。

坤部位伤，足手误折根断，声音俱失，气血皆空。治法：先用苏木泡盐酸草、白饭叶、韭菜各一把推洗，又用七厘散三帖送下，再用汤药服：麦冬二钱，当归二钱，白茯苓二钱，延萱一钱半，红花一钱，泽兰一钱，莪术一钱，郁金一钱，陈皮一钱，桃仁一钱，五加皮一钱半，益母草一钱半，甘草五分，水一碗，煎七分半服。

兑位伤，血冲五经。治法：先用苏木、盐酸草、白饭叶、韭菜各一把，推洗后，用七厘散三帖送下，再用汤药服：木通一钱，红花一钱，泽兰一钱，桃仁一钱半，牛膝二钱，归尾二钱，陈皮一钱，槟榔一钱半，延萱一钱半，甘草六分，水一碗四分，煎七分服。

指穴论伤

天关穴，即前项穴，出于督脉，与肾脉涌泉穴通，在眉心上六寸，在百会前一寸五分，属脾肺二经。红花（酒喷）、当归（酒洗）、赤芍（去皮，蜜水蒸）、寄奴（酒蒸）、陈皮（微炒）、苏木（去粗皮，酒浸闷干）、续断（酒浸焙）、川芎、灵仙、乳香（飞炒研）、没药（飞炒研）、加皮。伤轻者，头上浮胀，其势反重，用是方治之，膏贴穴自愈。伤重者，惟有一块反不肿胀，其势似轻，其血一阻，遍身之血不通，伤血即入脾经，一二日遍身，纵如刀刺，至六七日转入肺经，即成肿胀，十日外，肺渐毙，至十五日准毙，急用是治之，又以膏贴涌泉穴约半日，其血流通自愈。打破者，以象皮汤抹净，不可惹头入内，掺膏药贴之。此节言膏，即红玉膏，加骨碎补煎之是也。

顶门穴即后项穴，出于督脉，隔天关穴二寸，在百会穴后一寸五分，属心脾二经。当归（酒洗）、红花（酒喷）、灵仙、枳壳（去瓤，麸炒）、乌药、芍药（去皮，水蒸）、陈皮、泽兰、加皮。伤轻者用是方，治之以红玉膏贴穴自愈。伤重者，伤血即入心经，目胀头痛，口发谵语，至三日转入脾经，遍身紫胀，用是方加三棱、莪术，不可用破血之药；至七日还入心经，则不治矣。若打破，血出似喷不止者，以四生汤治之，又以红玉膏贴之，血止后用附子、肉桂二味研细末敷之。

天星穴即风附穴，出于督脉，在发际上一寸间。红花（酒喷）、泽兰、归尾（酒洗）、三棱（酒炒）、川芎、赤芍（去皮，蜜水煎）、桃仁（汤泡，去皮尖炒）、续断（酒浸焙）、乌药、蓬术（醋炒）、加皮、碎补（去毛，蜜蒸）、陈皮（微炒）、苏木（去粗皮，酒炒）、姜黄、木香（生磨用）。伤轻者，用是方减用之，若打破血流不止者，急用四生汤止之，又以象皮汤抹净，红玉膏贴之。

眉心穴即攒竹穴，在眉冲下，睛明穴上，两眉之中间，属足太阳膀胱经。红花（酒喷）、归尾（酒洗）、泽兰、草决明、乌药、银花、续断（酒浸焙）、三棱（醋炒）、蓬术（醋炒）。损伤不论轻重，虽损破，其势甚平，至一百二十日，目必青盲。

耳后穴，即瘛脉穴，在颅囟穴下，翳风穴上，耳后一寸三分，属于少阳。红花（酒喷）、当归（酒洗）、川芎、泽兰、加皮、乌药、蓬术（醋炒）、三棱（醋炒）、肉桂（去粗皮）、碎补（去毛，蜜水煎）、广陈皮（微炒）。伤轻者，若七日，耳内流血死；伤重者，三日，七窍流血死。用药宜重剂，用轻剂后必发毒。左为天毒，右为锐疽，须用是方清理。如毒出脓后，宜十全大补汤服之。若毒气由伤发者，其色紫；不由伤发者，其色赤白，须服消肿之药，待毒气出后，亦服十全大补汤。

膏枕穴，即脑户穴，在强间穴下一寸五分，风府穴上属督脉，心肺二经。红花（酒喷）、当归（酒洗）、猴姜、陈皮（微炒）、银花、乌药、泽兰、赤芍（去皮，蜜水浸）、续断（酒浸焙）、灵仙、川芎、加皮，三四分。伤不医者，必发毒，名为玉枕疽。初发色白，有脓色红，切不可用刀针刺之，须用巴豆半粒捣烂，安膏中贴之，半刻自破。若不出脓，用火罐拔之，有鲜血流出，可治；无鲜血流者，再用火罐拔之，有血者生，无血者死。如可治，脓出之后先服八珍散数剂，后服十全大补汤。若脓黄者属脾经，脓青者属肺经也。六七日分，伤者满头胀痛，伤重者，三日内头胀而死，伤甚重者，暴卒而死。此三症须是方治之，慎勿忽矣。

百劳穴，即大椎穴，在哑门穴下，陷道穴上脊骨第一块是也，属督脉，心、肝、脾、肺、肾五经。红花（酒喷）、当归（酒洗）、寄奴（酒蒸）、姜黄、加皮、乌药、续断（酒浸焙）、川芎、赤芍（去皮，蜜水蒸）、陈皮（微炒）、银花。伤轻者不医，其伤必入脏腑。若伤入心经，呕血甚多，须用梨十斤，藕节十斤，白糖霜五斤，同捣搅匀，每日早浓服一斤自愈。若伤入肝经，浑身发热，不能行动，两目昏花，齿缝出血，先服热药理血之剂，后服清凉之剂。若浑身似蛇皮疯发者，须用蓟蛇一根，童子鸡一只，干掕肠毛，不可见水，将蛇入鸡肚内蒸熟，去蛇，啖食鸡肉即愈。又伤入肺经，似痰火而无痰，微有紫血呕出者，先服四生汤数剂后，服六味丸自愈。若伤入，姜黄、肉桂去皮，加皮、赤芍（去皮，蜜水蒸）、三棱（醋炒）、蓬术（醋炒）、木香（生磨用）、藿香。此穴受伤，即刻闷死，轻者微有气息。治法：在百会穴内，用艾火灸之，以醒为度，但不重灸，重灸则头暴开，醒时用是方加桔梗治之。伤重者绝无气息，不醒而死矣。

期门穴在乳头下一寸五分，不容穴上一寸五分，直上乳第二块骨端是也，属足厥阴肝经。红花（酒喷）、当归（酒洗）、猴姜、乌药、陈皮（微炒）、加皮、灵仙、姜黄、肉桂（去皮）、寄奴（酒蒸）、三棱（醋炒）、莪术（醋炒）、赤芍（去皮，蜜水蒸）。伤轻者二十一日死，伤重者三日内死。当日治者，用是方；第二日治者，用是方加半夏（姜汁制七次）；第三日治者，用是方减当归、蓬术，加归尾（酒洗）、桃仁（汤泡，去皮尖），以破血为主。又以葱白、生姜同捣，敷伤处，火熨七次，自愈。如破血后，仍然作者，须减破血之药，以大黄下之即愈。

章门穴在胁下七寸九分两傍各八寸五分，属足厥阴肝经。红花（酒喷）、当归（酒洗）、川芎、泽兰、赤芍（去皮，蜜水蒸）、猴姜、乌药、陈皮（微炒）、银花、加皮、姜黄、灵仙、三棱（醋炒）、蓬术（醋炒）。伤轻者九日死，重者五日死。二三日治者，用是方；四五日治者，用是方减三棱、蓬术，加肉桂（去皮）、黑附子（去皮脐，姜汁、盐煮数沸）。然黑附子要看人气禀厚，若厚者可用，薄者不可用黑附子，加苏木（去皮，酒蒸，阴干）。若痛肿不住，加破血之药服之。血破仍然作痛者，用葱白、生姜同捣烂，敷伤处，火熨七次，再加升降之药服之自愈。

京门穴在期门穴下三寸二分，带脉穴上，属足少阳胆经。红花（酒喷）、当归（酒洗）、续断（酒浸焙）、灵仙、赤芍（去皮，蜜炒）、猴姜、加皮、陈皮（微炒）、乌药、泽兰。伤轻者三日死，伤重者半日死。当日治者，用是方加破血之药；二三日治者，用是方加大黄（蜜水蒸，酒洗）下之自愈。

泰山穴离锁子骨四寸，属足阳明胃经。红花（酒喷）、当归（酒浸）、川芎、续断、赤芍（去皮，蜜水蒸）、胡索（酒炒）、乌药、泽兰、陈皮（微炒）、秦艽、丹参须、茯苓（去皮）、远志（去心）。伤轻者不喘，二十八日死；伤重者，即时发喘，十一日死。当日治者，用是方；二三日治者，用是方加破血之药，又以葱白、生姜同捣，伤处火熨四次，待病稍退，即服行血养血之药自愈。

转喉穴在锁子骨尖横量至左边一寸，直量下一寸，属足阳明胃经。红花（酒喷）、当归（酒洗）、乌药、藿香、石斛（去根，酒酥炙）、姜黄、陈皮（炒）、丹参、赤芍（去皮，蜜浸）、续断（酒浸，焙）。此穴受伤，独如刀刺，有时痛，有时不痛。伤轻者不治，后必喉痛，宜服清凉之药；伤重者，喉闭七日而死，须用是方加肉桂（去皮）、僵蚕（泔浸去之嘴，炒）。又以葱白、生姜同捣，敷伤处，火熨七次自愈。

闭气穴，即气舍穴，在锁子骨尖横量至五寸，直量下一寸，属足阳明胃经。红花（酒喷）、泽兰、枳壳（去瓤，麸炒）、乌药、生地（酒洗）、丹参、丹皮（去骨，酒浸）、木通、赤芍（去皮，蜜水蒸）、续断（酒浸焙）、木香（生磨用）。伤重者即刻闷倒，在时内易活，过时难治。先将枳壳煎汤，磨沉香、木香一斤服之，待其气通，仍服是方。又以葱白、生姜同捣敷伤处，火熨三次自愈。

心井穴，即鸠尾穴，在中庭穴下一寸，巨厥上一寸，心窝软骨上是也，属任脉、带脉、阴维、阴跷，心、肝、脾、肺、肾五经。红花（酒喷）、银花、泽兰、枳壳（去瓤，麸炒）、乌药、猴姜、木香（生磨用）、半夏（姜汁制）、赤芍（去皮，蜜水蒸）、石斛（去根，酥酒炙）、陈皮（微炒）、肉桂（去粗皮）。此穴受伤，未积为轻，血积者为重伤。微重者七日死，伤重者三日死，治之俱用五加皮服之，又以葱白、生姜同捣铺伤处，火熨五次自愈。若伤重不治者，虽得不死，则伤血必积于脏腑，其后转入心经，则成心痛之症，宜用心痛之药治之。转入肝经，则浑身发疮，宜用红玉膏加枳壳、鸡蛋黄同煎敷之。转入脾经，则成痢疾之症，宜用枳壳、苏叶、楂肉各五钱煎之，又以饴糖冲入药内服之。转入肺经，则成痰火之症，宜用苏子一两，白芥子三钱，菔子一两，枳壳五钱，共为细末，先将饴糖放饭头蒸化，遂将药末冲入糖内调匀，每日早晨服五钱，白滚汤送下，服数日即愈。一切久年，俱可治也。转入肾经，则成白浊之症，宜用三圣丸治之，一切梦泄、遗精俱可治也。

对口穴，即不容穴，在乳根穴下，承满穴上，属足阳明胃经。红花（酒喷）、当归（酒洗）、木香（生磨用）、赤芍（去皮，蜜水蒸）、泽兰、胡索（酒炒）、广皮（微炒）、乌药、秦艽、肉桂、姜黄、藿香。伤轻者，四十九日死，伤重者五日死。治之俱用是方。若呼吸，加大黄、生地（酒洗三钱）、木香（生磨三钱）同煎。

扇门穴，在左乳尖下一寸六分。红花（酒喷）、当归（酒洗）、泽兰、加皮、乌药、陈皮（微炒）、姜黄、续断（酒浸，焙）、赤芍（去皮，蜜水蒸）、灵仙、川芎。伤轻者，四十九日死，伤重者，浑身发热，气短，口齿皆黑，唇舌必烂，发臭，七日死。不烂者，用是方治之；若烂者，用是方加麦冬（去心）、草薢、玄参（蒸，晒干，忌铜器）治之。若伤轻者，至咽喉闭塞，饮食不进，宜用消风清热之药治之。

血浪穴在乳尖上二寸。红花（酒喷）、当归（酒洗）、寄奴（酒蒸）、陈皮（微炒）、赤芍、姜黄、乌药、银花、加皮、续断（酒浸焙）、猴姜。伤轻者，但痛不胀；伤重者，疼痛肿胀，候六十日死。轻者，用是方治之；重者，用是方加桃仁（汤泡去皮尖，炒）、苏木（去粗皮节子，酒浸，阴干）治之，或加大黄可也。

五定穴，即三枢穴，在京门穴下二寸五分，维道穴上，属足少阳经。红花（酒喷）、当归、泽兰、赤芍（去皮，蜜水蒸）、乌药、加皮、猴姜、银花、陈皮（微炒）、蓬术、三棱、桂枝。伤轻者，用是方治之；伤重者，发寒热三次即死，宜用葱白、生姜同捣，敷伤处，火熨七次。第一次发寒热者，用是方，减蓬术、三棱、桂枝，加大黄、神曲治之；第三次发寒热者，用是方减蓬术、三棱、桂枝，加桃仁（汤泡去皮尖，炒）、升麻（刮粗皮，蒸晒干）治之，其血稍发，减桃仁、升麻，加大黄治之。

七劳穴即腹哀穴，在大包穴下，大横穴上，胁下一寸二分，属足太阴脾经。红花（酒喷）、当归（酒洗）、泽兰、续断（酒浸，炒）、灵仙、赤芍（去皮，蜜水蒸）、乌药、加皮、猴姜、陈皮、姜黄、肉桂、银花。伤轻者，发狂，伤右边，左臂不能动，伤左边，右臂不能动，用是方加桔梗（去头尖，浸，熬干）、苏木（去粗皮节子，酒浸，阴干）治之，再轻者，用葱白、生姜同捣，敷伤处，火熨五次，自愈。伤重者，用是方治之，如若不退，仍用是方加玄参、胡索（酒炒）、香附（便醋炒）、川芎、三棱（醋炒）治之。伤极重者，七窍流血，一日即死，初流时用四生汤止之，缓缓用是方治之。

丹田穴在脐下三寸。红花（酒喷）、当归（酒洗）、泽兰、续断（酒浸炒）、灵仙、赤芍（去皮，蜜水蒸）、木通、猪苓（去皮）、石斛、乌药、陈皮（微炒）、姜黄。此穴受伤，痛如刀刺，重者血积，小便不利，随时用是方治之，过九日必死，不治也。

命门穴，脊骨从上数落第十四块，悬枢穴下，汤关穴上，属督脉、心、肝、肾三经。红花（酒喷）、归尾（酒洗）、杜仲（去皮，蒸酥，蜜炙）、泽兰、赤芍（去皮，蜜水蒸）、肉桂、猴姜、续断、加皮、乌药、姜黄、广皮（炒）。伤轻者不治，后必发毒，名为肾痛，先去其伤血，后用肿毒药托之，略松者可治，不松者则肾水耗尽，必死不治也。伤重者，九日死，以是方治之即愈。

鹤口穴，即长强穴，在脊骨尽腰处，腰腧穴下，尾骶是也，属督脉、肝、肾二经。红花（酒喷）、当归（酒洗）、寄奴（酒蒸）、赤芍（去皮，蜜水蒸）、广陈皮（微炒）、木通、续断（酒浸，焙）、猴姜、加皮、灵脂（生酒研）、乌药、泽兰。伤轻者，疼痛，用是方治之；伤重者，不痛，立时软瘫，五日而死。在百劳穴灸三次，以是方治之，伤重者不治，虽得不死，后必发毒，名为鹤口疽，宜用黄芪治之，若出毒内攻，必死不治也。

海底穴在粪前门一寸二分。红花（酒喷）、当归（酒洗）、泽兰、续断（酒浸焙）、灵仙、赤芍（去皮，蜜水蒸）、木通、猪苓（去皮）、泽泻、乳香（瓦炒研）、没药（瓦炒研）、猴姜。此穴受伤，浮肿血积，小便不利，龟头胀痛，海之离龟头一寸，用银丝六寸，穿入其内，用艾拉银丝豆烧一壮，将银丝拔出一寸，又将艾拉银丝豆烧一壮，将银丝拔出一寸，又将艾拉银丝豆又烧一壮，再拔再烧，如是数次，取出银丝，其积自出。又以是方治之即愈。

环跳穴在居窌穴下，风市穴上，大腿骱骨是也，属足少阳胆经。红花（酒喷）、归尾（酒洗）、银花（酒浸焙）、续断、生地、猴姜、加皮、陈皮（微炒）、木瓜（去皮，牛乳蒸）、石斛（去根，酒酥炙）、乌药、牛膝（去皮，酒浸）。伤轻者不治，后必发骨，宜用托里散加黄芪（蜜炙）治之，次用香附承气汤服之后，又服白术汤自愈。伤重者，不能行动，酸痛非常，腮足皆缩，用是方治之，以葱白、生姜同捣，敷伤处，火熨九次自愈。

盖膝穴在廉下一寸，属足太阴脾经。红花（酒喷）、归尾（酒洗）、胡索（酒炒）、丹皮（去骨，酒浸）、赤芍（去皮，蜜水蒸）、续断、银花、猴姜、川牛膝（去芦酒浸）、乌药、加皮、苏木（去粗皮，节子酒蒸，阴干）。伤重者立刻翻倒，不能直伸，筋缩酸痛，先用是方加升麻（去皮蒸），服一剂后，用是方加桃仁（汤泡，去皮尖，炒），服数剂即愈。

血海穴在箕门穴下，阴陵泉穴上，内廉白肉陷中，属足太阴脾经。红花（酒喷）、当归（酒洗）、萆薢、泽兰、川牛膝（去芦，酒浸）、加皮、猴姜、石斛（去根，酒酥炙）、续断（酒浸炒）、乌药、广皮（微炒）、灵仙。伤轻者三日，嚼碎舌头而死，宜早医，是方加升麻（去皮蒸）、桂枝治之。又以葱白、生姜同捣，敷伤处，火熨九次自愈。伤重者，遍身紫胀，一时即死，急用是方，加苏木（去粗皮，酒蒸），桃仁（汤泡，去皮尖，炒）治之。

膝底穴即阴陵泉穴，在血海穴下，地机穴上，属足太阴脾经。红花（酒喷）、当归（酒洗）、乌药、猴姜、木瓜（去皮，酒蒸）、广皮（微炒）、银花、续断（酒浸炒）、川牛膝（去芦酒浸）、加皮、赤芍（去皮，蜜水蒸）、肉桂（去粗皮）、泽兰、丹皮（去骨，酒浸）。伤轻者，人不知觉，虽其伤自愈，但伤血上行攻心，主百六十日中焦必发背痛，其毒于先头疼痛，反成色胭脂，见形反不痛，皆因血内凝，故治法先用内伤破血之药二三剂，后用清肿消毒之药治之自愈。然毒虽愈，其腿筋一吊则无，小脚肚子不能行动，终成废人也。伤重者，三日前不肿不痛，三日后肿痛，皮色发紫，肉内作脓，用是方治之。

竹柳穴，即交信穴，在筑宾穴下，复溜穴上，膝弯下九寸九分，属足少阴肾经。红花（酒喷）、归尾（酒洗）、泽兰、赤芍（去皮，蜜水蒸）、广皮（微炒）、银花、续断（酒浸，焙）、川牛膝（去芦酒浸）、木瓜（去皮酒炙）、灵仙、乌药、丹皮（去骨酒浸）。此穴受伤，或轻或重，俱用是方治之，若伤轻、不治者，则伤血凝聚，遂至五脏必成五种之病。入心经，痴呆发痫，不省人事，宜先服是方数剂，后服天王补心汤，将穴内灸三壮，又将百会穴灸三壮自愈。入肝经，遍虚黄发肿，宜服是方加消肿之剂。入脾经，遍身筋骨抽缩酸麻，宜用舒筋养血之剂。入肺经，必发佛顶疽，宜用上部活血之药，先服二三剂，后服清肿消毒之剂。入肾经，小便流血，宜用红花、当归尾、赤芍、泽兰、广皮、木通、连翘、黄芩、猪苓、甘草治之。

脚住穴即陷谷穴，在冲阳穴前，内庭穴后，足面上骨高处，属足阳明胃经。红花（酒喷）、归尾（酒洗）、胡索（酒炒）、丹皮（去骨，酒浸）、赤芍（去皮，蜜蒸）、续断（酒浸，焙）、猴姜、川牛膝（去芦，酒浸）、生地（酒洗）、泽兰、广皮、加皮。伤轻者，宜用是方治之。若不治，则必变为脚背毒，切勿用清肿毒之药，若用清肿毒之药定行肉腐，滩烂不能收敛，宜用补为妙，又以人参藏人身边护燥，研极细末，敷之即愈，不烂即宜用养血之剂。伤重者，立时痛倒，七日前用方治之，七日后入于经络，亦用是方加桂枝、升麻片，并加引经之药治之。

涌泉穴在四海穴左，然谷穴前，足中心，属足少阴肾经。红花（酒喷）、当归（酒洗）、泽兰、生地（酒浸）、川牛膝（去芦，酒浸）、赤芍（去皮，蜜蒸）、肉桂（去粗皮）、猴姜、乌药、广皮陈（微炒）、羌活、加皮。伤轻者，似不知不觉，宜用是方治之；伤重者，其血不能流通，一周时遍身犹如虫攒，宜用是方治之，加川芎。伤重不治者，则伤血凝聚，逆至五脏，必成五种之症。入心经，则眼红、血衄，宜先服生姜汤一碗，后以是方治之。入肝经，则左半身软瘫若不遂，宜用是方加黄芪、香附（便、醋制）、胡索治之。入脾经，则浑身发疮，犹如水泡，其破时烂臭莫闻，宜用活血引脾经之药治之。又以水龙衣（即螺丝壳）火烧存性，研细末，生鹅油调搽之即愈。入肺经，则肺气胀痛，宜用活血润气治之，若不治，十五日转入脾经，必发瘤疽。入肾经，则小便不利，小腹胀痛，宜用是方减牛膝、羌活、猴姜，加木通、猪苓、泽泻治之，又以葱白同捣，铺小腹，火熨七次自愈。

按月治疗法

正月伤在肝胆，左胁积血，用破血行之；立春雨水肺艮寅。桃仁一钱，红花一钱，柴胡一钱半，赤芍二钱，当归二钱，花粉一钱半，藕节三钱，煨木一钱，不换一钱，延萱一钱，茵陈一钱，砂仁一钱三分，枳壳一钱半，黑丑二钱，甘草五分，水煎，调童便泡服，正月立春用。

二月跌打损伤在大肠，属肝，用药理肝胆，由来从火治火，外阴内阳，主乎动也。凡动，皆相火为之，天非此火，不能生物，人非此火，不能有为，天之火出于龙雷，则肝属之气也。惊蛰春分大肠辰卯。柴胡一钱半，煨木一钱，乌药一钱，桂心一钱，酒大黄二钱，甘草七分，水煎，冲童便二盏服。

三月损伤左胁乳下，重伤对肝，痛不可忍，又治破伤风，惊而发搐，脏腑秘涩，邪在里者，宜用此方，清明谷雨胃乙辰，正月肝经行，三月十三止，三月十三发脾。柴胡一钱，藕节二钱，相思一钱，当归三钱，枳壳一钱，郁金一钱，苏木一钱，茵陈一钱半，延萱一钱，芫花七分，煨木一钱，防风八分，猩胆一钱，白芷一钱，水煎服。

四月打伤在背后，龙骨第七节三位属土脾胃，理脾动胃化此伤，不时作痛难忍，宜用此方。四月中，立夏小满脾癸巳。缩砂仁一钱半，煨木香一钱，破故子一钱，黑杜仲二钱，炒柿蒂，竹茹丝一钱，公丁香一钱，藿香叶一钱，水煎服。此方添吐水之症，亦可服之立效。伤处痛，用吊膏丹贴之；痛不止，再加大药丸调服。

五月伤在心穴处，积血是心主事，又吐血、鼻衄或久积，痛不可忍，此方新伤久伤宜可通用，芒种夏至心丙午。淮膝四钱，归中三钱，桔梗一钱半，黑芍一钱半，砂仁（研）一钱，乌药一钱，蒲黄一钱（黑，合三七为末），三七一钱，茵陈一钱，芫花七分，泡盐汤服，藕节二钱，水煎，合量便服。

六月跌打损伤在胁下，于病人乳下量落三寸，穴在小肠，令人不省人事，痛不可忍，大小便不通，宜用此方，小暑大暑小肠丁未。枳壳二钱半，三棱一钱半，莪术一钱，黑丑二钱，乌药一钱，煨木香一钱，归中一钱八分，木通七分，茵陈一钱，朴硝二钱，酒大黄七分，三七一钱，泡甘草五分，水煎服。又痛不可忍，服此方能通大小便。小肠有伤不利，再用止痛通利之药，立安。麝香二分，葱头七个，捣汁，安脐中二枝香久，立通，又用汤药煎服。江子仁（去油）五分，丁香一钱，麝香一分，木香三分，乳香一钱，没药一钱，枳壳七个。合为细末，蜜捣成膏服，用升麻七分，淮膝二钱，砂仁二钱，三味研均，用药法泡江子，宽肠下气散血，升麻、淮膝、砂仁，煎汤泡服，立通二便，神效。

七月伤在脐下背后肾经之穴，立秋处暑膀胱乾西坤庚。杜仲三钱，故纸一钱半，桂心一钱，六汗二钱，木香一钱，枳壳一钱，泽兰一钱半，层塔一钱半，乳香一钱，没药一钱，淮膝一钱半，茵陈一钱，芫花一钱，水酒各半煎服。

八月伤背后第九节龙骨边，伤要痛不可忍，白露秋分肾酉正。杜仲二钱，故纸二钱，淮膝二钱，归心一钱半，香附一钱半，郁金一钱，细辛一钱，乳香一钱半，水煎服。次服韭菜、米醋、姜母合捣洗伤处，五七余次。又用吊膏一块贴伤处，再用猪腰子一个，合杜仲、故子煎汤，泡大药丸一粒。阑门、神阙，津液渗入膀胱，浊秽流入大肠，又曰：摇心精则动命门，吸撮三焦，精气从此泄矣。

九月心系六节、七节之间，肾系十四节旁，中有小心，肾脉穴位所者，伤处心包络。此说近于肺相连，其与横膜相贴，心包藏居膈上，血注前行胸中，正值膻中之位，居相火，代君行事，实臣使也。医者，入门先问症候，后观五行，小肠无腹内可医。又观上焦，面黄目赤，心中沉重，不治；再观下嘴唇白，不治。若有红色，可治。方：桃仁二钱，赤芍一钱五半，砂仁一钱半，木香二钱，茵陈一钱，桂心三钱半，水煎，加大药丸调服。

凡人头上被刀斧伤，或石及木棍铁倒重伤，宜用此方。初伤之时，用胭脂一块染鸡蛋清和枪刀粉，乘血渗之，立见刻功。若是停日，将药粉调鸡蛋清抹胭脂上涂之，外用蛋清扫上四边。若是起大风癀疬肿，用鸡蛋四五个打破取清，内胭脂六七块，双面染鸡蛋清，涂头面上，候片时久便取起，又将胭脂六七块，双面染鸡蛋清，涂头面上，候片时，再挨再涂，三四时久，候癀退为度。或用麝香三四分，研末掺，调胭脂上涂之更妙，谨用退癀药一贴服下：茯神三钱，远志三钱，槟榔二钱，蝉蜕七个，胆星二钱，归须三钱，陈皮二钱，正冬瓜蒌两，蟅蟆七分，水一碗六分，煎一碗，葱、灯心、时药色冲入碗内，闭出服下，复将渣再煎再服，风癀立退。或五六日，食油腻，致疮口收密，无汁起癀，谨用生虾四两，揾生地五两，调鸡蛋清，涂疮口，有汁出，方好。后姜母一块，揾麻油，将头面推散癀气更妙。或其余部及染火气癀，俱依法用药治之。若要换膏药时，又须用红姿根大把，用水煎至色，洗疮口余秽，用绵印干，前后取膏药一块贴上，立保无虞。

凡人腹中被刀伤入，大小肠流出，见风极大，谨用正米醋、麻油。先将用人口含酒洗刷，后含酒醋雾去后，用镜顺放上，进入镜上，必须用麻油少许，或是不入，将人指甲剪修光，烧酒、米醋洗刷，揾麻油助入，谨用桑树根丝线或苎丝亦可，后用雄鸡一只，破腹，乘血缚上，又用布仔细围上，限一枝香久，将取起，用毛膏敷上。但一时血流一半在内外，内血无处可消，须用攻毒汤饮之，其秽血从大小便而出，立保全生。攻毒方：生地二钱，归须三钱，连翘一钱，山甲一钱，银花二钱，皂刺八分，大黄一钱半，车前子一钱，木通一钱，赤芍一钱半，川连六分，防风二钱，羌活一钱，蝉蜕七个，甘草六分，水四碗，煎七分服。

凡人身死倒地，四肢无脉，惟脚盘边，各曰太仓，有脉可速速治之。将身尸放下，不可扶起，第恐血虚气陷。先用人脚指甲挞伤人脚掌心中，名曰涌泉穴，各三百下，使风瘀伏下，血气行于四肢，然后扶起，用药治之，可保全身。

凡人身中被刀伤入，血气攻心无血，须见有血，急用早稻草一把，用水煎，更推洗后，将人口中含酒，吸出伤处恶血，后用膏药一块帖上，又用攻毒汤一贴送下。生地二钱，银花二钱，大黄二钱，皂刺一钱，车前一钱半，木通二钱，赤芍一钱半，川连六分，防风二钱，羌活一钱，蝉蜕七个，甘草六分，水四碗，煎七分服。

凡人脚后跟被刀及什器打，治法用铁牛入石一把，盐叶一把，合捣细，用二次洗米水滤出草粕后干敷上；后取起，再用蜈蚣四五尾，放瓦中焙干，研细末，合枪刀粉，调鸡蛋清涂上，用胭脂盖上，止血生根，永无后患。

凡人手盘被诸器打伤，根断骨碎，若用钝药，则皮收口、骨碎断，不能自如；敷热药，则骨自如，根皮必然熔炼。二者俱未合法，须用石菖蒲头或燕草头俱可，姜母五六两，捣汁后去之，存极干之粕，调入人乳，加冰糖粉，研细末，捣匀，敷患处，接骨生根，其效尤速。若伤风时，用药方：归尾二钱，炙芪二钱，远志一钱半，茯神二钱，枣仁一钱，薄荷八分，水一碗，煎六分。

凡人胞浓打伤，其大如斗，谨用松柏、清香杨叶、大艾叶等煎，生尿头毛推洗，倘若不利，加韭菜泡洗。若水未利，用刀子小割，待水利，用膏药一块涂上后，用药汤服：鸭母珠头根一把，车前一钱，木通一钱，水一碗，煎七分，泡蜜服。

观部位加药方法

小便不通，加木通、车前；大便不通，加朴硝、大黄；膀肠疼，加煅没药，如不止，再加血竭；肚疼，加赤芍；心胃疼，加栀子、黄柏；胸疼，加杜仲；胁疼，加白芥、青皮；骨疼，加骨碎补、五加皮；久积疼，三棱、莪术；积气疼，加防风、羌活、桃仁、归须。

以上数十条，乃人身致重伤部位，俱已开列记明矣。上及头面乌肿发黄等症，中及一身棒打拳伤，下及手足骨打折，若是骨肉伤疼，皆有药方。仍有膏贴之何处，该用何药；大人可用全方，小儿只用半料；上身伤饱食药，下身伤饥食；初打及轻伤用青草药，上山取来制；若身衰及乱拳混打等症，弄枪刀伤，开列于后。

久积兼身弱方：红花酒一盏，人乳一盏，草药汁一盏，童便一盏，药汤一盏，蜜一盏。以上六种合，炖热服。药汤方：泽兰五分，桔梗四分，槟榔五分，陈皮三分，麦芽四分，淮膝四分，益母草三分，水二碗，煎一碗。又草豆药方：鲎靴子草、田乌草、叶下红、盐酸草合捣细，麻布绞汁一盏，泡药汤方服，顶上番魂散，春夏秋冬通用。木香三钱，防风二钱半，胆南星一钱半，合为细末，每服一盏，泡姜汤服下，治不省人事，立苏。又通关散：小皂五分，麝香五厘。共为细末，吹入鼻中，得嚏则生。

跌打久积损伤遍身及五劳七伤大药丸真方：乳香、枳实、郁金、木香各三钱，桂一钱，桃仁、名异、血竭、胆星、丁香、白芷、红曲、没药、红花、乌药各一钱五分，山羊血一钱，真熊胆一钱半，锦蛇胆七分，正中黄五钱，正三七三钱，白胡椒一钱。共为细末，各另包，炼蜜为丸，如龙眼大一丸，好酒送下。

五劳七伤大药丸：川三七二钱，正牛黄一钱，云珀一钱，名异七钱，朱砂一钱，郁金二钱，炒白芍一钱半，木香二钱，砂仁二钱，六神三钱，枳壳四钱半，枳实五钱，川芎三钱，当归一钱半，胆星二钱，防风一钱半，香附一钱，没药七钱，肉豆蔻（去油）三钱，泡煨，合为细末，炼为丸，每重一钱，每服一丸，神验。又方：山羊血一钱，熊胆一钱半，锦蛇胆七分，真牛黄二钱，冬文子三钱，川三七三钱，归尾一钱半，红花一钱半，赤芍一钱，桃仁一钱半，桔梗二钱，防风一钱，首乌一钱半，川芎一钱，桂枝一钱，牛膝一钱，苏木二钱，木瓜一钱，熟地五钱，白芷一钱半，川连五分，贝母一钱，煅乳香一钱，中白五钱，枳实一钱半，郁金一钱半，名异一钱，胡椒一钱，共研细末，炼蜜为丸，每丸重一钱二分，朱砂为衣，每服一丸，藕节一钱，不拘酒水，煎汤送下立愈。

大药丸治跌打损伤，五劳七伤，百发百中，其效如神。川三七、川连、牛黄、肉桂、丁香、乳香、没药、沉香、木香、血竭各二钱，细研另包。淡泡粗药：青盐，杜仲一分半，黄芩二钱半，黄柏二钱，桂枝、山甲、龙骨、碎补、桃仁、川椒、归须、归中、生地、陈皮、半夏、牛膝、红花、加皮、防风、枳壳、枳实、贝母、泽兰、白芍、荆芥、麦冬、苏木、川乌、草乌、石膏、石脂、桔梗、槟榔、大黄、茯苓、熟地、虎骨、赤芍、白芷、川膝各四钱。以上俱用火炒焦黄为度，共研细末，稻米汤为丸，每丸重二钱，好老酒送下，立愈。忌生冷肉油生鱼茶叶。

春夏秋冬四时通用大药丸：川三七一两，枳壳四钱，牛黄五钱，胆星二钱，血竭一两，海底金一两，名异（童便制）七钱，芦荟七钱，熊胆二钱，鹿角草七钱，桂身五钱，三棱五钱，莪术七钱，黑丑六钱，锦蛇胆三钱，木香一两半，茵陈四钱，制川乌五钱，煅乳香一两，灵脂五钱，青皮五钱，当归七钱，川郁金七钱，防风三钱，红花三钱，生地三钱，赤芍五钱，花粉五钱，碎补八钱，自然铜一两，细辛五钱，厚朴四钱，川芎五钱，丁香六钱，沉香一两，酒制大黄一两，五加皮七钱，桃仁七钱。用六神十二两煎汤，合蜜炼煮，捣为丸，每丸三钱，重服之，立愈。

五劳七伤大药丸：川三七三钱，熊胆二钱，真牛黄三钱，麝香一分，山羊血一钱，川连一钱，大黄三钱，穿山龙二钱，归尾一钱，泽兰三钱，沉香一钱，木香一钱，红花一钱，血竭二钱，人中白一钱，生地五钱，乳香一钱，没药一钱，松香一钱，川郁金一钱。共研细末，蜜为丸，四季下药。春，早晚服一钱半，姜汤送下；夏，早晚二钱，薄荷汤送下；秋，早晚服二钱，冷酒送下；冬，早晚服二钱，热酒送下。

伤折断脚骨接方：五加皮三钱，牛膝一钱，木瓜三钱，续断二钱，赤芍一钱半，三棱二钱，红花二钱，莪术二钱，血竭二钱，苏木二钱，乳香二钱，自然铜（社醋制七次）二钱。用气酒一研，浸一对时，炖热，空心服下。

敷骨膏药方：名异二钱，乳香三钱，柴荆二钱，白芷二钱，血竭三钱，儿茶三钱，松香二两。共为研细末，调匀姜汁得之。若无姜汁，醋亦可。又用松皮甲直，数日即愈，用药须分上、下、中三位。手，加桂枝；足，加牛膝；头上，加川芎、白芷；胸前，加桔梗；左胁，加青皮；右胁，加木瓜；偏身，加羌活；肚下，加白芍。须当认定，不离三七、川连、熊胆各五分。

专治跌打伤筋断骨神效：当归、红花、丹皮、官桂、香附、赤芍、川芎、莪术、枳壳、杜仲、连翘、羌活、三棱、青皮、厚朴、茯苓、白芷、防风、象皮、大黄、苏木、头发、文蛤、元胡、故纸、寄奴、碎补、归尾、自然铜。以上各二钱，黄蜡二两，水粉十两，香油四斤，同药煎沸，用柳桑枝搅，去渣再煎，下黄蜡，后用水粉收成滴水成珠，取起听用。

接骨丹方：自然铜一两，龙骨三钱，煅乳香七钱，黄蜡一两七钱，麝香七分，碎补三钱，细辛三钱，滑石三钱，木香五钱，石脂二钱。合研细末，将蜡一两七钱，老酒三斤，化作黄蜡丸，每丸重一钱，热酒调服。

接骨夹骨神验：小蛤蟆四五个，皮硝三钱，生姜三两，酒糖一碗。肿，加红内硝，同捣烂，敷手足折伤之处。一方用绿豆粉一味，炒令紫色，以热酒醋调敷伤处，用纸盖贴，水杉木皮或桑皮三片夹定，其效如神。

接骨紫金丹：土木鳖、自然铜、骨碎补、大黄、血竭、归尾、乳香、没药、硼砂各二钱，合为细末，每服用八厘，热酒调下，其骨自接，治跌打损伤骨，瘀血攻心，发热昏晕及下血吐血等症，如妇女经事不调，每服加射干七厘即通。

指指方：真苏木为末，敷断指间接定，外用蚕茧包缚完固，数日如故，并刀矢伤，神效。

金刀及打伤身体出血：花蕊石一两，硫黄四两。共为细末，入磁罐内，盐泥固济晒干，安于方砖上，以碳火自巳午时煅至经宿，候冷取出研细末，磁罐盛之。如一切金刀打伤去血者，急于伤处掺，其血化为黄水。如内伤，血入脏腑，煎热童便，入酒少许，每调服一钱，立效。如中触肠出无损者，急纳入，用桑白皮或白麻为线，缝合肚皮，掺药血止，立活，不可对固，疮口恐作脓血。如疮干，以津液润之后，掺药立愈。

枪刀膏方：水粉一两，仁丹二两，花蕊石（煅）二两，制松香一两，煅龙骨五钱，炒象皮三两，黄蜡三两，白蜡一两，麻油（熬成膏，至冷入乳香、没药各三钱）一斤，梅冰二分，琥珀五钱，调入和匀听用。凡刀伤或打伤，发热喉干欲饮水，切不可服，用落地黄、松叶并蚌壳草各一撮，干葛一两，用水泡服，立止渴退热。切忌毒物，戒房事、猪肉、鸡鹅鸭，所食盐鳞鱼者宜。

金刀药方：樟脑松香、水粉各等分，用牡猪捞好的同末捣为膏，能生肌解毒止血立效。又方：红丹一钱，琥珀一钱，象皮二钱，血竭一钱，乳香一钱，没药一钱，龙骨一钱，松香一钱，石脂一钱，白蚴三钱，梅冰五分。共研细末，用雄猪捞去膜，捣为膏，葱汤洗净，疮口贴药或干掺亦可。

神验枪刀散止血方：血竭一钱半，白蚴三钱，松香一钱，黑蒲黄一钱五分，儿茶一钱半，朱砂三钱，防风七分，梅冰五分，白芷一钱半，制甘草二钱。共为细末，凡伤听用，立验。又止血散：状元红核研细末，敷伤处立止。

金刀伤神方：乳香一两，没药一两，龙骨五钱，血竭半两，儿茶五钱，南蛇胆五钱，朱砂二钱，合油五钱，麝香二分，樟冰五分，薄荷油一盏。化胆调儿茶末为丸，瓦上焙干，合前药为末，先用香油八两煎化湿热，下各药末，熬成膏听用，效如神。

军中刀剑伤神验方：乳香、没药、羌活、紫苏、细辛、厚朴、白芷、当归、降香、石见欠、苏木、檀香、龙南星、硫黄、寄生、花蕊石（童便制十次）、麝香、乌药、蛇含草各等分。共研细末，干掺伤处，止痛止血。

治破伤痛、血不止。血竭三钱，五倍一两，陈紫苏三钱，白芷五钱，海金砂一两。共研细末，掺之极效。

凡伤皮肉破裂者，用此对之，牡蛎、赤石脂（生研）、红丹各等分。共为细末，香油调敷疮口。若肿，加血竭，干掺之。

风生疮口，苠园洪宝丹敷贴，神效。眼目打伤青肿，用生半夏为末，调敷即愈。

刀伤不透膜方：乳香一钱，没药一钱，皂角子（大研烂）。以童便小半盏、好酒同煎，半湿服之。用花蕊石散或墨鱼骨或龙骨为末，敷疮口上即止。

若推官宋录定验，二定杀伤，气尚未断，亟命保甲取葱白，热锅炒热，敷伤处，继而呻吟，再易葱白，则伤不痛矣。

痛不止治法，好鸡骨烧灰，掷地铿然有声，与松香（透明者）等分，槌成一块，再多用韭菜捣汁，拌入阴干，如此捣拌三四次后，为细末，收贮，上巳、端午、七夕等日制之，敷患处，痛止，完好如常。

花蕊石散：乳香、没药、羌活、紫苏、蛇含草（童便制三次）、草乌、厚朴、白芷、细辛、降香、当归、南星、轻粉、苏木、檀香、龙骨各二钱，麝香三分，花蕊石（童便制七次）五钱。合研细末，磁罐收贮听用，葱汤洗净，用此掺之，软绵纸盖扎一日一夜，神效。

破伤开关治角弓反张口不开关蜈蚣散：蜈蚣（去尽脚）二条，红螵（若无红螵，以全蝎代之，为末）每三钱，防风、羌活各七分。煎汤，调蜈蚣、红螵二味泡服，治破伤风搐搦，角弓反张，外用擦牙或吹鼻亦可。如解表不已，传入里者，当服红螵丸者，星风散治破伤及全刀伤，或打扑内有损伤，以药敷伤处后，以温酒，每用一两，南星、防风各二两为末，用一钱，服立验。为牙关紧急，角弓肥张大症，及伤重欲死，心头微温，以童便调灌一钱，加参三七、南星、防风各二钱，共研细末，每服一钱半为神。

通关稀涎散急救神方：细辛五分，皂角五分。为末，吹入鼻中，治中风不省人事，金刀伤，破伤角弓反张，牙关紧闭，用此有嚏者可治，无者死。又方：皂角、半夏、明矾各一两，为细末，每用二钱，白滚汤调服，即吐。治中风肢节散漫，痰涎壅塞，气闭不通。

乌药顺气方：能治角弓反张，牙关紧急，后用汤药补之，一身全安立愈。乌药、陈皮各一钱，干姜二钱半，枳壳、姜蚕、川芎、白芷、桔梗、甘草各五分，麻黄钱半，姜、枣，煎温服。治男妇一切风气收注肢节，瘀麻瘫痪，言语塞齿，先服此疏气，然后进以风药。气升为逆，气降为顺，顺气者，正所谓降气了。如阴积浮肿，合五积散；麻痹痛极，合三五散；二三年不能行者，合独活寄生汤；日夜疼痛者，合右经汤。

跌打积伤浸酒生草药方：白饭菜、鼓钉刺心、鸡柔心、鹿归草、菜下红、灯映草、白菊叶、鲎靴子草。每件少许，若多亦可，捣汁，酒热酒泡还魂草服，神验。

治两胸胁单指入骨，刺痛如刀，两手下及两腿走痛。制香附三钱，川厚朴一钱半，川郁金三钱，蜜桔梗一钱，酒赤芍一钱，金英子一钱半，川芎一钱半，陈枳实一钱半，莱菔子一钱，京桂枝一钱，虎溪椒一钱半，生木香一钱，酒黑丑一钱半，水二盅，煎一盅，渣盅半，煎八分。

跌打吐血，不省人事，一日三日后至一年，用此方。

伤对肝丑时正血脉对，无痛无疾，有三月者，有痛不可忍，用药治之，一贴不愈者切不可治，此症对时日，对年有十二月见吉凶，不可治。

伤左乳下第三枝骨乳头正是血脉，用此方。

方：延宣一钱，桃仁一钱，红花一钱，桂身二钱，藕节一钱半，相思一钱半，元明粉一钱，柴胡三钱，归须二钱，苏木一钱，酒大黄二钱，枳壳二钱，甘草一钱，虎溪椒一钱，上神曲二钱半，水一盅，酒盅半，合煎盅半，每日清晨、午后煎泡五劳七伤大药丸一粒，或童便、老酒调服，立愈。此症若对时，牙关不开，十日之间伤处不知疼痛，死血积聚，用药先泻死血，后用五劳七伤大药丸，每早用一粒，炮入上味草药后，汁热后调下，又加童便二盅服。此症大药丸连服二十余粒，越至十数天，可保全安。

打在右胁，四月间，血皆聚于此，伤立见血者，及不省人事。白饭菜、白菊花、盐酸草、附壳草。四味草药各一两，合捣绞汁，泡童便三盏、老酒一盏合煎，调服后，用五劳七伤大药丸七粒，作七早服，泡酒四盏服后，用生地煎服效。

　　拳打心肝伤有血方：生地二钱，羌活八分，归尾一钱，红花一钱，赤芍一钱，桃仁八分，苏木一钱，枳壳七分，陈皮七分，甘草五分，木香一钱。为末，泡生姜三片，水煎服。

　　胸前跌打损伤方：朱砂一钱，青盐一钱，泽兰七分，阿胶二钱，金不换八分，七厘散，枳梗一钱，水酒各半煎服。

　　两胁下有伤方：生地三钱，归须一钱，赤芍一钱，泽兰二钱，黄芩一钱，枳壳一钱半，陈皮一钱，香附一钱，杏仁八分，红花一钱，木通一钱半，甘草八分，水煎，空心服。

　　左胁下伤方：当归二钱，生地二钱，沉香二钱，木香一钱半，酒大黄三钱，红花一钱，熟地二钱，桃仁七分，牛膝三钱，郁金二钱，泽兰一钱，桔梗一钱，苏木一钱，名异（童便制九次），酒三斤，浸三对时，温热，空心服。

　　右胁下伤方：酒大黄三钱，荆芥三钱，川柏三钱，知母三钱，红花一钱半，桃仁三钱半，泽兰二钱，黄芩三钱，枳壳三钱，炙甘草一钱，水酒各半煎服。

　　脚踢伤方：苏木一钱半，桂枝二钱，红花一钱，归尾一钱，枳壳一钱，五加皮一钱半，木瓜三钱，金不换一钱半，碎补二钱，乳香一钱半，没药一钱半，六汗二钱，酒三斤，浸三日或一对时亦可，温热，空心服。

　　脚下打伤方：寄生一钱半，苏木一钱半，红花一钱，归尾二钱，赤芍一钱，血竭七分，防风八分，盐宇六分，乳香七分，没药七分，枳壳一钱半，大黄三钱，朴硝二钱，碎补二钱，生地二钱，酒一碗煎，炷一枝香久，取起空心服。

　　背打伤方：茯苓二钱半，远志二钱，当归一钱半，枸杞一钱，水莲三钱，桔梗一钱，川芎一钱，金不换一钱，知母一钱，甘草七分，水碗半，煎八分，渣一碗，煎六分。

　　皮外打伤方：生地二钱，赤芍八分，当归一钱，泽兰一钱，红花七分，黄芩一钱，枳壳一钱，香附一钱，陈皮一钱，杏仁八分，木通一钱半，甘草六分，水煎服。

　　心打重伤方：陈皮一钱，三七一钱，藏红花二钱，寄生四钱，苏木二钱，当归三钱，生地三钱，木香（煅）三钱半，血竭三钱，桃仁一钱，枣皮一钱，生栀子一钱，金不换一钱，没药四钱，乳香四钱，酒斤半，炷二枝香久，取起空心服。

　　两肩后心肝膈两手一身跌打沉重方：归尾二钱，赤芍一钱，白芍二钱，丹皮一钱，红花二钱，寄生三钱，苏木二钱，桔梗四钱，木通一钱，桃仁一钱，木香一钱，三七三钱，乳香七分，没药七分，泽兰一钱，桂枝一钱半，杜仲四钱，朱砂四钱，牛膝三钱，川贝一钱，生地四钱，麦冬四钱，甘草四钱，老酒三斤半，浸一对时，炖热服，渣再浸，炷三枝香久，取起服。

　　乱打有气方：白菊叶、白饭叶，绞汁，泡童便、老酒调还魂散后，服此方：羌活二钱，三棱三钱，藕节三钱，苏木二钱，金不换三钱，碎补二钱，血竭二钱，丹皮二钱，红花三钱，淡竹一钱，杜仲二钱，郁金一钱，桂枝二钱，乳香一钱，枳壳一钱，桔梗一钱半，没药二钱，然铜三钱，三七七分。为细末，泡老酒三斤十两，浸一对时，温热服，渣水煎，煎合童便、老酒各三盅，调服。

乱打血气攻心欲死，吐血伤真方：当归一钱半，泽兰一钱半，酒大黄二钱，三七（研）二钱，相思二钱，水莲二钱半，甘草一钱半，琥珀（研）一钱半。合上药，泡水煎服，或蜜两盅泡亦可，渣半、蜜半，水煎服五分。

打伤心中，正血攻心，不知人事方：正熊胆一钱半，麝香三钱，朱砂一钱，血竭一钱，山羊血一钱，三七三钱，川水莲三钱，地龙十四条。合共为末，蜜泡，人乳一碗泡亦可。

食饭撞着积伤方：九本一钱，升麻一钱，碎补一钱，栀子九分，陈皮七分，桃仁二钱，生地一钱，续断八分，泽兰一钱半，桂枝一钱，熟地二钱，斑节一钱，枳壳一钱，枳实一钱，朱砂一钱，青皮二钱，泽含二钱，理金一钱，赤蟹二钱，沉香一钱，紫苏二钱，木贼一钱，木通二钱，天麻一钱，木瓜一钱，红花三钱，川贝一钱，郁金一钱，元胡一钱，川芎一钱，白芷一钱，青山龙一两。用老酒五斤，炷三枝香久，取起浸七日服，立愈。

积伤不时作痛方：银花三钱，泽兰三钱，薄荷三钱。共研细末，每服五分，泡水酒，空心服。

久积伤方：三积一钱半，莪术一钱，黑丑一钱，水锦花一钱，生地一钱半，桃仁八分，桔梗八分，香附一钱，陈皮一钱，甘草三钱。老酒斤半，炷二支香久，取起空心服。

拳打伤并积血久年作痛方：沉香一钱，川贝一钱，巴豆一钱，胡桃一钱，乌梅（去核酒洗）六枚。饭粒为丸绿豆大，每服十八丸，小儿每服八九丸，即愈。

打心肝头伤痛方：乳香一钱，没药一钱，木香一钱，丁香一钱，檀香一钱，陈皮六分，槟榔一钱，桃仁八分，麝香三分。若妇人有胎，不可用麝香。煎服。

又热痛方：乳香二钱，没药二钱，酒大黄一钱，五灵脂八分，陈皮八分，槟榔一钱，木香七分。共为末，泡服。

打伤遍身疼痛方：川三七（末）七分，熊胆（末）八分，珍珠（末）八分，琥珀（末）九分，血竭（末）三分，乳香（末）一钱，没药（末）一钱，陈皮一钱，泽兰一钱，川芎一钱，当归二钱，贝母二钱，赤芍一钱，防风一钱，木通二钱，荆芥三钱，红花三钱，莪术二钱，木贼二钱，沉香二钱，金英二钱，郁金二钱，桃仁三钱，层塔一钱，山茶叶一钱，碎补二钱，寄奴二钱，灵仙二钱。煎末另泡饭，用好酒三斤，炖三枝香久，收药末下研极细，泡酒服，加打伤药方。面红，脉洪大，失血，此要脉细微，大抵总观气色为要，全凭声呼听也，顺言为症。重者不省人事，先将苏合丸一粒，牙关撬开，用此药灌入口，即苏。大桂一两，熟地一两，归尾五钱，人中白五钱，白花麻骑草（捶汁晒干，实重）五分，朱砂一钱，熊胆五分，三七三钱，麝香三钱。共合为末，蜜丸二钱重，每服。

初打伤药丸引：黄松叶，煎汤送下，久症，老酒送下，半饥饱服。伤在头，加川芎、白芷、防风、生地、桔梗，煎汤送下；伤在胸，加桔梗、生地、归尾、麦冬、薄荷，煎汤送下；伤在肠，加柴胡、归尾、桃仁、大黄、生地、红花、赤芍，煎汤送下；伤在手，加桂枝、五加皮、生地、续断、大黄，煎汤送下。无血不可医，有血伤在下，从小便而出，故有血可治，无血不可治也。

又治伤药方：自然铜二钱，百部二钱，苏木二钱，血梳草七分，牛膝五钱。用老酒三碗，煎一碗服。

治打伤在头肉皮人不昏迷：川椒一钱，白芥一钱，白蔹一钱，南香一钱半。凡就打不行者，上好跌打方：山溥莲、初打素。用老酒制九次。

妇人受胎打伤方：砂仁、杏仁、枳实、朱砂、甘草各一钱，水煎服。

打伤在左畔乳下，不时作痛，伤在肝：三七一钱，归尾一钱半，苏木一钱，槟榔一钱，郁金一钱，葛根一钱，生地一钱半，木通一钱，益母一钱，甘草二钱。水一碗，煎七分。此症，若枪刀入内透膜，不治。

右畔乳下不时疼痛，伤在肺：生地一钱半，归尾一钱半，陈皮一钱，槟榔一钱，麦冬一钱半，黄柏一钱，木香五分，斑节一钱，甘草三钱，水碗二，煎七分。若金刀入膜，五日必死不治。又方：后能作嗽，宜服金然五药藤、炒蚬蟆，连服八九次即愈。若不愈，用猪蹄一个，不可落水，加用川贝（去心，为末）一钱，正冬蜜四两，顿熟，五更服即愈。

伤肺久嗽成内伤症：蜜紫菀一钱，蜜冬花八分，蜜桑白一钱，黄芩一钱，桔梗一钱，川贝（去心）一钱，知母（盐）一钱，前胡八分，陈皮一钱，枳壳一钱，甘草三分，水煎服。

打在心药方：乌药二钱，木通一钱，生地四钱，黑丑（研）一钱，槟榔二钱，泽兰一钱半，红花一钱，枳壳八分，水碗二，煎八分服。

伤在左畔饭匙骨下对尖第枝方：赤芩八分，黄芩七分，丹皮七分，水酒一碗，煎七分。

伤在右畔饭匙骨下对尖第一枝取嗽，伤在肺口：首乌一钱，冬花一钱，桃仁一钱，黄芩一钱，香附七分，归须二钱，生地一钱，大黄五分，水一碗，煎七分，老酒冲服。

伤在左畔肋条骨上软内方：黄芩一钱，羌活一钱，栀子八分，郁金七分，苏叶六分，元胡七分，赤芍八分，红花八分，水酒一碗，煎七分服。

打伤爪伤左畔膀肠方：花椒、大皂。合炒赤，为末，包在布内，将疼处拼热久，后用草药方：青乌节根五两，白饭药根五钱，山良根六钱，红花三钱，艾叶头七钱，盐酸草五两。童便一盏，酒一碗，煎八分服。

伤在脐上三寸脾所注，后必隔食，黄疸呕水，不时胀满方：白茯苓一钱，天花粉一钱，槟榔四分，郁金一钱，黄柏七分，三棱八分，白芍八分，桃仁一钱，木通五分，砂仁一钱，老山五分，甘草三分。水一碗二，煎八分，饭后服。

伤在脐下一寸或二寸小肠部位，其症小便不通，气上升，用鲨靴子草绞汁泡冬蜜先服，后用药汤服方：生大黄一钱，川柏八分，木通一钱，槟榔八分，车前一钱半，川连四分，通草一钱，桃仁一钱，甘草三分。水一碗，煎七分，空心服。此症若脉沉微，切不可治；若服二贴，气上升不愈，至四日必死，后目必闭，舌必出，无治之治。

伤在左畔软肉，透入小肠，饥饱皆痛：生地一钱，归尾一钱半，槟榔一钱，郁金一钱半，三棱八分，莪术八分，红花一钱，乳香八分，田七五分，木通一钱，甘草三分。水碗二，煎八分，食后服。

伤在右畔软肉，透入大肠，饥饱皆疼：三棱六分，乳香七分，荆芥五分，赤芍八分，红花八分，红枣四粒，生地一钱，象牙（研）一钱半，木通一钱半。水一碗，煎七分服。

打在太阳，血气不散，久积成疾：白茯苓八分，归尾八分，莪术八分，赤芍八分，陈皮八分，枳壳六分，白术六分，香附七分，槟榔七分，甘草三分。水一碗，煎七分服。又方：赤芍七分，枳壳一钱七分，甘草三分，三棱一钱，黄芩七分。水三碗，煎八分服。

又药丸方：砂仁一钱半，川朴一钱半，青皮一钱，半夏一钱，当归一钱半，赤芍二钱，白芍二钱，茯苓二钱，红花三钱，桃仁四钱，枳实二钱，三棱二钱，莪术二钱，槟榔二钱，栀子一钱半，黄芩四钱，木香一钱，丹皮一钱，元胡二钱，郁金二钱，葛根二钱，久茶一两。共研细末，正冬蜜为丸，为桐子大，益母草汤送下。

打在右太阳，血气不时痛：当归六分，白芍八分，枳壳一钱，槟榔一钱，三棱七分，莪术八分，郁李仁六分，桔梗六分，砂仁一钱，元胡八分，甘草四分。水碗二，煎八分服。

打伤跌伤腰痛方：木通八分，杜仲一钱，槟榔六分，桃仁一钱，泽兰一钱，枳壳一钱，层塔八分，生地一钱，桔梗八分，斑节一钱。水碗半，煎八分服。

又腰骨俭着方：木香一钱半，桃仁七粒。水酒合一碗，煎七分，另朱砂七分，泡服。

牙关脱落方：老姜酿入燃窟内燃，提起捣细，令好烧酒再捣，涂上一时久愈。

打伤大便不通方：生地二两，归尾一钱，木通一钱，槟榔一钱，大黄二钱，元胡粉二钱，栀子一钱，黄柏一钱半，甘草四分，灯心七支。水一碗二，煎八分服。

打伤杖伤痛不可忍方：乳香三两，没药三两，茴香三两，当归五两，自然铜（制七次）五钱。共合为末，每服五钱，烧酒泡服。

打伤面目黑肿无破方：鸭蛋一个，放在汤内煮熟取起，破为两半，乘热敷伤处即愈。又方：生半夏磨水，涂之立消。

伤在心头药方：乌药二钱，木通一钱，生地一钱，黑丑（炒研）一钱半，槟榔二钱，泽兰一钱半，红花一钱，枳壳八分。水一碗二，煎八分服。

打伤血气上升，心腹胀满不下方：自然铜（制七次）二钱，木香、沉香、泽兰、大黄各一钱，川朴八分，枳壳七分，甘草五分，苏木五分。水碗二，煎八分服。

打伤在左畔乳上下，骨旁透内方：鸭蛋一个，入汤内煮熟，破开安伤处，用艾茸安蛋上，灸至小疼，数次即止。骨又食方：准藤三钱，续断一钱，碎补一钱，当归一钱，生地一钱，加皮五分，黄芪七分，甘草四分。水碗三，煎八分服。

伤在右畔乳上下骨凹：先用韭菜（酒煎洗）、糯米饭（用酒煮）、红曲粉、木香末，捶涂伤处立愈。又药方：生地三钱，桃仁、红花、归尾、泽兰、白芥各二钱，木香（研）一钱半，天冬三钱，三棱二钱，加皮二钱，大黄一钱。水两碗，煎碗二服。

专治重伤骨碎吊膏方：花椒三钱，加皮二钱，防风二钱，五倍一钱，白芷一钱半，胡椒四钱，白芥子一钱半，红曲一盏。全为细末，姜母半斤，捣细绞汁，水胶四两共煮，姜汁、胶溶化，候冷，下末成膏。

打在面头不破，皮黑肿，人昏迷不知，用此方：花椒一钱，白芥一钱，加皮八分，白芷一钱，白蔹一钱，南星一钱。共细末，调姜汁涂。

打伤在头起黄方：虎咬红，煎酒服，黄即退。

打伤皮肉破，风癫俱起，不省人事方：寸金薯、杜卑子（大伤十四粒，小伤七粒）。捣涂。若破面孔，不可涂，只用白蚯蚓焙干为末，泡汤服。又洗方：用甘草煎汤洗伤处，即愈。

打伤已久反黄疸及伤脾：志山、天花粉、郁金、黄芩、茵皮、栀子、夜明砂各一钱，甘草三分。水碗半，煎八分服。

又退疸药丸方：川连、郁金、针砂（醋煅三次）、夜明砂（拣净）、天花粉、沉香、秦艽各三钱。合为末，炼蜜丸桐子大，每服一钱，用茵陈汤送下。

打伤昏迷乱惨症方：槟榔一钱，黄芩八分，栀子一钱，扁柏八分，麦冬八分，麦芽八分，楂肉七分，元参八分，竹茹四分，香附四分，赤芍四分，川连六分。水碗二，煎八分。又青草药方：还魂草（绞汁泡酒八分）一把，取钍银一个，用炭火烧红，其药汁在碗内，将钍银乘红投入，用小碗盖之，滚止即服，立时回生。

打伤昏迷牙关不开方：麝香四分，紧用末，满月小鸡一只，剖开腹，去肚肠，乘热缚入中心水堂穴，鸡头乘下一枝香久即苏，后可用国公英绞汁，泡酒服下。

专治跌打损伤经验良方：初患气上升者，急用国公一味捣汁，调冬蜜服，即血散气降矣。

打伤肿痛不止：花椒二钱，加皮一钱，白芷一钱，白蔹一钱，五倍子一钱，乳香一钱，没药一钱，粘花三钱。细末，调酒，涂一对时，即愈。

打伤气血不散吊膏及疯疼并用：川花椒一钱，五加皮一钱，白芥子三钱，乳香一钱，没药一钱，木鳖十粒，川乌、草乌、赤芍各三钱，泽兰三钱，防风二钱，红丹（煅，另研）三钱。用正麻油一斤十四两，老姜汁八分碗，浸此药五六日，合油煮至枯，去渣，滤清，即下黄丹熬成膏，候冷即入乳没。

神验久症打伤药丸方：金丝五叶藤一钱，槟榔三钱，骨皮一钱，白术二钱，黄柏一钱，丹皮二钱，木通二钱，陈皮二钱，三棱二钱，郁金三钱，桔梗二钱，茯苓二钱，泽泻二钱，延宣三钱，红花二钱，白芷一钱，陈茶一两，木香一钱，沉香一钱，干漆（煅）七分。共为细末，冬蜜为丸，每重二钱，益母草煎汤送下。

打伤血气攻心方：莲叶烧存性为末，每用二钱，泡童便服。又方：久松柏木煎酒服，或用白蔹头煎酒服亦可。

打伤血气攻心疼，虽当时死，急救方：益母草煎汤水半碗，泡童便服，立即散，后用生草药贴之。

打伤涂药方：川草一钱，姜黄二钱，粘香调酒涂之。

人咬着及牲口涂方：文蛤五分，姜黄五分，粘香一钱，草乌六分，大黄四分，白芷六分，木鳖五分，赤小豆五分，酒调涂伤处。

腰骨俭捡方：乌糖四两，酒两碗，煎碗三服。久症加板油、童便洗。若左畔搁右畔睡，右疼搁左睡。

治夹棍伤方：胡椒三钱，樟脑三钱，红曲一钱，陈壁土三两，糯米饭调酒头涂。

枪刀散：龙骨五钱，象皮（制炒）五钱，松香一两，寸柏香（即黑松者），久陈灰一两。研极细末，若血不止，川白扇扇之，方敷下。若久伤，注瘀汁，用黄连汤冷洗净，敷之俱立愈，名铁扇散。

生吊膏方：白芥子一钱半，白胡椒一钱，白芷一钱，山甲八分，肉桂五分，五加皮一钱，川草乌、乳香、没药各五分，阿胶。共为细末，合粘醋煮，糯米饭捣化调药，再捣为膏，贴于伤处，至于久伤久愈。

伤药散方：木香、丁香、乳香各四分，麝香六厘，三七四分，珍珠一分。合为细末，泡酒服。

神验红膏方，乌铳伤能吊铳子：片松二钱，茶油半斤，白蜡二钱，黄蜡三钱，四件合煮 生淮山六钱，血竭四分，珍珠粉二分，琥珀三分，冰片三分，象皮四分，玛瑙四分，朱砂二两，珊瑚四分，钟乳芽三分，轻粉三分，胭脂末五分。合研细末，熬成膏。

治脚疯：羌活、独活、虎骨、茵陈、防风各一钱，烧酒一斤。

单鹅方：红枣去核，入鹅烧，捣末，吹入喉内立愈。

治脚筋痛方：一条根、斑节、灵仙、红花、溪椒各二文，猪二项肉六两半，酒水合一碗，烧二支香久，服下神效。祖传。

治疯痛方：当归二钱，生地一钱半，熟地一钱半，丹皮一钱，五加皮一钱，独活一钱半，木瓜一钱，桑寄生一钱半，川牛膝二钱。水合酒一碗三，煎七分服。

贼伤药方（经验）：五加皮，归须二钱，制草乌二钱，煅乳香二钱，没药二钱，虎胫骨二钱，白胡椒一粒，血竭二钱，三七一钱，鼓钉刺头五钱。合研细末，泡酒服。

鸡黄散：白芥子二钱，樟冰四钱，炙乳香三钱，炙没药三钱，山栀二钱，红曲尖二钱，加小鸡一只，活破左肚肠，合捣糊，敷伤处，外用杉木皮夹上。

服方：五加皮、儿茶、枳壳、归尾、乳香、没药、勺丁、必虫、木瓜。

通关涤痧散：土木香八分，正大黄二钱，北细辛四分，肥皂角五分，虎壁砂八分，茅苍术六分，银硝二分，元寸二分，梅冰一钱，蟾酥五分。共研细末，用竹管吹入鼻中取嚏，男左女右。

人马平安散：朱砂（水飞）三钱，雄黄（水飞）三钱，枪硝三钱，明矾二钱，赤金箔（小者）十二张，荜茇一分，元寸五厘。共研极细末，和匀，治痧及一切腹痛，男左女右，点眼大头即愈，并治目疾。

接骨围药方：过山龙八两，白芥子四两，北细辛四两，五加皮四两，香藤根四两，当归尾四两。共研细末，用醋煮糊敷伤处，油纸合包，外杉木皮夹上，无杉木皮，桐木皮亦可。如皮破骨碎，用桑树根皮、糯米饭合捣糊敷，外留破口，用八宝丹盖之。

服方：正西党三钱，白茯苓三钱，大熟地四钱，白当归三钱，五加皮二钱，赤芍药二钱，川续断二钱，炙绵芪三钱，生虎骨（研）二钱，生玉竹一钱，冬术二钱，川抚芎一钱半。脚，加牛膝、防己、木瓜、自然铜；手，加桂枝、自然铜（制）二钱；腰，加杜仲三钱、炙甘草八分。

围药方：加皮、细辛、芥子、归尾、小麦粉，醋炙。

又围药方：过山龙一两，白芥子一两，北细辛二钱，五加皮一两，当归尾一两。共研细末。

跌打发身方：防风一钱半，荆芥一钱半，香芯八分，桂枝一钱，羌活一钱，生地三钱，丹皮二钱，赤芩二钱，黄芩一钱，花粉一钱半，银花二钱，破冬一钱，灵仙一钱半，甘草六分。加灯心为丸。

腰阴伤方：西党四钱，当归二钱，川芎一钱半，加皮二钱，赤芍一钱半，杜仲二钱，茯苓二钱，熟地四钱，红花二钱，川断一钱半，冬术一钱，炙芪二钱，淮药二钱，米仁三钱，甘草六分。加老酒一盏冲。

神验刀口药方：乳香（去油）四钱，象皮（煅）五钱，甘石四钱，没药（去油）四钱，乳石五钱，西洋参四钱，儿茶（去油）四钱，活石四钱，血竭四钱，川柏粉二钱，白蜡四钱，化龙骨四钱，川连一钱。

清毒方：尖生地四钱，净银花三钱，天花粉一钱半，生军六钱，川柏一钱半，白芷一钱，连翘一钱半，玄参二钱，鲜皮一钱半，黄芩一钱，丹皮二钱，破冬一钱半，黑皮一钱半，地丁一钱半，赤芩二钱，甘草四分，加灯心四根。

红毛膏：珍珠三分，冰片五分，儿茶四分，血竭一钱，水龙骨一钱，琥珀五分，朱砂五分，轻粉五分，松香一钱，白芷一钱，钢砂，乳香一钱，没药一钱。香油五斤，煎成膏收贮，共研细末，入白蜡一钱、黄蜡五钱。

红毛枪刀膏：珍珠五分，琥珀五分，朱砂六分，冰片二分，血竭一钱，儿茶二分，没药六分，乳香八分，胭脂一钱，轻粉三分，象皮一钱，龙骨一钱，水粉四分，草粉四分，松香一钱，白蜡八分。合研细末，调猪公油捣炼成膏为度，用磁器收贮，临用之时，披胭脂敷上，外用鸡蛋清刷上，验。

膏药方：韭菜汁、生泽兰汁、气酒头、胡椒末各等分，牛皮胶一两，香油一盏。先将牛胶、香油煮熔，再下诸汁，煮后即用胡椒末一齐搅匀贴患处，立愈。

七厘散：木香一钱，沉香一钱，丁香八分，乳香一钱，没药一钱，三七六分，麝香一分，郁金一钱。合研细末，泡药引，每服一钱，用益母草汤煎药引。

万人敌方：锦蛇胆一钱，乳香一钱，没药一钱，河芙蓉一钱，青鱼胆一钱，熊胆五分，山羊胆一钱，川金藤五分，正白蜡。合研细末，蜜为丸，临盐化。

神验枪刀药粉，春夏用乳，秋冬蜜，或鸡蛋清更妙：珍珠二分，琥珀五分，朱砂八分，冰片二分，血竭六分，儿茶六分，没药五分，乳香五分，轻粉二分，水粉六分，龙骨一钱，象皮一钱，赤石一钱，胭脂末八分，川连五分，松香一钱，麝香三分，三七六分，白蜡七分，人参粉随用。共研细末，乘血掺之，应手立验。若是停日，将药粉调鸡蛋清，披在胭脂上涂之，胭脂外加用鸡蛋清扫上，应手取效，秘而传之，神机勿泄。无论新旧损伤及骨札碎凹者，吊之神效。

天光吊膏：万军聚营（蝼蚁巢烧灰）一个，铁甲将军即（牛尿龟）五个，血余一钱，五加皮一两，防风二钱，荆芥三钱，白芷二钱，赤芍三钱，万蒲头三钱，川椒三钱，胡椒三钱，细辛三钱，羌活三钱，碎补三钱，独活三钱，蜂房一个，归须五钱，桂枝三钱，白芥子三钱，山甲三钱，灵仙三钱，生地一钱，赤小豆三钱，柴荆皮三钱，葱头（槌细）二十个，姜母（绞汁）四两。合药放在锅内，用酒五瓶，文武火煎二时久，取棕衣两三张，将药去渣，药汤再放锅内，加阿胶板十两，松香五钱，用火炼至滴水成珠取起，再加磁石（即吸铁石，炒死研淬）三钞，乳香四钱，没药三钱，麝香三分，各研细末，合落搅匀，一齐成为度。

小吊膏：五加皮、白芷、紫荆皮、川椒、白芥子、胡椒、细辛、没药、磁石、生栀子、生地、红曲尖、楠香末各等分。研细末，调烧酒温热，加鸡蛋清敷患处。倘若破、见血，用龙眼肉盖过后，用药敷上，立效如神。

腹内积久痛活命丸：熟地四两，大肉枣二两，破故纸一两，川鹿茸三两，黑杜仲二两，枸杞子二两，菟丝子二两半，芡实三两，茯神二两，远志二两，黑枣仁一两半，胡巴一两半，小茴五钱，黄柏一两，白茯苓一两半，丹皮一两，归身一两。合研细末，用蜜为丸。少年用二两七钱，四十以上一两八钱，分作六次，一日二服，白滚汤送下。

治痔疮：红榕树皮八片，瓦松七钱，凤尾草六钱，苍术三钱，生白术五钱，花椒三钱，五倍子三钱。共研细，煎滚洗，每日一次。

枯痔散：红砒（三黄散制）三钱，乳香二钱，辰砂四钱，没药二钱。共研细末，香油调敷一夜后洗，切勿再敷。

搽痔方：乳香二钱，没药二钱，象牙骨二钱，蝉蜕二钱，凤凰衣一钱，冰片四分，土鳖虫八个。共研细末，膏油调敷，二十四日收功。

治喉症方：不论单喉、双喉，立时见效。蒲黄（炒）一两，青黛一两，硼砂二两，薄荷四两。水碗半，煎一盅，和匀，用磁器慢火熬，研细末，铜管吹入喉，立时见效如神。

鸡肝散：治小儿疳积。鸡肝连胆（鸡胆另出）一个，车前子（炒）四两。研细末，鸡肝再研均，鸡胆肝、车前子等一同放碗内，饭锅中蒸熟，白糖霜拌食，神效。

烂脚药方：黄丹三钱，黄柏二钱，关粉三钱，冰片一分，制松香四钱。共研细末，板油调敷。

治心气痛：白当归三钱，元胡索三钱，高良姜一钱，川楝子二钱，川郁金二钱，江枳壳三钱，建神曲一钱半，白蒺藜（去刺研）一钱半，莪术二钱，炒白芍二钱，细枣皮一钱，加大红凤仙花一钱半。又方：用鸟不栖树根三四钱，盏酒盏水煎服效。

普救万金膏：当归身四钱，生黄芪四钱，生甘草二钱，大熟地四钱，玄参三钱，金银花二钱，公英三钱，生白芍二钱，花粉二钱，黄柏二钱，白蔹六钱，生地三钱，牛黄二钱，连翘二钱，丹皮二钱，沙参三钱，柴胡二钱，防己二钱，耳子二钱，黄连二钱，葛根二钱，苍术二钱，大黄一两，红花四钱，桃仁二钱，地榆二钱，枯草二钱，白术二钱，防风二钱，茜草二钱，木香四钱，川乌一两，草乌一两，阿魏一两，知母三钱，生山甲四钱，赤芍五钱，肉桂四钱，川断三钱，角刺四钱，木鳖子三钱，乌药二钱，白及二钱，象皮二钱，南星五钱，独活二钱，羌活二钱，北细辛五钱，陈皮二钱，良姜三钱，倍子四钱，麻油二斤，黄丹一斤二两，龙骨四钱，轻粉三钱，儿茶四钱，血竭八钱，乳石四钱，海螵蛸六钱。共研细末。

治飞蛇方用：牛口刺根、马兰叶、满天星叶、婆姑酸花、地槿等。共捣碎，沥渣净，用汁调敷患处效。

治败血不止方：用久年旧蓑衣、旧焦扇、六麻梗、敛娘梗等各等分，炒灰煎汤，冲童便服。又用尖药臭桐彭根、杨山水草，煎汤代茶，屡服效。

治吐血不止：天门冬一钱半，侧柏叶一钱半，青草腐渣少许。共黄汤冲童便服效。

治流注风毒方：外加草豆芍三件，古风坠、天芥叶、白元风根各等分。生黄芪四钱，五加皮三钱，当归身三钱，小柴胡二钱，元胡索二钱，忍冬藤三钱，西党参三钱，炙龟版二钱，威灵仙二钱，羌活二钱，乌药二钱，川芎一钱半，秦艽三钱，炒姜蚕三钱，草节一钱，灯心圆一个。

治妇人虚劳用方：百合一两，白术锦花一两，白茯苓一两，桔梗一两，玉竹一两，当归五钱，丹参五钱，甘草一钱。共研细末。又用鹿衔草少许，白车前根，鲜研晒干，用老酒拌，饭锅内蒸，晒数次，每服五钱，用盏酒盏水煎，再用前药散二钱冲服。

治刀伤小腹油膜透出方：还魂丹调醋敷伤处，外用公猪肉片封口，每日一换，效。还魂丹：白杨树根皮一两，北细辛二钱，研细冲。

活妇人断经方：缩砂三钱，肉桂三钱，木香二钱，香附三钱，提失三钱，加皮三钱，当归三钱，魁芍三钱，川药二钱，西党三钱，冬术三钱，茯苓三钱，甘草七分。共研细末，外用白车前根酒蒸晒，每服五钱，盏酒盏水煎，冲服。

治妇人孩死腹内，看妇人舌上黑色，一定孩死腹内方：神术一钱半，陈皮一钱半，红花三钱，川朴一钱半，枳壳一钱半，朴硝一钱半，甘草五分。清水煎，加童便一盏。

治妇人产后胞衣不下方：老生母全料，新生母用一钱半。血竭二钱，没药二钱。用清水煎服。

内伤药方：紫河车五钱，人参叶三钱，东洋参五钱，燕窝息五钱，参三七三钱，生玉竹五钱，人中白三钱，山羊血三钱，川贝母五钱，何首乌五钱，以杏仁五钱，共研细末。又方：百合一两，白术，苇花（炒研）一两，冬花（炒研）五钱，玉竹一两，知母一两，茯苓五钱，白当归五钱，甘草二钱。共研细末。

外伤药方：豆蔻一钱，缩砂一钱，木香一钱，藿香一钱，当归二钱，贡朴一钱，香附一钱半，肉桂八分，郁金一钱，三七一钱，枳壳一钱，细辛四分。共研细末。

治火伤药方：大黄三钱，川连一钱，川柏二钱，石膏一钱半，甘石一钱，赤石一钱，寒水石一钱半，儿茶一钱，乳香一钱，地榆一钱，没药一钱，活石一钱，白蜡四钱。共研细末。

手足跌打初用方：防己一钱半，川芎一钱半，川断二钱，归尾三钱，赤芍二钱，木瓜二钱半，自然铜一钱半，碎补二钱，红花二钱，牛膝二钱，加皮三钱，灵仙一钱半，米仁三钱，广牛膝一钱，甘草七分，加老酒冲服。又服：西党四钱，当归三钱，川断二钱，牛膝二钱，木瓜二钱，加皮二钱，茯神二钱半，熟地四钱，炙芪二钱，淮药二钱，冬术二钱，红花一钱半，米仁三钱，川芎一钱半，甘草六分，加老酒冲服。

胸打伤：归尾二钱，赤芍一钱半，桔梗一钱半，青皮一钱，老豆蔻一钱，枳壳一钱，缩砂一钱，细辛六分，红花二钱，川朴一钱，泽兰一钱，莪术一钱，广牛膝一钱，牛子一钱，甘草六分。如背伤，加秦艽一钱半，加老酒冲服。

熏洗方：石菖蒲二钱，防风一钱半，防己一钱半，荆芥二钱，细辛一钱，薄荷一钱，麻黄一钱半，桂枝一钱半，柴胡一钱，羌活一钱，独活一钱，前胡一钱，大艾一钱半，青松毛，蓖麻梗，土牛膝二钱。

治恶疮（瘰）等药方：麻黄一两，地丁二两，赤芍八钱，花粉一两，生地一两半，全退六两，土茯苓三两，生甘草一两，加猪肉十两，加老酒五盏，水四升，共煎服效。

治回气痛：青盐一钱半，枳壳一钱，缩砂六分，芦荟二钱，槟榔一钱，木香一钱，使君子二钱，青皮二钱，桑皮一钱，连翘一钱，炙草六分。

治肾茎肿：癣上风流黄水疮，以至肾茎肿者立验。当归五分，生地六分，防风五分，蝉蜕五分，知母五分，苦参二分，胡麻五分，荆芥五分，苍术五分，甘草五分，牛蒡子四分，石膏三分，木通五分。水三盏，煎一盏服，立愈。

洗方：威灵仙、蛇床子、当归尾、苦参各五钱。用水煎浓，用小瓶一个，将此汤放进，又将肾茎放进，熏一炷香时，然后侧在足桶内洗。

附方：甘草一钱，金银花一钱。放锅内燥焦，而后为末，用香油调敷疮上。

流绪风毒方：西党参四钱，白当归三钱，元胡索二钱，生黄芪四钱，忍冬藤三钱，五加皮二钱，小柴胡一钱半，炙龟版三钱，威灵仙二钱，羌活一钱半，川芎一钱半，秦艽，姜蚕二钱半，草节七分。合一剂，加灯心丸。

治癣上疯：雄黄二钱，硫黄二钱，黄芩二钱，黄柏二钱，樟冰三钱，白矾六文，又加川连二钱，松香二钱，共研细末，即干敷疮口。又方：旧菖篱钉下之皮烧灰，调香油敷此。

播关药：松香四钱，红丹三钱，冰片一分，川柏二钱，关粉三钱。共冲一服。

牙干药：拣枣六两，砒霜二分。共冲一服。

牙干方：吃轻。荆芥一钱半，防风二钱，黑枝一钱，毛姑一钱，薄荷一钱半，元参三钱，花粉二钱，连翘一钱，牛子一钱，淮药一钱，石膏（女人不必用）四钱。又重，加羚羊一钱半，犀角一钱，鲜斛一钱半。

乳积方：不留行二钱，通草一钱半，紫苏二钱，公英三钱。共煎醋积即合。

伤食并痧：枳实一钱，川朴一钱，藿香一钱，香附（研）一钱半，小茴八分，陈皮一钱，水半夏（研）一钱，甘草五分，赤芍二钱，卜子（研）一钱半，乳香（制）一钱，楂末一钱半，麦冬一钱半，苏梗八分，灯心丸。

林文忠公十八味戒烟方：川党参二钱，枯水沉一钱，类雪花二钱，覆盆花一钱半，文党参七钱，枣仁一钱，炙西草一钱半，白茯苓二钱，制半夏一钱半，炙绵芪二钱，枸杞子二钱，益智仁一钱半，川杜仲二钱，生玉竹二钱，姜炭二钱，橘红二钱，红枣（去皮核）三钱。上十八味同煎烟膏，一体煎好，加红糖四两。

头风痛方：川羌活四分，荆芥穗六分，蔓荆子一钱半，香白芷四分，白茯苓二钱，川芎劳一钱半，姜半夏二钱，水炙草八分，杭菊花二钱，江枳壳五分，天明麻一钱，生白芍一钱，细茶叶一钱半，生姜二片。

头面破伤，恐有风邪，先服此方：北胡二钱，防风二钱，桔梗一钱半，黄芩半钱，荆芥二钱，白芷半钱，细辛六分，当归二钱，川芎半钱，薄荷二钱，法夏一钱半，银花三钱，花粉二钱，羌活一钱，生地三钱，甘草五分。

表清风邪要服此方：北条参三钱，川芎二钱，丹皮一钱半，生玉竹三钱，冬术二钱，银花三钱，当归二钱，白芍二钱，生地二钱，花粉钱半，泽泻二钱，炙芪二钱，茯苓三钱，甘草八分。

身后打伤方：当归三钱，木香一钱，枳壳二钱，丁香六分，防风一钱半，赤芍二钱，独活二钱，荆芥二钱，缩砂一钱，加皮二钱，灵仙二钱，羌活一钱，红花一钱，淮膝二钱，泽兰二钱，茜草二钱，苏木二钱。

汤方门

十全大补方（补方之首）：生地（酒洗）、白芍、川芎、白术（土炒）、茯苓、黄芪（蜜炙）、当归（酒洗）、人参、肉桂（去皮）、炙草。

四生汤：治血热妄吐衄等症。生地（酒浸）、侧柏、艾叶、荷叶。

香附承气汤：治阳明热毒，胃腑痞满。香附（便醋制）、芒硝、枳实（面炒）、大黄（蜜蒸）、川朴（姜汁，炒）各等分。水三杯，煎至八分服。

白术汤：治阳明热结，润燥理血。白术（土炒）、秦艽、当归（酒洗）、桃仁（去皮尖，炒）、枳实（麸炒）、地榆、泽泻、皂子各等分。水三杯，煎至八分服。

天王补心汤：功专宁心。人参、茯神（去木）、茯苓（去皮）、黄芪（蜜炙）、川芎、柏子仁（去油）、当归（酒洗）、法夏、神曲、远志（去心）、肉桂、五味子、枣仁（炒）、生草各等分。水三杯，煎至八分服。

活血定痛汤：治损伤折骨，疼痛难忍或热肿胀者，服此通调血脉，散伤理气。泽兰、桃仁（温泡，去皮尖，炒）、红花、续断（酒浸，焙）、广皮（久陈，微炒）、枳壳（去瓤，麸炒）、乌药、苏木（去粗皮，酒蒸）、没药（瓦炒，研）、石斛（去根，酒酥炒）、独活、木香（生，磨用）、赤芍（去皮，蜜蒸）各等分。水三杯，煎至八分服。若发寒热者，加柴胡、核桃、葱白、酒同煎。

羌防酒：治风久疼痛，不能行动。羌活一两，白芷一两，木瓜一两，川乌六钱，草乌六钱，牛膝（去芦，酒浸）六钱，防风五钱，红花（酒浸）五钱，归尾（酒浸）一两，米仁一两，甘草二钱。分作五剂，每剂水三碗，煎至八分服，自愈。

调愈汤：治伤后略愈，用是方疗之能愈。广皮（陈，微炒）、桔梗（去头尖炒）、防风、枳壳（去瓤，麸炒）、法夏、苏木（去皮，久蒸）、黄芩、没药（瓦炒研）、加皮、茯苓（去皮）、草乌、黄芪（蜜炙）、川芎、红花（酒浸）、青皮、归身（酒浸）、木香（生磨用）、甘草（炙）。

散方门

麻药草乌散：治损伤折骨或整理出臼，先服此药，将人麻倒，不知疼痛，然后整理。皂角、金皮（紫色）、白芷、法夏、川乌、草乌、乌药、川芎、杜仲（去皮，酥炙，断丝）、当归（酒洗）、木香（生磨用）、陀罗（即风茄花）以上各五钱，舶上茴香、如意草（生）各一两。共研末，老酒调服一钱，便能麻木及整理，然后以盐汤与服，即醒。

没药降圣散：治打伤经络，拘挛不能屈伸，及荣卫弱，外受游风。碎骨（炒）、白芍（酒炒）、没药、当归（酒洗）、生地（酒浸）、川乌（生去皮脂）、川芎、自然铜（择方块极大，内色如铜者，火煅，醋浸三次，研末，水飞焙制）。共为细末，以生自然铜汁和蜜炼为丸，每服三钱，捶碎，酒水各半盏，加苏木（去粗皮）少许，煎至七分，食前服，神效。

黄没散：治损伤，皮肉寸断，败血壅滞，结毒烂痛，或碌镞所伤，或筋骨疼痛，服此则活血止痛。姜黄三分，川乌（醋制）三分，草乌（醋制）三分，枫香三分，当归（酒炒）十两，赤芍（去皮，蜜炙）十两，没药八两，川芎三分，独活三分，细辛三分，白芷三分，山桂（去皮）三分，萱姜三分，加皮二两，桔梗三分，碎补三分，苍术（醋制）二分，首乌二分，黑豆（酒制七次）三分，知母八两，牛膝（去芦，酒浸七日）三分。共为细末，每服三钱，并上焦者，服已饭；下焦者，服未饭，服后宜卧一时，孕妇忌服。

风流散：治损伤皮破内开，血流不止。血竭二两五分，降香芦四两，灯心一把，龙骨二两五分，红花一两，苏木一两，当归二两八分，乳香一两，没药二两，桔梗一两，鸡蛋（煏成形者，黄泥封固，文武火煅）十八个。共为细末，血流不止者，搽之即止，若疮口燥痛者，用清调服自愈。

乳香定痛散：治金疮折骨，跌打损伤。乳香（瓦焙）一两，没药一两，龟版（自裂者醋制）二两。共为细末，每服二钱，老酒送下。

人字号敷散：治跌打损伤，皮肉未破，遍处青肿，敷之自愈。大黄、文蛤、无名泥、芙蓉叶（白）、石膏、白及、白蔹、山栀、黄丹各二两，僵蚕（去丝嘴焙）一两，川乌、草乌、黄连、南星、法夏各一两，小粉（陈）一斤，鸡蛋（煏成形者十个炒黑）。共为细末，萝卜汁和蜜调服。

乳香止痛散：治疮疡，金疮损伤，溃烂疼痛。乳香一钱，没药一钱，滑石一两，寒水石（煅）一两。共为细末，敷之疼痛即止。

神仙刀箭散：治刀箭所伤。干桑叶为细末，以生桑叶汁调敷，金疮即合。

清凉散：治一切实水，咽喉肿痛。栀子（炒）、连翘、黄芩、防风、枳壳、黄连、当归（酒洗）、生地（酒洗）、桔梗、薄荷、甘草。二剂，每加灯心一丸，细茶一撮，水煎，磨山豆根调服。此方之用，随证加减。若咽喉燥痛者，加人参、麦冬（去心）；若咽喉发热痛者，加柴胡；若咽喉肿痛者，加牛蒡子、玄参；若咽喉肿痛及伤阳明热结，大便不通者，加大黄、芒硝；若咽喉肿痛，痰火盛者，加射干、瓜蒌、竹沥；若咽喉肿痛生疮，由虚火上升不清者，加黄柏、知母。以上数症，依法治之。

开关神应散：治一切喉风，有起死回生之功。蜈蚣（去头足，炙）三钱，胆矾一钱，全蝎一钱，僵蚕（去丝嘴炒）一钱，蟾酥一钱，蝉蜕（焙）一钱，山甲（炙）一钱，川乌一钱，乳香（瓦焙）五分。共为细末，大人服二钱，小儿二分，以葱白捣汁，和老陈酒送下。若口不能开者，宜灌之，总以汗出为度。服后忌食猪、羊、鸡、鱼、油面、热毒等物。

香夏散：治刀伤跌打流血不止。制松香一两，生半夏一两。共研细末敷之，即刻而止。

七厘散：雄蟹一只，雌蟹一只，麻皮（陈久）二斤，地鳖子（圆脐四个，尖脐三个）。共扎紧，泥包，炭火内煅细为度，冷定去泥，研极细，每服七厘，老酒送下。

接骨还原七厘散：归尾（酒洗）一两，乳香（瓦焙）七钱，没药（瓦焙）七钱，儿茶五钱，箬叶（炙去油）五钱，自然铜（醋炙七次）五钱。共为细末，体强者服七厘，老酒送下。

八厘散：治跌打损伤垂死者，撬开口，灌下即愈。乳香（瓦焙）、辰砂、土鳖鱼、当归（酒炙）、法夏、血竭、巴豆肉各等分。共为细末，每服八厘，老酒送下。

香花散：治跌打损伤，危厄，饮食不受，即用此药缓缓滴入口内，待其荫下喉中心，瘀血即刻消化，有起死回生之效。木香四钱，红花二两，地鳖虫（烧灰）一钱，毛竹节（烧灰）一钱。共为细末，老酒调服。

见血归精散：黄丹一两，桐油四两，干漆（炒熟）三钱，乳香（瓦焙）一钱，没药（瓦焙）五分，麝香三分，儿茶（瓦焙，去油）五分。共为细末，将桐油煎至滴水成珠，先入黄丹，收膏，逮去火后，将药末齐入，搅匀，用布摊贴伤处即回矣。

跌打重伤散：治跌打临危重伤虽一二年，损伤最重者不过二三剂自愈，轻者一剂即愈，如吐血内伤者可治也。归尾（酒洗）五钱，桃仁（去皮尖炒）五钱，楂肉（炒）五钱，寄生（酒蒸）五钱，银花五钱，肉桂（去粗皮）五钱，法夏二钱，红花（酒洗）二钱，丹皮（去骨，酒浸）三钱，白芷三钱，石斛（去根酥炙）三钱，木通三钱，骨皮（酒洗晒）三钱，赤芍（蜜蒸晒）三钱，胡索（酒炒）三钱，续断（酒浸焙）三钱，川芎三钱，广皮（久陈微炒）三钱，木香（磨末）一钱。共为细末，磁器盛，不可泄气。春天加骨石服，夏天加栀子（炒）五钱、巴霜钱半服，秋天加蓬术（醋炒）三钱、三棱（醋炒）三两、瓜竭一两、乳香（瓦焙）一两、没药（瓦焙）一两、门射（炒）三两、大黄（炒）三两、枣皮（炒）五钱服，冬天加干姜三钱、栀子（炒）三钱服。看人大小强弱，一钱起，服至三钱止，陈老酒炖滚送下，服尽自愈。

香砂散：治跌打损伤，瘀血积心，发热：乳香（瓦焙）一钱，土鳖（去足炒）一钱，血竭一钱，归尾（酒洗）一钱，大黄（蜜蒸）一钱，半两钱（酥浸七次）一个，硼砂一钱。共为细末，若无半两钱，自然铜（酥浸七次）代之，每服七厘，老酒送下自愈。

冰砂散：治与香砂散同。万年冰、硼砂、乳香（瓦焙）、血竭、地鳖虫、自然铜（醋浸七次）、碎补。共为细末，每服七厘，老酒送下。若瘀血攻心作痛者，加巴霜二厘。

黄狗散：治跌打损伤。大黄（生）三钱，土狗（酒浸炒）三钱，红花（酒浸）八钱，当归（酒炙）五钱，加皮（酒炙）五钱，胡椒（炒）五钱，肉沉（炒）五钱，乳香（瓦焙）四钱，没药（瓦焙）四钱。共为细末，每服一钱，老酒炖滚调服。

坑砖散：治久年打伤，至于内伤亦妙。坑砖（在露天坑内久年，烧红醋刷九次用）一钱，乳香（瓦焙）一钱，加皮一钱，土鳖一个，巴豆（去壳）一粒，半夏（生）半粒，自然铜（醋煅七次）半分。共为细末，不宜多用，老酒送下。

二草散：治跌打接骨。接骨草、木贼草、仙人掌、五加皮、小漆、牛膝（去芦酒浸）。伤重者将是药捣汁，老酒和服，及醉汗出息愈。若骨折者，将头朝上，杉树皮夹定绑之，用晃芍捣烂涂内，数日自愈。

接骨神散：乳香（瓦焙）五厘，没药（瓦焙）五厘，半夏（生）一粒，自然铜（酥煅七次）三个，土鳖虫（雄者，火煅存性。此虫雄者用竹刀切断，以碗覆之，半刻其虫自能接之者，若是雌者，两段自死也）十个。此药俱忌铁器，共为细末，每服二厘，老酒送下。但此药不可多服，过服令骨多张，终成患矣。服后保养四十日，宁然后旧。

接骨散：治打伤断扑肿疼痛。乳香（瓦焙）五钱，没药（瓦焙）五钱，碎补（去毛蜜蒸）二钱，续断（酒炙）二钱，当归（酒炙）二钱，硼砂一钱，自然铜（醋炙七次）二钱，降香节（炙）二钱，地鳖虫（雄大者姜汁制）三钱。共为细末，每晨酒调服，骨自接，痛亦消矣。

冰归散：治飞禽骨断，高堕下，骡马跌损，筋断骨碎。冰片一钱，当归一钱，硼砂一钱五分。共为细末，每服二钱，苏木汤送下。

桂乌散：打死治之回生。肉桂皮（去粗）、草乌、大茴、荆芥、甘草。共为细末，强肥者每服五分，弱瘦者每服三分，老酒调下，饮醉出汗为度，不可说话见风，速身疼痛、大便下血即愈。

八珍散：专补气血。生地（酒浸）、白芍、川芎、白术（炒）、茯苓（去皮）、当归（酒洗）、人参、炙草。

夏腐散：治受杖疼痛。半夏（生）十个，豆腐四钱。共捣铺杖处，三日即愈。

三香散：治杖疮滩烂。麝香二分，猪肉（生）二两，大黄一两，法夏一两，轻粉一两，朝脑三钱，乳香（瓦焙）二钱，没药（瓦焙）二钱，自然铜（醋煅七次）五分。共捣，油纸裹紧，扎伤处，五日自愈。

冰粉散：治流浆疮。凤凰衣、螺蛳壳（久年煅）、冰片、轻粉。共为细末，先以米泔水将疮洗净后，将药末敷之数次，自愈。又方（治同前）：黑羊角，火煅为末，每晨服一钱，老酒送下，晚又服发灰一钱，神效。又方（治同前）：乳香（瓦焙）、没药（瓦焙）、当归（酒洗）、白术（土炒）、辰砂、雄黄、槐花（炒）、轻粉。共为丸，每服五钱，金银花汤送下，忌生冷发气之物。又方（治同前）：水花珠一钱，枯矾一钱三分，朱砂一钱三分。共为细末，全蝎酒煎汤为丸，或蟹汤，或鱼汤，或羊肉汤，俱可送下。

槐香散：治疡瘰疮，筋骨疼痛久不愈者。槐花五钱，茜草一钱，西膘三钱，麻黄一钱，乌药一钱，雨茶一钱，乳香（瓦焙）三钱，花椒五钱。每剂加生姜三片，葱白五根。

附方一（治同前）：雨茶、槐花、黄丹。共为细末，红米饭为丸，大黄汤送下。

附方二（治同）：水银二钱，绿矾三钱，白矾三钱，牙硝三钱，钢砂三钱，锥二个。固封，煅三枝香，去火毒，存性，研末，脯肉为丸，红米饭汤送下。

附方三（治同）：蝉蜕、全蝎、僵蚕（炒去丝嘴）、银花。共为细末，饴糖、老酒为丸。恐肉腐不堪，用儿茶、轻粉、石膏共研末，敷之可也。

附方四（治同）：青盐、食盐、火硝、冰粉、水银、绿矾、白矾。共为碗盛，盐泥封固，煅三炷香，待冷研末，小麦粉为丸，每晨服三钱，红米饭汤送下。

香茶散：治疳疮。乳香、儿茶、冰片、没药。共为细末，先将疮用茶洗净，后以药末敷之。

附方一（治同）：象皮一钱，冰片一钱，乳香一钱，没药一钱，儿茶一钱，轻粉五分，熊胆二分，珍珠一分。共为细末，先将疮用米泔水洗净，后以药末敷之即愈。

勒马抽刀散：治跌打并刀箭损伤。大黄二钱，瓜竭一钱，龙骨（煅）一钱，古钱（有铜青，煅）一个，山漆二钱。共为细末，如患者血干结，先以冷茶洗净，又以冷茶调药敷之。若患者血不干结，以茶末调药敷之。此散屡施屡中，无不效验。

神效葱姜散：治跌打积肿痛。葱白、生姜。共捣铺伤处，用火慰之，冷易之，数次血散肿退，无不愈矣。

冰石散：治肿毒滩烂。梅冰、白芷、血竭、黄连、石膏、乳香、寒水石、没药、钢砂。共为细末，以香油调敷之自愈。

膏方门

神异膏：治损伤，能活血。肉桂（去粗皮）、草乌、丹皮、大黄、加皮、乌药、紫金皮、寄奴、防风、苏木（去皮）、山膝、木鳖、当归（酒炙）、川芎、羌活、独活、黄柏、皂角、白及、川乌、白蔹、南星、法夏、麻黄、生地、白芷、山甲、灵仙、碎补、黑丑、白芍、红花，以上各一两，杏仁四十九粒，桃仁四十九粒，巴豆四十九粒，蓖麻子二十粒。共为末，用麻油四斤，将药投入油内，春浸五日，夏浸三日，秋浸七日，冬浸十日，连油为药，俱放锅内，文武火煎滚，又投头发四两，煎至发化，候油滴水成珠不散为度。又投油一斤、制松香四两，文武火煎半时，急搅香气芬芳，滴水软硬得中，膏乃成矣。将锅置水上搅一日，遍浸七日，去其火毒，然后用本或油纸摊之。

红玉膏：治损伤破烂疮疡朽坏，刀箭损伤，一切不收敛之症。麻油一两，蛋壳十个，血余三钱，黄占五两，樟冰五两，黄丹六两。先将油煎极滚，下鸡蛋熬枯去之，又下血余、黄丹煎数沸，以绵滤净，离火，入黄占、鸡蛋壳、樟冰，用槐枝搅，次将锅置水上过一夜，去其火毒，然后用旧绵布摊之，贴此膏，又用乳香、没药、儿茶各一钱，珍珠五分，冰片三分，共烂为散，置膏中同贴。

白玉膏：治一切跌打刀伤之症，贴之即长皮肉，以免用线缝敛伤口。黄蜡、猪油（冬板油）。共隔水煮烊，滤净，入麻油、白蜡同煎，搅均，油纸摊贴此膏，又用冰片二分、轻粉二钱、锡粉四钱，共捣烂为散，止膏中同贴。

当归膏：治棍杖疔疮。当归一两，生地一两，麻油六两，黄占半两，白占半两。先将当归、生地入油内煎汁出，去渣，遂入二占，溶化均搅，候冷，以油纸摊之。

一治棍杖内伤而未坏者，贴之即愈。若作瘀肿胀脓，血无从而出，以磁锋破去恶血，贴此膏，能除腐生新，平肌收口，大有神效。

一治疔疮瘀血无从而愈，泄内盖肿胀肉溃久深，往往不待溃而割之，疮口开张，难以收敛，怯弱之人终成疤痕、伤风等症，由因不以药治之故也，宜贴此膏去其毒秽，易生新肉，疮口自愈收，遂无后患矣。

回阳玉龙膏：治损伤或服凉药，或元气虚弱肿不消散，或不溃，或愈而肉色不变，或筋挛骨痛，如此等症宜用此膏。草乌二钱，南星（煨）一两，萱姜（炒）一两，白芷一两，赤芍一两，肉桂（去粗皮）五钱。共为细末，热后敷调之。

回气膏：治肾肝精虚血弱，筋无所养，挛缩不能齐动，或邪淫至，肾水竭源，筋骨柔软，此等症宜服此丸。苁蓉（酒浸）、牛膝（酒洗）、天麻、木瓜、鹿茸、熟地（酒煮）、五味、菟丝。共为细末，用生地烂为丸，每晨服老酒，炖热送下。

五虎膏：治闪挫寒气，肠漏、肩风诸症。川乌八两，草乌八两，羌活二两，独活二两，当归三两，红花四两，碎补三两，蓖麻肉四两，苏木四两，松香一斤，续断二两，赤芍二两，风藤二两，桂枝二两，灵仙二两，苍术二两，木通二两，萆薢二两。先将松香煮化，去其渣砂，再以白酒煮干，投入前药，用水煮浓，又去其渣，又用葱、姜、韭、芥之汁各投一碗，煎至松香汁干为度，另将桐油煎好，投入同煎，以蓖麻子收敛成膏，然后用布摊之。

万心紫金膏：治跌打损伤，有起死回生之效，莫轻视也。当归二两，川芎二两，赤芍二两，苍术二两，木鳖子二两，川乌二两，草乌二两，麻油四两，沥清一斤，松香一斤，麝香一两，乳香一两，没药一两。先将当归、川芎、赤芍、苍术、木鳖子、川乌、草乌、麻油、沥清煎至滴水成珠，滤去其渣，遂下松香，煎至软坚，然后投入麝香、没药搅均，以布摊之。伤轻者烘热贴之，伤重者隔水蒸炀，又用乳香、没药、血竭共为细末，乳炼为散，止之膏中同贴。

丹方门

保命丹：治损伤不分上下，无论经络，服一丸即刻消散，疼痛立除，真良丹也。甲乙白头颈地龙（去土，童便制）二十四条，丙丁石蟹（大者火制，酒）三只，庚辛水蛭（醋制）六条，壬癸地鳖虫（姜汁制）三百六十个，戊己蝼蛄（葱汁制）十二个，天雷石（醋制七次）二两，乳香（瓦焙）一两，没药（瓦焙）一两，血竭一两。共为细末，红米粉炼，分作三十六丸，可救一人。用胡桃、红花、老酒煎至去渣，收瓦磨入酒内服之，立见效验。

至圣保命丹：治小儿惊风，不拘急慢，并角弓反张，痰涎壅塞。全蝎（去尾炙）十四个，防风五钱，附子（白者炮）三钱，南星（汤泡七次）二钱，蝉蜕二钱，僵蚕（米泔浸炒去丝嘴）二钱，天冬（去心）一两，朱砂一分，木香（生磨）一钱。共为细末，糯米饭炼，分作三十六丸，用薄荷煎汤去渣，将丸一颗磨入汤内服之，风逐痰消，莫不愈矣。

元戎接骨丹：治筋伤骨折出臼者，疼痛并闭挫之症。乳香（瓦焙）、没药（瓦焙）、当归（酒炙）、川椒、碎补（炒）、赤芍、白芷、自然铜、郁李仁、败龟版（酒酥炙）。共为细末，用山东黄蜡五钱，熔化入药，同烂为丸，如桐子大，每服一丸，以热老酒送下。

共宝丹：治刀伤。花粉、赤芍、姜黄、白芷、白蔹。共为细末，敷伤口自愈。

红玉丹：治金疮损伤皮肉破烂，并人咬皮肉伤，坏变作脓，瘀痛不可忍，用之极验。黄占五钱，白占五钱，乳香五钱，没药五钱，樟冰四钱，血竭四钱，轻粉四钱，象皮四钱，儿茶二钱，猪油（熟者）四两。共为细末，先将猪油、二占熔化去渣，遂入众药搅匀，先将葱白汤于伤处洗净，然后以此丹涂之，或用纸，或用布，包扎紧固，勿令见风。

补损接骨丹：治跌打骨折，皮破疼痛。当归七钱，川芎七钱，白芍七钱，生地七钱，碎补七钱，木香七钱，灵脂七钱，骨皮七钱，防风七钱，乳香一钱，没药一钱，血竭一钱，夜合花根皮五钱。共合一处，用苎布包，勿令泄漏，用烧酒二十斤，将药止之后，内煮三支香，每日早晚服一盏自愈。

八厘金丹：专能接骨。珍珠（火煅）一钱，血竭一钱，龙骨一钱，儿茶一钱，乳香二钱，没药二钱，半两钱（铁丝穿，烧红，投入醋内再烧，再投，十二次止，取外屑）一钱，金精石（火煅）二钱，银精石（火煅）二钱，麝香一钱，自然铜（铁丝穿，烧红，投入醋内再烧，再投，十二次止，取外屑）二钱。共为细末，择天医日合，磁瓶盛之，瓶口以蜡固封。每服八厘，老酒调服，其骨自接。轻者一服痊愈，重者不过三服，无不愈矣。

紫金丹：专能治痛接骨。麝香半钱，没药半钱，红花半钱，乌药半钱，地龙半钱，茴香钱半，广皮钱半，川乌（炮）一两，灵脂（去砂）五钱，木鳖子（去壳）五钱，牵牛（生黑）半钱，碎补五钱，全猫五钱，灵仙五钱，防风五钱，自然铜（醋制十二次）五钱。共为细末，和酥为丸，每服五钱，老酒送下。

天字号保命丹：治损伤危厄，只要心胸微暖，口能进药，未有不愈。千金子（去油）四两，五倍子四两，紫大戟一两，山慈菇一两，地鳖虫（焙扎）十个，山豆根一两，穿山甲（炒）一两，自然铜（醋制七次）三两，甜瓜子（炒）一两，五灵脂一两，麝香五钱，冰片五钱，牛黄五钱，乳香一两，没药一两，血竭一两，胡椒一两，白芷一两，桃仁一两，归尾一两，苏木一两，赤芍一两，红花一两，木香一两，无名异三两，古钱（四十五文醋浸去骨取衣）三钱，辰砂三钱。共为细末，蜜炼为丸，如魁圆大，金箔为衣，磁瓶盛之，瓶口固封，勿令泄气。如遇跌打损伤，或瘀血攻心，或骨筋零落，并一切肿毒发背，用之无不应验。轻者一服而愈，重者不过二服，无不愈矣。丸服者，须用热老酒将丸磨化服之。

圣金丹：治刀伤筋断血流不止。血竭二两，乳香一两，没药一两，东丹二两，真降香（节炒）二两，上令黑三两，角霜三两。共为细末，又用地饼单汁一斗、见肿消汁一斗滴之，金汁一斗，将败全灰十斤，全捣成饼晒干，用发埋缠，外以泥固封，入火内煨，泥红为度，待冷去泥饼与发灰，令研细末，入前药末和拌用之。

香石丹：续断舌，补缺唇，并治刀伤等症，用之极妙。真降香、寒水石、五倍子、生蒲黄、猪骨头（少许）、朱砂、东丹、冰片。共研极细末，敷之十日，合好生成，大有良法。

一续断舌，务须随时将舌合原，用丹敷之，十日不得闪挫，则生如旧。

一补缺唇，须将缺处两边刮去外皮，及其血出，两边合来，敷此丹，以竹片夹之十日生成。

滴滴金丹：治疔疮发背并一切无名肿毒。虾豚（清明收）一罐，雄黄一两，朱砂一两。共为末，磁瓶盛晒，勿令气泄，用时磨点之，疮毒即退。

丸方门

内伤丸：治损伤瘀血在内，烦闷瘀痛。巴霜三钱，甘草三钱。共为细末，饭汤炼丸，朱砂为衣，空心服，桃仁汤送下。

通和调补丸：伤后调愈。当归身、大熟地、原红花、广陈皮、抚川芎、丹参、泽兰、白芍药。共为细末，红米饭炼丸，朝夕服，米饭送下。

寻通丸：治损伤疼痛已甚。生草乌（去皮尖）五钱，五灵脂五钱，麝香八分，乳香五钱，没药五钱。共为细末，酒炼为丸，朱砂为衣。凡用，须以生薄荷、生姜令捣汁，将丸磨化服，极能正痛清心、行气活血。

寻伤丸：治损伤骨折碎，服此丸，自顶至足周游一遍，身上伤处迢迢有声，自觉习习，药方行也。乳香五钱，没药五钱，苏木五钱，川乌五钱，松节五钱，降香五钱。朝夕服，菖蒲汤送下。

饮方门

归地饮：治身伤。归身（酒洗）三钱，生地（酒浸）三钱，木耳灰三钱，红花三钱，碎补三钱，虎胫骨五钱，自然铜（醋炙七次）二钱。老酒三升，浸一宿煮服。

四香饮：治炼拳，护心养血。麝香二分，沉香八分，木香二分，乳香钱半，当归三钱，龙骨二钱，没药二钱，甘草五分，栀子一钱，川芎一钱，黄芪，肉桂一钱，牛膝三钱，红花二钱，姜黄一钱。共为细末，每服一钱，早晨滚酒送下。

藁本饮：治头耳损伤。藁本、栀子（炒）、乳香、没药、冰片、当归、血竭、龙骨各等分，水煎服，渣加九豆草同捣，铺伤处自愈。

祛风饮：治心结胀疼痛。地龙粉五分，雷鼓灰四分，羌活八分，法夏一钱，防风一钱，荆芥一钱，黄芩一钱，白芷一钱，黄柏一钱，知母一钱，秦艽，甘草（炙）五分，每晨酒煎服。

胆星饮：治跌打伤脏，变为发笑。胆星（九制）一钱，没药八分，肉桂一钱，碎补三钱，当归三钱，天竹黄一钱，川芎一钱，木香八分，乳香八分，红花一钱，独活一钱，姜黄一钱，麝香一分，山茶一钱。盏酒盏水煎服，渣加绿豆粉，烧后同捣，炙热，铺伤处，冷再热炙铺之，数次自愈。

人参饮：治树上跌下，大肠脱出。人参二钱，糯米五钱，随时以蜜韭汁搽屎门四旁，缓缓将肠推入，即服人参饮，又以乳香、没药为细末，敷屎门口，用布紧扎，患者宜靠椅上，不许卧床，三日不作脓者，自愈。若作脓者，以葱白、粉草煎汤熏洗，用龙骨、象皮、珍珠、冰片为细末搽之，数次即愈。

珍珠饮：治刎颈喉断。珍珠、象皮、血竭、儿茶、冰片、龙骨、甘石、赤石。共为细末，搽之数次自愈。

雄黄饮：治蛇咬。雄黄，五灵脂五钱，酒煎服，渣铺伤处。又人中白、童便屡洗，铺自愈。

败毒饮：治一切咬伤。银花、葱白、姜皮、人中白。水煎洗，用人中白、银花为末，搽之数次，自愈。

附方一（治同上）：韭根（捣汁搽之），略愈，又用冰片、芹菜（焙炒）为细末搽之数次，以收其口。

附方二（治同上）：韭根、食盐、葱，同蜂蜜共为末，捣搽之，痛止自愈。

附方三（治同上）：叶下红、忍冬藤、枯白矾、生葱白、人中白、粉草、银花、茶叶、牛口刺根各三钱，用童便一盏，同捣铺伤处自愈。

六根饮：治一切跌打损伤。梅花根、柳木根、桃木根、榆木根、橘木根、五叶藤根、香藤、麒麟壳、八角兰、五爪龙，以上各三钱，半酒半水煎服，渣铺伤处自愈。

附方一（治同伤更重者用之）：朱砂一两，黄连五钱，土贝一钱，乳香二钱，没药二钱，麝香一分，冰片五钱，参三七五钱，当门子五钱。共为细末，醋调搽之自愈。

附方二（治同）：云苔一把，小粉一碗，田蟹二十只，生姜四两，马齿苋一把。与醋同捣，炙热铺伤处自愈。

附方三（治同）：小葡萄根、桂花树皮、山机橘根、小粉、姜黄。与醋同捣，铺伤处自愈。

附方四（治同）：鸡娘骨、黄连、冰片。共为细末，麻油调搽之自愈。

附方五（治同）：土贝、葱白、辰砂。与红米饭、鸡蛋清白捣，炙热铺伤处，冷易之，数次自愈。

附方六（治同）：牛膝五钱，虎胫骨八钱，宣木瓜二钱，当归身六钱，大生地五钱，米仁二钱，红花五钱，桂枝二钱，老酒三升一宿煮服。

附方七（治同）：梅花根、槐树根、李树根、鸟不立树根各一根。共炒焦，半酒半水煎服，自愈。

蝼蛄饮：治损伤，二便不通。蝼蛄（焙）、土狗（焙）。共为细末，滚酒冲服，再若不通，加木通、大黄、黑丑各五钱，半酒半水煎服，无不通矣。

理血饮：治损伤吐血。猪血藤六钱，人中白一钱，冰片三分。先将猪血藤，盏酒盏水煎，煎至一盏后，放人中白、冰片，共为细末，冲服即愈。

三皮饮：治损伤断骨，用是药接之。榆树皮根、桂花树皮根、山市树皮根、地鳖虫，与桐油同捣，炙熬铺伤处，冷易之，其骨自接。

川附饮：祛乱遍温，专治手足不仁，骨骱麻木。川附一两，番木鳖、归尾各二两。共为细末，每服七分，早晨老酒送下，醉，盖取汗，服至痛处，使痛麻处更麻，头眩背汗昏沉，四五剂即定，定即痊愈。若服后不觉痛麻，必要服之至痛麻方可止也。

当归饮：专治吐血。全当归（大者定要重四两之数，细尾）一只，陈老酒一斤，共入磁器内，慢火煮至一碗，投于锅内，以温为妙，候时要吐尚未吐，口中有血含住，取药一口，连血咽下，即此一刻自愈，永不再发。此方治愈人尽多，从无一误。每当医家就此方曰：吐血尚要戒酒，岂可酒煮当归而服，服则血喷不止，此为何解？因此医者不知"当归"二字之解，当者当其时，归者引血归经，全用定血也。

地酒饮：治手足骨骱疼痛。大熟地（酒煮）四两，滴花烧酒三斤，共浸磁瓶内，锅中隔伤煮三炷香，以箸搅均冷饮，将浸酒熟地过之，服即愈止。

绿磨饮：治跌打骨断，用竹片绑七日愈。绿磨一斤，与水煎汤，用粗纸浸透裹伤处，手执灯心绳，火不住纸上，烧温时纸易，火熄便取炀，二者于际效速，断骨即刻如常。

白鸭饮：治大麻风溃不堪者，即初起未溃者亦可治也。白鸭一只，蛇（大过酒杯者一条，用竹刀破其腹，去杂净，切寸段，先将瓦上炭火上，将蛇段上瓦上，宜用其立之段倒者无毒弃之，段立者有毒，用之要炙存性，研粉拌饭中与鸭食之，次日鸭毛尽脱）一条。将无毛鸭杀之，石锅内煮极熟，均作五次服，第一次服必增浮肿，第二、三次服必定收小，服完而愈。

香藤饮：治手伤。香藤五钱，栀子（炒）一钱，碎补一钱，加皮五钱，桂皮一钱，藁本一钱，川芎一钱，当归一钱，红花一钱，半酒半水煎服，渣铺伤处。

杏仁饮：治手刀伤。杏仁、红花、藁本、防风、川芎、桂枝、当归、独活，以上各一钱，炙草五分，水煎服，渣待冷，包伤处。

虎骨饮：治足伤。虎爪骨二钱，川牛膝三钱，土牛膝三钱，大原地三钱，白归身二钱，木瓜二钱，米仁一钱，羌活一钱，红花二钱，苏木一钱，半酒半水煎服，渣包伤处。

附方一（治同）：无名异一两，木耳灰五钱，仙人杖五钱，虎爪骨五钱，白归身五钱，红花五钱，莱菔五钱。共为细末，每服五钱，老酒送下。

附方二（治同）：虎爪骨、川牛膝、自然铜、骨碎补、威灵仙、当归、红花、乳香、没药、生地、木瓜、米仁、羌活。三剂，半酒半水煎服。

治天蛇方：统冰二分，石决明二分，胆矾一钱，铜绿一钱，腰黄一钱。各研末，各等分，用上等烧酒搅均浸之自愈。

白芍散：治腰痛方。白芍、赤芍、灵仙、乳香、没药各一钱，共研细末，用老酒煎汤送下。

夏气汤：气血不能流行，心中有火，胁上胸堂骨损伤，元气往上。黑夫子一钱，苏木一钱，栖根一钱，穿甲片八分，生地一钱，苏子一钱，川三七一钱，川连钱半，玉竹一钱，琥珀（研末）八分，归须一钱，黄芩一钱，桃仁一钱，甘草八分，极军一钱，合占二钱，犀角三钱，外加九头草三根。

止血止痛生肌散：血竭一钱，赤石一钱，象皮钱半，甘石一钱，白蜡钱半，花蕊石（煅水洗净）一钱，儿茶一钱，轻粉三分，黄柏五分，川柏一钱。共研细末，用炙生地研糊，浸童便涂外。

治锈湿方：用苦参子二钱，白茯苓四钱，共研细末，用魁员肉包衣吞下，数次愈。又方：用蟮鱼骨煅研，泡老酒冲服。

伤科秘书下集

伤药性名

黄牛刺根，性温和，定风行血，打伤用为君；九龙根，性燥烈，能行血退肿定毒，每打伤用为君；百望涂，性狼热，能退肿行血，不宜多用，兼定风痰，干用八分；金不换要出深山穷谷鸡鸣犬叫不闻之地拔来可用，折骨用其为君，性热，若非折骨，每用只可少些；珍珠连，性寒味咸，肾脏伤可用，肚腹痛不可用；马蹄香即细辛，乃打伤药中之甘草，能调理药中之性，亦能活血养血之功，每不可无，性温和；山良姜生在旧子树上的可用，其性热，定痰气，上身伤可用此药，遇重病者必要用；七星草即黄金叶是也，有七幅叶者是，取根难寻，能退痰，每用一钱，不论症寒热可用；苦株树椹，大树上有，朴毒者即生，其椹收来焙煤，每服即用一分，其效如神，此乃宝叶，难得之，春夏雨水多者生；桂枝皮性热，白舌者多用，能行血，每服不可无；升麻，头上伤者能升药气，亦要少用，多行血，此药头上伤者可用，余伤不必用；岩绿生在墙上，要日晒着，雨打不着，收来可用，大小便不通如此症，只有七日内，七日外不治。以上药只有十二味，若能辨全，虽危可救，亦必用药粉为当。

药　粉

猢狲骨，生的，全身用火烧过，头做头用，脚做脚用，手做手用，上身胁背俱用，大瓦甑研细过节另包，一帖用二钱，将药酒好吃，每一剂用一钱，吃时先把药粉存在口内，作数次送下；人肚剁伤，用山羊血剁，焙燥研细，串药粉服；山羊骨，生的，全付可用，亦要烧过，如有牛娘剔剥出有少牛，烧过可用；有白雄鸡，寺院养多年者，鸡粪收来晒燥，用时用火煤过存性，研粉可用，只用八分，神效。

九龙丹，即蚯蚓是也，燥焙研粉，常带身边，受人气多年者灵。如打伤血涨，药不能下，只用粉一分，杂药送下，即能开喉。

人打伤或破，或皮未破，必先验问何凶器，或棍，或扁担，或斧头，或铁器各件，细问打伤时人或走定或即打倒不论，然后若头心伤正者难治，伤轻偏可活。伤重者，人心昏沉，不省人事，身体发热发寒交作，牙齿交战，发晕不常，药饭不下，人形脱

道家伤科

色难治；伤轻者，人形壮健，身体微热，服药安卧，饮食少进，须烟筒触上唇者可活，宜服药，候冷吃饮食，亦日早晚用人将草鞋搭伤处，缓缓搭火，或搭二十日，血散无事，此乃穴道秘而不传之症。

人身两肩夹下，此乃画肩龙之穴，即触死，即药不逮，服后药行者，可治。

人手掌心底脚底多是穴道，手掌心火炮打伤破，或铳伤破，难医好，至周必死。脚背透脚筒骨中央凹处遭点着，当时用手擦重，血散之后吃药可治，否则脚跛点，虽服药无效。

腰肾伤，或打伤或跌伤，人即发笑，此时肾破，笑不治；打伤肚内血涨，口不能言，汤药饮不下者，用九龙丹一分，开喉后用顶好药可治；眼睛触伤深者，不论左右，只有十二症不治；脉骨谷口，或柴片触近连轮，骨边伤着，七日症不治，右边伤者，药糊着可活，亦必当先吃药无妨，越三日者不治；耳朵或跌伤，或竹木伤，血流不止，口鼻出血，人形脱色，眼不能开，不过数时辰死不治；气斗背脊打伤，气喘绝者死不还者，急用九龙丹数分，汤药调下，急治可医，缓治难医；肚中跌伤，人像死形，即用山羊朵研细吃下可治；或上跌下，人形倦怠，口不能言，舌不能伸，必用九龙丹二分灌下，树椹和药调治；破头伤风重者，三日内不服药者，难治；伤正肩前后，正者不治，如伤偏者可治；跌伤重者，药不能下，必用九龙丹开喉，如再重者，用蚯蚓小少壮健，先将竹管一条，将蚯蚓藏管内，候至喉，把热药酒灌管内，蚯蚓见热滚下，喉定可治；脑前左右伤者，急服生，迟服药者死；大腹伤者，缓者七日症急即死；大小肠便不通者，七日内可治，八日后即死；头面七孔伤重者死；眼下卧蚕伤，重者不治，肾水有经，透上荫童神，此轻伤，断水不能上，心火不能下，水火不生，水不能上，火不能下，必讨水吃，而下鼻两边伤，药可治，否则亦难；人身脑前，手和着两边俱是空道；头上伤，用药粉樟脑合，切不可用草药；头上加升麻二分，多用，不可用猪油，档明根、竹皮、松香可治；腰肾加珠莲、杜仲二味，其珠莲、杜仲用盐水炒，凡人伤形虚者，鹿行一钱，切片和药可煎吃；皂角刺中再焙，焙存竹筒内，常带身边，多年者佳；止血丹，用人头毛烧灰研细，敷上即止；口中烟筒触戳上唇者，流血不止，用石灰小升，筒吹窟中即止，服凉食，戒酒、豆腐、发气等物，只炒服药粉大药；刀伤收口，用生万条参，捣细和手脚上可用，头上不可用；收口用冬猪油、档明根，碗泡细捣敷；脚块头下伤，加川牛膝一钱五分；背脊身伤，加狗脊二钱、烧毛切片、红花一钱；脉骨坤伤，加苍术八分；人上身、下身及肚伤者，用白鸡肺、煤灰存性，可用一钱；人身上无论何处，口舌多白，惧是寒症，黄者热，热者少；凡手伤，加桂枝一钱，有桂皮，不用桂枝；受伤者多年，口舌白，或有直透出，或有横路断截，路小者可治，口舌根黑者不治，血过心也。有痰吐出，或块白者易治，痰红者难治。痰带血条，手摘不断者，不必治，此乃血化痰，痰化液。有受伤多年者，人形壮健，年已三四十，饮食会吃，旧伤可治，人形倦怠，嗽极者难治；凡人左右受伤，左边过右边，背脊身痛者，此乃无系路，一把锁转，无药可解开，血销断，不治之症；人头上左边额上，或柴打着，头皮未破，打重者过数日后，左边手脚即懵了，不能牵动，必用头上药粉吃，加升麻三分，重者三帖即愈，不治手象风形；人头颈筋打着，口舌头能卷启，舌肿咬牙发晕，亦用服头药：原地一两，丹皮三钱，侧白炭二钱，白芍五钱，藕节二钱，犀角一钱，莲钱二钱，热蒲花一钱，炙甘草五钱，八茅草根三两。洗净捣碎，水煎服，二贴。

治头癣：老酒酸、火底黑，米醋调；款冬花（净用去梗），天南星一撮、羌活、金沸草（夏布热煎）、少槟榔、桑皮（姜水炒）、马兜铃（去枝）、真川贝（研末冲服）、蜜炒（去壳去毛）、缩砂仁（去壳）、白荆芥（冬用一钱），食前服下，加生姜三片。

按穴治病

凡人周身共一百零八穴，三十六伤命大穴道，七十二小穴道，受伤者速治可愈。如打华盖穴，十三味方一帖、七厘散三分，送下行，次即用粥汤上之，加夺命丹三服，又加减十三味二帖。倘不断根，又打伤者复发，五个月死，可用地鳖紫金丹三服之即愈好。打伤出血者，九日死，须用十三味一贴，再用七厘散三分，愈后与肺底穴损者，又用地鳖紫金丹四服，可用药酒一坛，痊愈矣。

心口名为黑虎偷心穴，打中者血迷心窍，不省人事，气绝立刻就死。要用山羊血三分，加七厘散二分，可用夺命丹矣，再用十三味一帖，又定伤丸一斤，痊愈矣。反复者。一百二十日而死。

下一寸三分偏左边，名为反肚穴，打伤者立刻吐食，番共屎者，七日难救，急用药不妨。十三味药二帖，地鳖紫金丹三四服，可用丸药一斤，痊愈。又拳翻覆者，一百三十二日死。

一寸三分脐上名为气海穴，如打中者，三十八日死，用十三味二帖，七厘散三分，再用夺命丹三服，加减十三味三帖，又拳翻覆者，九十六日死。

下一寸三分名为精海穴，打中者，十五日死，用煎方二帖，七厘散三服，加减十三味一帖，又用夺命丹三帖，痊愈。又拳翻覆者，七十日死。

下一寸三分名为分水穴，打中者，十三日死，又加减十三味一帖，七厘散三分，又夺命丹服之，又用药酒一坛，痊愈。又拳翻覆者，四十八日死。

华盖两旁偏三分名为一计害穴，右三侠打中者，六日死，何谓三侠（心、肝、肺也），心、肝、肺受伤，要用十三味煎方一帖，内加郁金、沉香一帖，七厘散三分，又用夺命丹三服，去伤丸一斤，痊愈好。再拳翻覆者，十个月而死。

左边乳上一寸三分名为上气穴，打中者，九日死，用十三味煎方一帖，七厘散三分，用夺命丹三服，加地鳖紫金丹三服即愈。又拳翻覆者，一百六十四日而死。

乳下一寸四分名为下气穴，打中者，十八日死，用煎方一帖，七厘散三分，又夺命丹三服，并用药酒一坛即愈。又拳翻覆者，七个月而死。

乳龙下一分名为正气穴，打中者，发寒发热，三十六日而死，用煎药一帖，七厘散三分，夺命丹三服，去伤丸一斤即愈。如拳翻覆，七十二日而死。

左边胁稍尽骨上名为章门穴，打中者，百日而死，用药一帖，七厘散三分，又夺命丹三服、药酒一坛即愈。

右边乳上三分名为上血海穴，打中者，吐血十二日死，用煎方一帖，沉香一钱二分，七厘散三分，又用夺命丹三服并药酒一坛，痊愈。又拳翻覆者，十八日而死。

乳龙下一分名为血海穴，打中者，十六日死，用煎方一帖，七厘散三分，又夺命丹三服，加减十三味一帖痊愈。

左边稍盖软骨名为期门穴，打中者，一百一十日死，用煎方一帖，七厘散三分，又夺命丹三服、药酒一坛即愈。

头顶上名为泥丸宫穴，打中者，半日死，打轻者，用煎方一帖，用夺命丹三服，再用地鳖紫金丹三服，痊愈。

耳不定处名为听耳穴，打中者，二十四日死，用煎方一帖，七厘散三分，用夺命丹三服，用药丸二斤，痊愈矣。

两边眉毛中名为血海门穴，打中者，十个月而死，用煎方一帖，七厘散三分，用夺命三服，丸药一斤，即愈矣。

右为命门穴，打中者，三日而死，用煎方一帖，山羊血、七厘散三分，加减十三味，用夺命丹三服，丸药一斤即愈。又拳打中者，九十六日而死。

左边肾经穴，打中者，发营半日而死，煎方一帖，山羊血、七厘散三分，又用夺命丹三服可愈。又拳翻覆者，十六日死。

尾梢尽处名为海底穴，打中者，七十日死，用煎方一帖，七厘散三分，又用夺命丹三服，再用地鳖紫金丹三服，痊愈。

两小腿中鹤口穴，打中者，一年而死，煎方一帖，七厘散三分，又用夺命丹三服，痊愈。

脚底心名为涌泉穴，打中者，一百七十二日死，用煎药一方，七厘散三分，又用夺命丹三服、地鳖紫金丹三服痊愈。

左胁稍中边名为气囊穴，打中者，一个月而死，先用煎方三四帖，七厘散三分，用夺命丹三四服痊愈。

右边稍中名为血囊穴，打中者，七个月死，用煎方一帖，七厘散三分，又用夺命丹三服，便即痊愈。

即消散：当归、泽泻、何首乌、生地、川芎、红木、桃仁、木通、乳香、没药、川断、木香、甘草。水煎加姜。血结加砂仁；血攻心加豆蔻；气结加丁香；颠痛加人参；口不能言加木香；汗出加薄荷、细辛；呕吐不进加大黄、厚朴、肉桂；冷汗加玄胡；肚门气陷加升麻、黄芪、甘草、丁香、草果；舌现二苔加生姜、薄荷一钱、赤小豆；咬牙加豆豉；痛加青皮、柴胡；手足软弱加麻黄；下乳加香附、砂仁；怒气跳跃加柴胡；言语恍惚加木香、砂仁一钱，冲酒送下即伏；汗出加皂角、细辛；头痛加芙蓉；血气冲心加鸡汤、老酒送下。

加减仙接丹：桔梗、归尾、川芎，白芷五分，生地、香附、木通、乳香、没药、泽泻、桃仁、红木、灵仙。加酒、姜煎服。头顶痛，白芷、肉桂；伤目，石决明；伤唇，加升麻、陈皮；左腰，加杜仲、破故纸；右肚门，槟榔、槐花；左足，加紫金皮、生姜、汉肉桂；左背，加香附、木香；左膝，加槟榔；左阴，加人参、白术、柴胡、升麻。

左外伤主治方；后接加减。归尾、川芎、生地、乳香、没药、川断、甘草各五分，白术，白芍，红木五钱，藁本一钱，甘草，生姜三片。水煎服。

十三味煎方：赤芍钱半，木香钱半，寄奴一钱，当归一钱，山栀钱半，紫苏钱半，香附钱半，玄胡二钱，乌药二钱，枳壳一钱，生大黄二钱。陈酒二斤煎服。吐，加藕节两斤。渣，水煎为妙。

加减十三味煎方：五加皮二钱，乌药一钱，广皮二钱，蒲一钱，赤芍一钱，桃仁钱半，青皮，枳壳一钱，红花五钱，玄胡一钱，灵芝一钱，香附一钱，加砂仁米五分，渣水服。

七厘散：治危急之症名大穴之用。香附（童便浸，醋炒用）五分，灵仙六钱，青皮四钱，玄胡五钱，硼砂八钱，生山棱六钱，枳壳一钱，木香（炒）五钱，香附（酒炒）五钱，归尾五钱，肉桂二钱，五加皮二钱，巴桑二钱，红木一钱，广皮四钱，生大黄一钱，生蓬术一钱，蒲黄四钱，沉香四钱，川贝（去心），砂仁二钱，赤芍四钱，木通二钱，桃仁一钱。剂看轻重，不拘多少。又方：地鳖五钱，归尾二钱，乳香二钱，血蚯二钱，硼砂二钱，巴豆霜二钱，骨碎补二钱，自然铜（醋炒）二钱。共为末，收贮，每服七厘，或用一分，或用三分，老酒送下，以醉为度。

飞龙夺命丹：治跌打损伤用。赤芍五钱，地鳖（酒煮）四钱，青皮六钱，归尾三两，五加皮（洗净）一两，苏木一两，桃仁六钱，自然铜（醋炙七次）六钱，蓬术六钱，红花五钱，香附（醋炙）六钱，五味子八钱，山棱一两，乌药五钱，寄奴五钱，元胡八钱，枳壳六钱，桂皮（炒）八钱，血竭一两七钱，木香六钱，蒲黄五钱，乳香五钱，贝母五钱，前胡五钱，广皮二钱，羌活五钱，灵仙三钱，骨碎补四钱，木通二钱，陈皮（酒浸，童便炙）六钱，朱砂（水飞）二钱，葛根五钱，硼砂八钱，土苟二钱。制法，将山棱、蓬术二味与他吃，赤芍、五加皮粉、当归、红花洗净，童便炙。

地鳖紫金丹：牛膝（盐水炙）一钱，当归八钱，远志肉（炙），甘草一钱，乳香五钱，红花二钱，广皮五钱，骨碎补（去皮）三钱，独活八钱，五倍子六钱，没药（去油）八钱，桑皮五钱，五加皮（酒洗）一两，山棱五钱，羌活八钱，前胡三钱，香附（醋制）六钱，枳壳一钱，黄芩五钱，前子（炒）三钱，木香五钱，七石八钱，干葛三钱，蓬术四钱，血力一两五钱，桃仁五钱，赤芍八钱，青皮（醋皮）五钱，自然铜（醋炙）五钱，杜仲（醋水炒）六钱，秦艽四钱，川贝（去油）五钱，黄芪（炙）一钱，乌药一钱，胎骨五钱，红木六钱，骨碎补八钱，桂枝五钱，续断一钱，连翘五钱，丹皮五钱，木香六钱，硼砂六钱。共为细末，煎酒送下，重用三钱，轻用一钱。

去伤丸方：熟地八两，丹皮四两，生地八两，当归（酒洗）三两，牛膝三两，五加皮（盐水）六钱，远志（炒）三两，蒲黄（炒）三两，杞子四两，茯苓四两，补骨四两，秦艽二两，续断四两，赤芍四两，陈皮。各为细末，白蜜为丸，滚汤送下。

去伤药酒方：丹皮四钱，生地五钱，寄奴三钱，熟地五钱，骨补三钱，泽泻四钱，秦艽四钱，淮山四钱，当归六钱，牛膝六钱，红花一钱，杞子（乳炙）五钱，松节四钱，茯苓（乳炒）五钱，黄芩五钱，赤芍三钱，木瓜五钱，香附三钱，远志（甘草水炒）五钱，补骨脂（盐水炙）五钱，白加皮根五钱，杜仲（盐水炙）八钱，虎骨（即炒）八钱，胡桃肉四钱。共煎透，浸十日用。

跌打损伤破皮用方：周身伤，用煮酒煎药洗。当归、红花、灵仙、红木、五加皮、川乌、木瓜、寄奴、秦艽、羌活、广皮、黄杉、骨补。用陈酒煎，洗伤。

跌打损伤破皮用方：红花一钱，当归一钱，赤芍一钱，川芎一钱，白芷一钱，骨碎补一钱，骨皮一钱，地鳖八个，桃仁（去皮尖）一钱，甘草八分。用水酒各半煎服。

跌打损伤皮破方：上身又用独活。乳香、甘草、土贝、没药、川芎、赤芍、当归、生地、红花。水煎，与末加地鳖冲服。

麻药方：生川乌、生草乌、生南星、生半夏、生川椒，各等分，蟾酥加焙，共末，大酒调敷。

刷药方：治跌打损伤，皮肉紫黑，以醋煎酿调敷。乳香三钱，没药三钱，肉桂三钱，丁香二钱，阿魏一钱，大黄四钱，元寸二钱。治破风，先只口眼不正，次牙关紧急，重口角弓反张，内服发散药，烂切不可收口，如痛止，可收口。

烂药方：雄黄三钱，砒霜二分，杏仁一钱，白丁香一分。共捣敷之。

治角弓反张：柴胡七分，园茶三钱。水煎服。又：天南星一两，防风二两。二味为童便浸之。

治破风发晕方：用蜜蜂裹砂糖、老酒中服即好。

黄真散：治破风甚效。防风、南星、白附、羌活、白芷、天麻各一钱。治破症侵死病，口开心绝，鼻劓肺绝，口吐末涎，头摇发直，面赤如妆，汗缀如珠，皆死症也。

三生散方：生南星、生半夏、生川乌、生附子各一两，木香一两，气虚八分。

八宝丹：血衄、儿茶、乳香（去油）、没药（去油）、象皮、寒水石（煅）、龙骨、赤石脂六钱。共为细末，敷之。

应用接骨方：地鳖虫、地虎、自然铜各等分，酒送下。

护心丹：砂仁、乳香、没药各一钱，白木灰（烧灰存性）一两，血见愁五钱，落得打五钱，蝼蛄十个。共捣匀，加元寸五钱，枣仁为丸如圆肉大，用金箔为衣，每丸三张，令服一丸，嚼咽下。

保命散：治跌打折服可妙。胡椒一钱，乳香、没药、朱砂、雄黄、元寸、冰片、血衄、自然铜、红花、归身、骨碎补、肉桂、赤芍、红曲、白木耳灰、鳖虫（不拘多少，酒洗焙干）三钱，临服酒送下。

凡跌打损伤有轻重不等，以服元气活血汤调之，如损骨节，筋断血流不止者，用猪散止之，次用花蕊石散搽之，如不破，有瘀血，流注藏舌，人昏沉，不省人事，二便不通，当大成汤通之。

大成汤：朴硝四钱，枳壳二钱，大黄六钱，白芷、陈皮、当归、红花、红木、木通各三钱，甘草八分。水煎，不特持服，再用渣煎，入蜜三四匙更妙。前症以之服，吃药之后，当进二陈汤：陈皮、法夏、茯苓、甘草、枳壳、大腹皮、红花、川芎、当归、白芷各八分，槟榔、黄芩、桔梗、青皮、乌药、黄芪、红木各六分，苏叶，木香二钱，加生姜三片，元枣二枚，不待时服之。

上三定方：当归，红花二钱，生地黄，木耳灰，麻根皮（煅灰）二钱，陈酒送下。

中三定方：同前加。胡椒二钱，狗脊五钱，大腹皮（酒洗）三钱，车前子二钱，木香二钱，要看轻重用者，大茯神五钱，再重加童便一碗，砂仁二钱。

下三定方：亦同前，是打折者，用杉树皮如腿夹定，内用药，用生大黄一两，冲酒浸下，紫花地丁捣烂，共浸入于药内，用敷于患处，赤麝香、没药、防风、香春枝，加葱二两，陈酒煎服。

治跌打损伤内总方：香附三两，白芷二两，桃仁三两，红花三两，寄奴一两，加黄芪、生姜半斤。

还魂丹：木鳖（酒浸，另烧研）二钱，乳香（去油）二钱，没药（去油）二钱，血竭二钱，巴霜（去油）二钱，砂仁一钱，雄黄一钱，当归（酒洗）一钱，生半夏一钱，甜瓜子一钱，红花一钱，魁红花二钱。共为末，磁罐收贮，临服八厘，小儿四厘，若重伤者，能开口服下，活矣。损伤打半死活，用棕榈树上细毛烧灰一钱，酒送立效。血出不止，血余、血竭，将前药用香墨、蕲艾敷上即好。

仙人散：接骨止痛。土鳖一钱，山柏一钱，仙人骨（即人骨），巴豆（去油）。为末，每服一分，烧酒下。又方：土鳖、半夏、巴霜好末三钱，酒送下。

退血止痛方：治肿痛气，攻心不散，或寒或热。防风、归尾、赤芍、生地、白芷、荆芥、羌活、连翘、黄芩、黄柏、大黄、桔梗、薄荷、枳壳、知母、石膏、车前子、甘草。

治破伤风不省人事，角弓反张：防风三钱，荆芥一钱，金虫炒五钱，天麻（酒洗）一钱，白芷，麻黄一钱，茯苓一钱，归身一钱，甘草，生姜七片。

吏龙丹：点眼，男左女右。好朱砂一钱，硼砂五分，雄黄五分，大消三钱，冰片三分，元寸三厘。

吹鼻散：牙皂五分，细辛一钱，生半夏一钱，元寸二厘。

治跌打损伤人晕方：肉桂五钱，苏木二钱，木香二钱，中尖五钱，前胡二钱，当归五钱。

又治从高坠下人即晕迷：红花一钱，枳壳一钱，菖蒲一钱，当归三钱，香附一钱，桃仁二钱，肉桂一钱，胆星一钱，牙皂一钱，川贝一钱，甘草一钱，赤芍三钱。水煎，加红木三钱，陈老酒一盅、童便一盅冲服。

专治跌打损伤，新学拳不能常用，十三味煎方：赤芍一钱，当归一钱，乌药一钱，生大黄三钱，刘寄奴一钱，桃仁五分，香附五分，苏木一钱，延胡索三钱，木香五分，青皮一钱，枳壳一钱，三棱一钱，蓬木一钱，刘寄奴二味。可用危急之症。若重，加葱豆一两个（炒），砂仁末五分，陈老酒煎。如吐血，渣煎服为妙。

跌打损伤不破皮饮此方：红花一钱，当归一钱，赤芍一钱，甘草五分，川羌一钱，独活一钱，白芷一钱，骨补一钱，地骨皮一钱，地鳖虫二十条，桃仁二钱。水、酒各一碗煎服。

跌打损伤破皮用方：乳香、没药、赤芍、红花、归身、生地、川芎（上身用七分，下身用十分）、独活、五加皮、土贝（上三件上身用，下身不用）。水酒各半煎，加地鳖虫。

上中下三定跌打损伤药方：上定当归三钱，红花二钱，野地黄二钱，木耳灰钱半。陈酒送下。

中定同前，加油核桃肉一两，芍脊炭五钱，木通一钱，大腹皮三钱，车前子二钱。要看轻重，如重，用大茯苓五钱；再重，将死，用童便一碗，砂仁同煎。

下定，如足跌折，用杉树皮将腿绑起，内用药。其方，用前用生大黄一两冲药内，浸下紫花地根捣烂，共浸入于药内，包于患处，赤麝香、乳香、没药、防风、藿香、郁金，葱白二个，煎服。

接骨丹：土鳖（酒浸死，去头足）四十条，地龙（去头，酒洗焙干）七十条，秦艽，续断一钱，红花八分，骨碎补一两，当归一两，麝香三钱九分，鳖甲（陈米醋浸，火煅七次）。为末，（轻）者一钱，重者三钱，陈酒酿冲服。

治跌打损伤血从口中出方：干荷叶、头发灰、韭菜根、芽根。同童便煎酒服，血蚓、朱砂研末，同服更妙。

立效散：治跌打损伤皮骨，积血臃肿不消，或损后破风，不能行动。白杨树皮（米泔水浸二日）十两，北桔梗十两，赤芍（酒浸）九两，大川芎八两，北细辛八两，川椒（去目）五两，山桂皮（去粗皮）八两，粉草（尖）二两，续断六两，牛膝（酒浸）六两，当归（酒洗）六两，泽兰叶九两，生地二两，木通一两。陈老酒调服，此方之如妙，不可尽述。

护心散：治损伤不省人事，昏沉，牙关紧闭，急撬开口，米汤送下，进得此药可治，不进者不治。血竭一两，儿茶二两，乳香一两，没药一两，杏仁（去皮尖）一两，朱砂一两，雄黄一两，白蜡六两，川乌二两，肉桂（去粗皮）一两，白术一两，细辛一两，姜一两。各为末，黄酒送下。

立愈散：治金疮久不收口。乳香、没药、儿茶、血蚓、赤石脂、海螵蛸（米泔浸）、光粉、雄黄、笋甘石，以上各一两，龙骨一钱，冰片五分。共为末，每日用盐汤洗疮口净，敷上此药，数次即好。

生肌散：乳香三钱，没药三钱，血竭五钱，雄黄一两，赤石脂二两，龙骨五钱。为末听用。治痛，多加乳香、没药，若要收口，多加龙骨、冰片少许，水出多者，加寒水石。

镇心夺命丹：治打损气血奔心，疼痛不可忍，七孔流血者。鹿角（煅过）一钱，朱砂三钱。共为末，薄荷、黄芽根煎汤，酒冲服，送下即愈。

升麻地黄散：治损伤，眼目赤肿，疼痛难忍者服之。升麻八分，地黄一钱，甘草三分，木贼八分，当归一两，川芎一两，白芷八两，藁本五分，白蒺藜一钱，米仁一钱，红花八分。水煎服，加白术一钱。

鸡鸣散：治瘀在内，遍身受伤，青肿不能行动，此方圣药，毋以寻常，共知而急之。大黄一两，真麝子（去壳）一两，当归（酒洗）一两，木通一两，羌活一两，砂鸡（焙干末）五钱，土贝（焙干末）五钱，血余一两，独足观音四两，破毡帽烧灰（要有汗者）五钱，巴豆霜，巴戟一两。为末，酒调下。

附子汤：治损伤少愈，转症伤寒，或阳或阴，宜服此药，如四肢俱冷者。附子、肉桂五钱，川芎八分，升麻、木通、藿香、白术、红花、归尾、牛膝、麻黄各一钱，干姜、煨姜、砂仁、丁香五分，甘草、紫苏二钱。水一盅，煎七分，姜三片，葱三支，与便服下一时，不吐可治，吐则不治，汗出为度。生地二钱，紫金皮四钱，雄黄四钱，白术（炒）二钱。为末，酒煎服，再以雄黄、朱砂五钱，麝香五钱，为末，猪腰子、荷叶同煎下。

铁布衫治欲杖刑者，先服此一丸： 五加皮、猴骨各一两，乳香一两，木鳖三钱，芙蓉六钱，贯众六钱，土木鳖六钱，棉花根（烧灰）一钱半，自然铜（煅，醋炙末）三两。共为末，以老酒调服，如不打药通泻之，去药毒为妙。

乳香散： 治损伤皮肉破绽，筋骨寸断，血壅滞结，肿腐烂，疼痛难忍，日夜叫呻嗔我。劳役伤损，肩背四肢疼痛，损后中风，手足痿痹，不能举动，筋骨垂挛不舒，大能接续碎断，卓有奇效，每服二钱，温酒调服，不拘时服。肉桂一两，干姜一两，牛膝（酒洗）四两，羌活四钱，白芷四两，川芎、细辛、姜黄各四两，碎补（去毛）六两，当归六两，芍药四两，川乌四两，苍术四两，桔梗一两，赤小豆一两，乳香（去油）、没药（另研），何首乌十四两，木鳖（去壳）六两。有一方去木鳖，加榕子，为末，和入没药、乳香，每食二钱，热酒送下。

匀气散： 治伤重者，先服此药调气，前后服损骨等药。青皮、厚朴（去尖去皮）、白芷、乌药、杏仁（去皮尖）各五钱，陈皮、麦冬、前胡、桔梗、苍术（米泔水浸宿）、粉草各一钱。为末，每服二钱，水一盏，煎七分，姜三片、枣两个，空心服，当随伤时候服。

五积散： 凡破伤风，头痛伤风发寒，服此方。苍术、桔梗、枳壳、陈皮各六分，半夏（汤炮）三钱，厚朴、干姜、麻黄（去节）各六分，肉桂（制片）三两。水一盅，加生姜三片，煎至半盏，热服。

治梯上坠下伤腰神方： 乳香、虎骨（酒浸）、败龟版、黄芪、牛膝、萆薢、续断。煎服，旬日即愈。

治破伤风方

麻黄散： 治损伤冒风，四肢疼痛，宜服此发散活血。如喘嗽，加桑白皮；肠中急痛，加蓬术、川芎、桔梗、生地、川归、牛膝、桃仁、红花、白芷各二钱，紫苏叶六分，麻黄（去节）五钱，升麻、甘草、细辛各一钱，陈皮（去白）二钱，香附、芍药、煨木通各五钱，肉桂、白术一钱，老酒、葱、姜煎，汗出为度。本身四肢痛者，水煎服。

五圣汤： 又名五宝汤，治破伤风。蝉蜕（去头足）、全蝎（去头足）、僵蚕（去头足）、穿山甲（炒）、木瓜、防风、连翘、米仁、黄柏、黄芩、甘草、银花、天花粉、白芷各等分，薄荷为使，水煎服。

一消散： 治破伤风。大黄、黄芩、黄连、白及，白蔹一两，栀子一两，鸡毛（烧灰）不拘多少，南星五钱，雄黄少许。共为细末，用猪胆汁调，或鸡子清调，搭患处，或盐汤梅煎汤洗之。

红花散： 治腰痛久不痊者方。红花五钱，桃仁六钱，灵仙一两，杜仲一两，干姜二钱，五加皮二钱，苍术二钱。凡瘀血凝结胸中，加砂仁五钱；若血攻心者，加丁香五分；若血攻心，气不接，奄奄欲绝者，加豆豉二钱；若气喘者，加枳壳一钱，杏仁（去皮尖）；若狂言癫痫者，人参三分，朱砂五分，金银花一钱。小儿有五痫，每脏各有所畜所属。心痫，其声如羊；肝痫，其声如犬；脾痫，其声如牛；肺痫，其声如鸡；肾痫，其声如猪。然则善岐黄者，其熟闻乎。

护心丹： 辰砂五钱，血见愁五钱，落打五钱，没药一两，蝼蛄针，白木耳一两。共捣匀，加麝香一钱，枣肉为丸，如圆眼大，用箔为衣三张，临时嚼咽。

保命散： 乳香、没药、雄黄、朱砂、元寸、冰片、血竭、自然铜、红花、归身、骨补、肉桂、赤芍、白芷、红曲、白木耳灰、地鳖虫（酒洗焙）。不拘多少，临症每服三钱，酒送下，温服，可加胡椒。

去伤丸药方： 生地（酒洗）二钱，熟地（酒洗）八钱，杓肥四两，续断四两，赤芍三两，补骨脂（盐水炒）三两，五加皮六两，黄芩（酒洗）三两，秦艽二两，远志一两，甘草（水炒）三钱，五倍子三两，蒲黄一两，当归四两，陈皮一两，牛膝（盐水炒）。各为末，白蜜为丸，滚水送下。

接骨丹： 乳香一钱，没药一钱，大黄一钱，血竭一钱，归尾一钱，自然铜（醋淬），地鳖一两，月石，骨碎补一钱。共为细末，碗器收贮，勿于泄气，临用只许七厘，重者九厘，热酒送下，二服即愈。如旧瘀血自出，五加皮四两，黄雌鸡一只，重半斤，连毛肠和捣糊，用嫩柳枝挑服，用桑白皮缚定，再用青布包好，一服即愈。又方：川芎一钱，秦艽二钱，乳香二钱，没药二钱，归尾二钱，红花二钱，防风三钱，骨碎补三钱，虎骨三钱，土鳖（醋浸去足）七个，地龙（去土，酒洗焙干）七条。为末，一半红米饭为丸，绿豆大，黄酒送下二钱；一半用人中白调敷损处，将尿桶或板或用桑白皮夹好，整骨如旧。忌鸭子、发物、毒物。

头风痛方： 川芎三钱，白芷二钱，茱萸肉三钱，白茯苓三钱，蝉蜕四钱，炙甘草六分。又：全当归一钱，川抚芎六分，北桔梗一钱，白茯苓一钱，苏薄荷一钱，红枳壳七分，香白芷一钱，蔓荆子钱半，防风肉一钱，川独活一钱，赤芍药钱半，枯黄芩一钱，加丹皮钱半。

治背痈应验方： 元参一两，菊花一两，乳香五钱，没药五钱，穿山甲五钱，红花、白蚯蚓。各共研末，为丸，每服老酒、苏木汤送下。

治疔疮药： 用水缸里养九年鲫鱼，捣烂敷之，内用八角连根和酒服之，即白河车。

治乳岩肿痛： 独核肥皂，烧灰，研末，老酒送下。

治痧疮用方： 肥皂核，去黑皮，捣烂，每服三钱，加雄黄末三分，老酒送下。

治痢疾神方： 防风一两，水煎服即愈。

阴衣散： 专治妇人损伤，瘀血不散，肚腹鼓胀，大小便不通，心腹闷似至死者，急以此药通上下瘀血。鹿角胶，产妇油发（烧灰）一钱，没药三钱。用酒一大盏煎服。

小成气汤：不拘男女小儿俱可服，通大小便方。大黄四两，芒硝一两，枳壳一两，厚朴八两。水一盅半，煎二三沸，去渣温服，便即通。

治鱼刺咽喉不出：用蒜塞鼻即出。

治虫风虚牙痛方：大枫子四粒，白胡椒三粒。同研末，粗夏布包，如蚕豆大，夹在箸头擦痛处，候涎流水再擦，如此三次即愈。

又痢疾方：要端午日收来榕树叶，刷去衣毛，焙燥研末，一钱。如寒，加砂糖；若热，加糖霜炮服。

治竹不刺入肉用方：二尾炷鸡，截断，取肚内两点白点置伤处，其刺自出。

治诸毒内托散：乳香一钱，穿山甲一钱，白及一钱，贝母一钱，半夏一钱，皂刺一钱，金银花一钱，天花粉一钱。老酒一碗，煎半碗服之，毒水化，从小便而出。

治一坟肿毒宜药方：穿山甲、羚羊角、乳香（去油）、没药（去油）各一钱。共为末，皂刺七根，天花粉一钱，厚朴一钱，桃仁四十九粒，水一碗，煎六分，入前四味末药，调敷。

仰面致命伤：共十六处。顶心偏左偏右，囟门，额颅，额角，两太阳穴左右，两耳窍左右，咽喉，胸膛，两乳左右，心坟，肚腹，两胁左右，肚脐，肾囊，妇人产门如子阴户。

仰面不致命：两眉左右，眉丛左右，两眼睛左右，两腮颊左右，两耳左右，两耳轮左右，两耳垂左右，鼻梁准，鼻窍左右。

人中唇吻，上下牙齿，颔颊左右，食气嗓两管，血盆骨左右，两眉甲左右，两腋窝左右，两曲秋左右，两手腕左右，两手心外伤，先擦生肌膏，后接味加减，外用敷药，外伤见血。归尾二钱，川芎一钱，地黄一钱，白芍一钱，乳香（去油）五分，没药五分，续断一钱，甘草五分，益母草一钱，白术一钱，红木五分，藁本五分，生姜三片，水煎服。

在头顶，加升麻五分：头骨没陷，加白芷二钱；脑肿，加茯苓二钱，白术一钱；脑髓出，加香附子一钱，牡蛎一钱，苍耳子一钱；面青懒食肚痛，加柴胡一钱，升麻一钱，陈皮一钱，半夏一钱，人参一钱，黄芪一钱，茯苓五分；破处生蛆，加细辛一钱，青黛一钱，虫脱一钱；蛆即代为黄水滚出，在脑则近耳，寒热作痛，加丹皮一钱，石枣一钱，泽泻一钱。曰伤血出不止，又用人血。

刘橄生先生传：栗树根、胀胆脑根、班玉根、乌饭树根。

又东否人：胀胆脑一钱，茶根二钱，红茶根二钱。

破伤活血方：当归二钱，熟地二钱，防风二钱，白术二钱，白芍三钱，川芎二钱，荆芥二钱，即血调斤。红花五分，骨补二钱，当归一钱，白芷一钱，独活一钱，地骨皮一钱，赤芍一钱。

刀口药方：象皮（去油）一钱，血竭二钱，梅冰二分，龙骨三钱，乳香一钱，大黄四钱，儿茶二钱，石膏四钱，红丹（飞）五钱。若红肿冬独调，青白者乳调。

治跌打散血退凉方：当归三钱，柴胡一钱，藁本二钱，泽泻三钱，青皮二钱，川芎二钱，桃仁二钱，灵芝二钱，白芷二钱，红花二钱，薄荷二钱，加生姜三片。

麻药敷方：川乌、草乌、南星、半夏各五钱，胡椒一两，蟾酥五分，荜茇五分，加细辛为君，共研末，用烧酒调敷。

打伤吃方：汤基根（行血）、山盘根、山酒渣（散血）、灵仙、必笋、加皮。

围方：光棍刺（行血）、黄郎刺（行血散）、野苎根（散）、桑白皮（折斤）、红藤（散）、牛膝（行血）、血山茄（散）、背月阴（散）。

结瘰药方：臭黄四文，樟冰六文，银黄四文，朴硝六文，大枫子三文，白芷一文，白矾一文，松香一文。

生板疮方：水银六文，白矾一文，酒土六文，松香一文，又方：丁香、苏梗、松香、白矾各二文，葱白三个。用生板油捣和，搭患处。

治嗽红痰用此方：山栀一钱，甘草二分，香春枝三钱，荆芥，银花一钱，湖莲一钱，白冰四钱，苦丁茶三钱，合三帖即愈。

补药方：西党三钱，焦术二钱，玉竹二钱，茯苓二钱，川贝一钱，归身二钱，熟地二钱，白芍一钱，黄芪二钱，川芎一钱，桔梗一钱，炙草四分。

七厘散：治危急之症，各大穴道受伤用。硼砂二钱，五加皮二钱，肉桂三钱，红花（浸醋炒）三钱，广皮四钱，生三棱六钱，香附五钱，大黄八钱，生蓬术四钱，延胡索五钱，苏木二钱，沉香二钱，青皮八钱，枳壳（炒）二钱，土香三钱，五灵脂六钱，蒲黄四钱，巴霜五钱，朱砂三钱。看轻重用之，不拘。

加减十三味煎方：广皮钱半，灵脂二钱，赤弓二钱，归尾一钱，桃仁二钱，香附一钱，五加皮二钱，蒲黄二钱，青皮四钱，红花五分，枳壳二钱，玄胡钱半，乌药二钱，砂仁末五分。加老酒煎服，渣熟煎。

围药方：川乌、草乌、乳香、没药、姜黄、淡附、黄芩、肉桂、甘松、白芷各等分，三钱。共为细末，醋蜜敷。

小儿镇惊丸：琥珀一钱半，竺黄一钱半，全蝎八分，川贝（去心）二钱，薄荷五钱，姜虫（炒去丝）二钱，乌胆星五钱。煮曲为丸如梧桐大，朱砂为衣，小儿一岁用一丸，研末，白滚汤送下。

小儿惊风：鸭足花三朵，水一盏，同银器煎半盏，服之则步。步轻者一二朵，重者务要三朵，不可轻忽。此方又兼治心病，用酒水各一碗，煎至一碗服效。

治小儿风痰丸：天芦瓜干（冬收阴于烧灰）二钱，半夏二钱，川贝二钱，冰片二分，神曲二钱，雄黄，牛胆一个。煎药为末，胆收汁为丸，辰砂为衣，每服三四五分，重者多用。

治心气：枳实一钱半，全归七分，秦桂五分，槟榔一钱半，苍术一钱，羌活八分，神曲一钱，麦芽一钱，砂仁二粒，木香四分，焦术一钱，夏加豆蔻七粒，老酒一盏煎服。